脊髓神经外科手术技术图谱

杨　俊　杨海峰　编著

北京大学医学出版社

JISUI SHENJING WAIKE SHOUSHU JISHU TUPU

图书在版编目（CIP）数据

脊髓神经外科手术技术图谱 / 杨俊，杨海峰编著.
—北京：北京大学医学出版社，2012. 6
ISBN 978-7-5659-0383-0

Ⅰ. ①脊… Ⅱ. ①杨… ②杨… Ⅲ. ①脊髓疾病-神经组织肿瘤-外科手术-图谱 ②脊柱-外科手术-图谱 Ⅳ. ①R739.42-64 ②R681.5-64

中国版本图书馆CIP数据核字（2012）第076899号

脊髓神经外科手术技术图谱

编　　著：杨　俊　杨海峰
出版发行：北京大学医学出版社（电话：010-82802230）
地　　址：（100191）北京市海淀区学院路38号　北京大学医学部院内
网　　址：http://www.pumpress.com.cn
E-mail：booksale@bjmu.edu.cn
印　　刷：北京圣彩虹制版印刷技术有限公司
经　　销：新华书店
责任编辑：安　林　**责任校对**：金彤文　**责任印制**：张京生
开　　本：889mm×1194mm　1/16　**印张**：12　**字数**：294千字
版　　次：2012年6月第1版　2012年6月第1次印刷
书　　号：ISBN 978-7-5659-0383-0
定　　价：126.00元

编著者简介

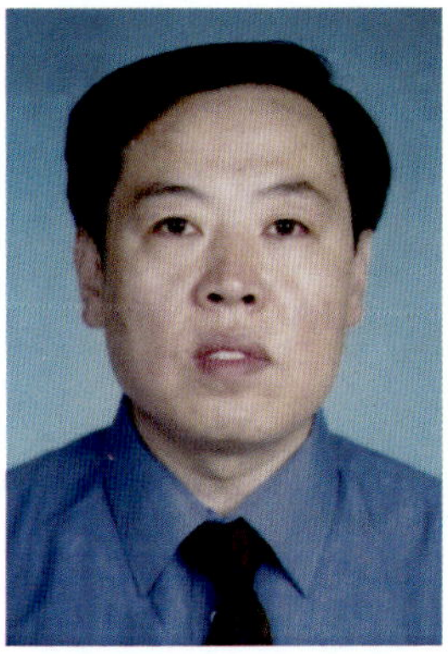

杨俊，男，主任医师，神经外科中心脊髓病区主任，从事神经外科临床工作30多年，曾经从事颅内肿瘤，脑血管疾病外科专业的工作，也积累了丰富的治疗经验，并参加了国家关于脑血管病的脑动脉瘤，高血压脑出血的外科治疗七五攻关的研究工作。对复发型脑膜瘤的临床特点及其超微形态学进行研究，主要参与对脑胶质瘤术中全切除判断的研究工作，均获得卫生系统科技奖励。1990年在日本东京墨东医院神经外科作访问学者，1996 年在日本大阪国立血管病中心神经外科研修。在专业杂志发表了多篇专业文章并获奖。

从1996年以来专心从事脊髓神经外科工作，专业涵盖脊髓肿瘤、颅颈畸形、脊髓空洞、椎间盘突出等脊柱疾病的诊断和治疗。在王忠成院士的指导下扎实的工作，特别是对疑难复杂的髓内肿瘤，椎管内外肿瘤进行了深入的研究和临床探讨与实践，使这些患者获得了满意的治疗效果。来自全国各地，甚至来自国外的患者慕名求医，脊髓脊柱专业的病人逐年增多，现每年要收治脊髓髓内肿瘤、髓外肿瘤、颅颈畸形、脊柱疾病人600余例。收治许多少见的巨大髓内、髓外肿瘤，颅脊畸形等疑难病例，获得了良好的治疗效果。每年收治病人例数和手术质量，在国内外名列前矛。

序 言

杨俊同志在神经外科工作已有36年，近15年主攻脊髓脊柱疾病的外科治疗。杨俊医生神经外科专业知识丰富，尤其对脊髓脊柱疾病的病生理解剖、术前诊断、手术要点等有独到见解。他在临床开展了椎板切开复位术、脊髓髓内肿瘤的分离暴露方法，及椎管内外肿瘤的手术切除等技术，其手术技巧娴熟，治疗效果获得患者好评。为我院脊髓外科的发展做出了很大的贡献。

实践出真知，《脊髓神经外科手术技术》集杨俊医生数十年临床实践经验，及5000多例手术的体会而著成。相信对神经外科医生大有助益，对脊髓神经外科事业的发展会起到推动作用。我愿将此书推荐给大家，希望广大的神经外科医生能够从中受益。

2012-5

前 言

我从事神经外科工作已有36年，并有幸在王忠诚院士、赵雅度教授等老一代著名神经外科专家领导下工作。近15年主要从事脊髓脊柱外科和颅颈畸形疾病的外科治疗。累计手术5000余例，在脊髓疾病的诊断、治疗方案的选择、手术的实施上积累了丰富的经验。随着经验及技术的不断积累及提高，一直希望将自己积累的临床技能记录下来，希望更多的神经外科医生能够从中受益，这是自己多年来的一个心愿。由于平时繁忙的临床工作占用了大量的工作及业余时间，所以这本《脊髓神经外科手术技术图谱》直到2011年岁末才最终完成。目前国内外的神经外科书籍绝大多数都是关于颅脑疾病的手术治疗，有关脊髓脊柱的书籍多数都是骨科医生所著，主要描述脊柱疾病的诊断和治疗，关于脊柱内固定的内容较多，有关脊髓疾病的手术治疗相关书籍很少，希望这本《脊髓神经外科手术技术图谱》能够给广大的神经外科医生提供参考，共同提高我们对于脊髓脊柱疾病的认识及临床技能。

本书主要描述脊髓肿瘤的手术治疗，同时涉及脊髓脊柱先天性疾病的手术治疗。其中的手术技术如椎板的切开复位术、髓内肿瘤的暴露分离技术、椎管内外肿瘤的多学科联合治疗是自己在多年的临床工作中逐步摸索出来的。在脊髓疾病的手术过程中，一些辅助设备也是必不可少的，如椎板切割钻和电生理的监测现在已成为脊髓手术的必要设备。

虽然本书中的绝大多数病例都是自己主刀完成的，但是如果没有同事们的大力帮助，此书是无法完成的。在此感谢所有帮助过我的手术同仁、麻醉医生、电生理监测医生、神经影像医生多年来对我的支持，他们有着出色的临床技能和严谨的工作态度。

感谢杨海峰医生在本书资料收集、编辑、校对过程中所做的繁杂、细致的工作，他承担了书中许多章节的编写，感谢他所有的辛勤工作。

由于在手术过程中各种条件的限制，本书中的部分病例没有完整的术中资料。本书中的观点、理念均为自己的个人观点，难免有偏颇之处，希望广大同行多多指正，共同提高。

2012年3月

目　录

1 手术切口设计

手术要点

- 皮肤切口定位：术前根据 MRI 可明确病变节段。术前画线时，根据枕部发迹是 C2 水平，对应最突出棘突位置是 C7，手可触摸。

颈枕部手术皮肤切口

适应证

- 寰枕部畸形枕下减压术。
- 颈部椎管内占位性病变后正中入路。

术前检查

- 颈部正、侧位 X 线片：能够明确枕骨鳞部及颈椎的骨结构情况，有助于设计皮肤切口的长度和位置。

颈枕部 CT

- 能够明确有无扁平颅底、颅底凹陷、齿状突脱位（图 1-1）等骨性畸形。

颈部 MRI

- 部分病人颈部局部脂肪较厚，根据脂肪增厚的地方有助于判断颈部节段（图 1-2）。

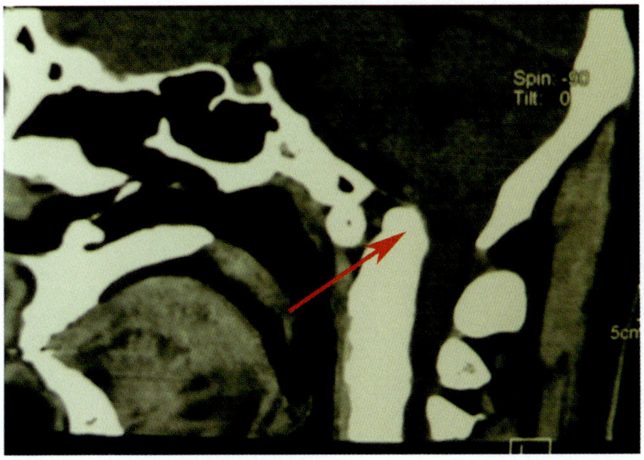

图 1-1 红箭头示齿状突脱位。

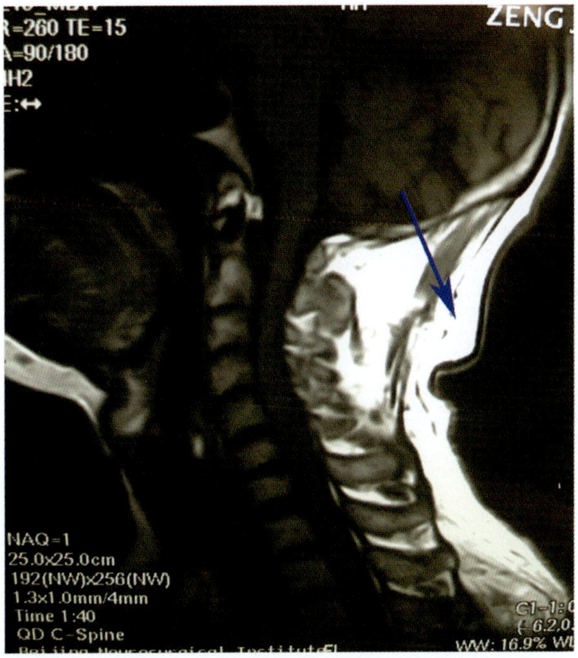

图 1-2 蓝箭头示皮下脂肪增厚，根据此位置可大概判断手术入路的节段，位于 C3 ~ C4 节段。

外科解剖

- 颈部软组织分为皮肤、皮下组织、筋膜、肌层，棘突两侧肌肉在棘突处汇合成白线。

体位

- 取侧卧位，略向前倾斜。

胸腰部手术皮肤切口

适应证

- 胸腰段椎管内占位性病变后正中入路
- 胸腰段椎管狭窄后路减压术

问题

- 手术切口高低：手术采取侧卧位，由于重力的原因，当切开皮肤以后，皮肤、皮下、肌层软组织下坠，所以皮肤切口要比中线向上一些即高一些，这样暴露软组织后，术野中心位于棘突水平，有利于下一步骨性结构在中线位置上的暴露（图 1-3）。老年肥胖的病人由于皮下脂肪较厚，所以皮肤下坠的要明显些。
- 皮肤切口上下：颈枕部的手术多数需要上头架，致颈枕部的皮肤就略向上移位，术前画线可略向上（图 1-4）。颈部较长、较瘦的病人上头架后切口上下移动较明显。

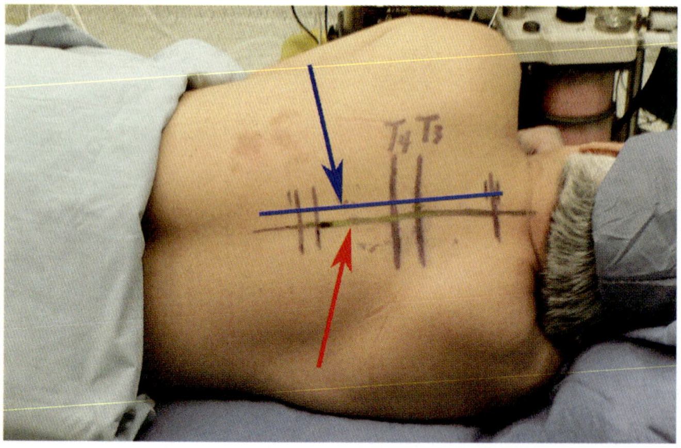

图 1-3 红箭头示术前画线位置，蓝箭头为术中实际切开位置。

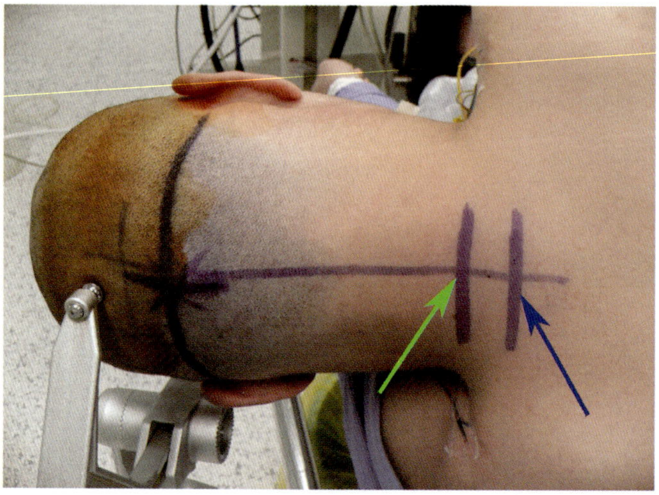

图 1-4 蓝箭头示术前画线位置，绿箭头示术中实际切口下缘。

手术要点

- 切口定位：上胸段可通过 C7 棘突定位，下腰段可通过髂前上棘来判断 L3 ~ L4 间隙定位腰段病变。中下胸段及上腰段术前判断节段较困难，术前用标识定位（曲别针或其他金属物 X 线定位）（图 1-5）。

问题

- 皮肤切口高低：手术采取侧卧位，由于重力的原因，当切开皮肤以后，皮肤、皮下、肌层软组织下坠。这种情况在胸腰段表现更为明显，颈段切口由于头架牵拉的原因，软组织下降的力度稍轻。在肥胖病人、脂肪较厚的病人这种情况更为明显。所以胸腰段切口的皮肤切口要高些。

争议

- 有些医生认为仍应严格按皮肤中线位置切开，如果上方软组织下坠明显，用拉钩尽量多牵拉术野上方，这些医生认为如果皮肤切口偏向一侧，影响病人美观。

术前检查

- 胸腰段正、侧位 X 线片：能够明确棘突的形态和大小、棘突的角度，有助于设计皮肤切口的长度和位置。

胸腰段 MRI

- 主要判断椎管内情况，也可帮助观察椎体形态、大小。

外科解剖

- 胸腰段软组织分为皮肤、皮下组织、筋膜、椎旁肌。

体位

- 侧卧位，略向前倾斜。

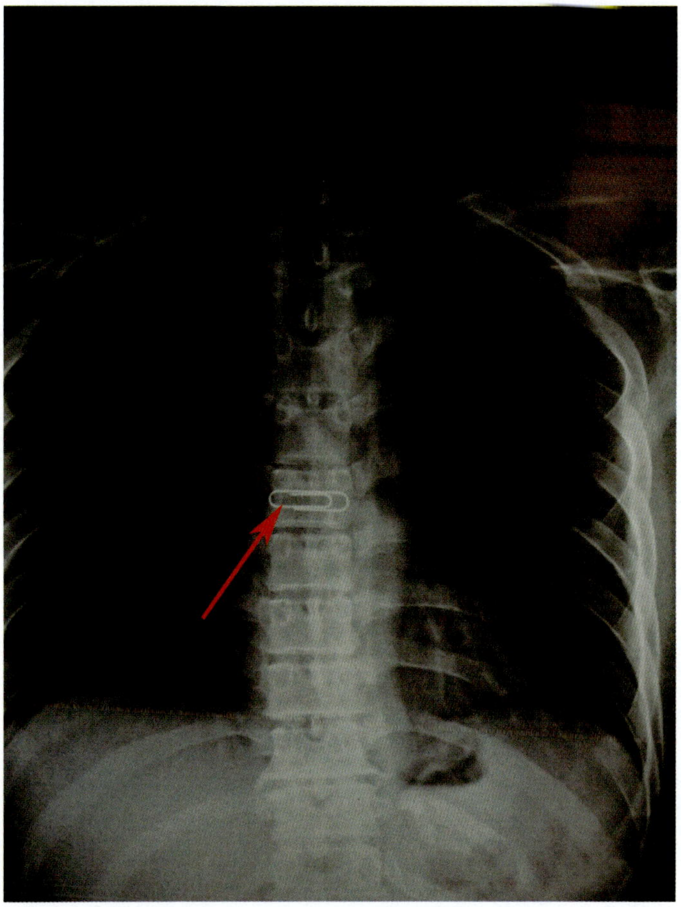

图 1-5　红箭头示中胸段肿瘤术前需曲别针定位。

2 肌肉分离技巧

注意事项

- 颈部肌肉严格沿白线分离是基本的原则，但有时实际操作中并不容易。术中分离肌肉时术者与助手分别用骨膜剥离子牵拉双侧肌肉，力度要一致，避免分离时明显偏向一侧。

争议

- 有的医生分离肌肉时尽量不用单极电凝，用骨膜剥离子推开肌肉，同时用纱布深入肌肉深方，配合推开椎旁肌。

椎旁肌的分离

- 椎旁肌的分离要遵循骨膜下分离的原则，将骨膜与椎旁肌一同推开，分离肌肉的过程中基本不出血。颈段棘突分叉，分离椎旁肌时不要进入棘突中，既无用又容易出血。在分离的过程中，骨膜剥离子和电极电凝的交替使用最为重要，用骨膜剥离子拉开肌肉，单极电凝沿骨膜下分离肌肉，同时以骨膜剥离子用力为主，椎旁肌即分开。由于重力的原因，术野下方的肌肉容易下坠，所以应先分离术野上方的椎旁肌。椎旁肌及骨膜一起分开后，清晰可见椎板的骨性结构，术野基本无出血（图 2-1）。

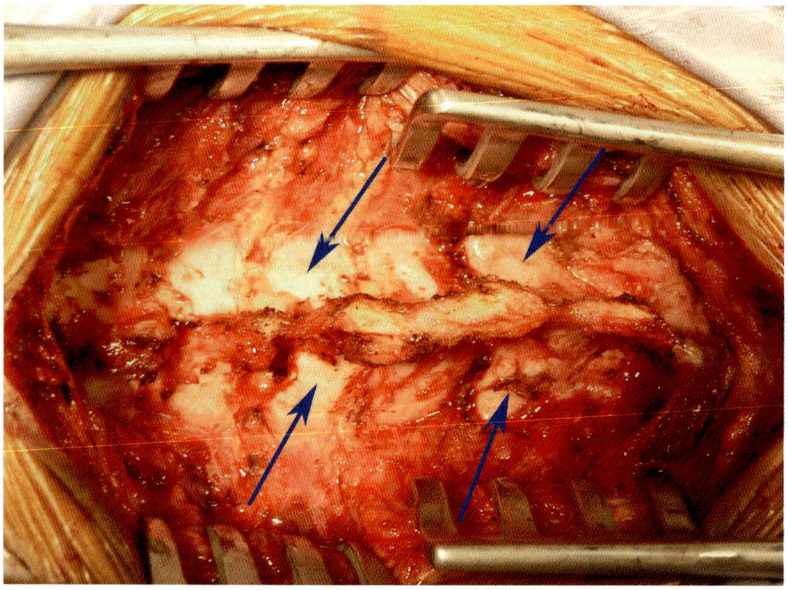

图 2-1 蓝箭头可见骨面无骨膜，已同椎旁肌一起推起，术野无出血。

3 椎板复位术

手术要点

- 单极电凝划出切割路线
- 切割钻切割开半个椎板左右，估测出椎板深度
- 一气呵成,切割下椎板（出血少，骨缺损小）（图 3-1）
- 手推棘突，试活动度
- 骨膜剥离子帮助分离
- 组织剪剪开黄韧带取下椎板（颈椎椎板切割相对容易，胸腰椎椎板切割较困难）

争议

- 现在有的医疗机构采用磨钻磨开椎板两侧，但磨钻多数会造成椎板两侧骨缺损较大，不利于椎板复位。后期骨融合困难。
- 有的医疗机构用铣刀铣下椎板，但在实际操作中，由于铣刀头较大，需要在椎间隙中暴露较宽空间，尤其在胸腰段，术野深在，置入及控制铣刀较困难。

椎板切开

适应证

- 未明显偏向一侧向椎间孔外生长的椎管内占位性病变

术前检查

- 脊柱正侧位 X 线片可以明确椎板的形态、大小，棘突的角度。其中 C2、C6、C7、L3、L4 可作为术中定位的标志。

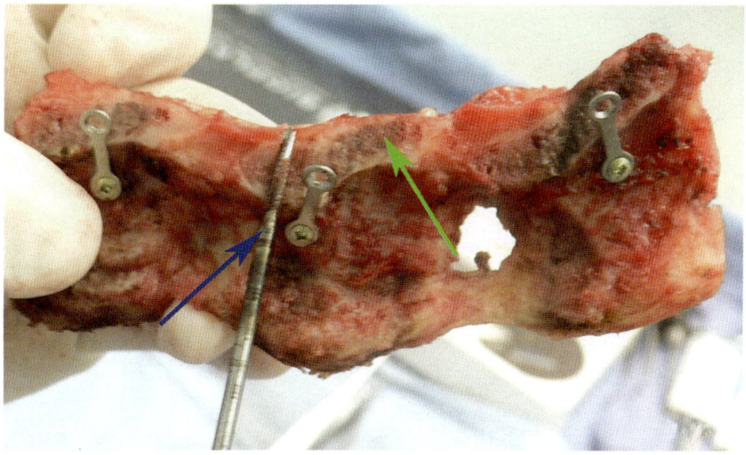

图 3-1 蓝箭头示切割钻，绿箭头示切割下椎板的骨面，见骨面创缘整齐无渗血。

注意事项

- 切割椎板时不用太向外侧，如果太向外侧，椎旁静脉丛出血多，而且椎板需要向两侧暴露的范围太宽，复位困难。如果切割椎板时太窄，硬脊膜翻转困难，术野暴露不够。
- 切忌反复切割椎板，如反复切割椎板，切割到骨髓质时出血多；而且反复切割椎板，骨缺损较多，复位困难。
- 胸腰段椎板附着的椎旁肌较厚，向两侧分离较困难，相对于颈段来说，椎板暴露范围小，切割钻操作的空间小，对术者手术的熟练程度有一定要求。
- 用组织剪剪下椎板时，最好将黄韧带连同椎板一起剪下，直接暴露硬脊膜，使下一步剪开硬脊膜的步骤更直接。

手术要点

- 钛片呈 15° 左右的弯曲，符合椎板的弯度（图 3-2）。
- 钛钉在颈段建议用 4mm 长度的，由于颈段椎板较薄。在胸腰段建议用 5mm 长度的。
- 在椎板上的位置尽量左右对称，如果很难做到左右对称，可略偏向中线方向（图 3-3）。

体位

- 侧卧位，略向前倾斜。
- 并发症
  - 椎板反复切割，或切割位置明显偏一侧，骨缺损大，无法复位。
  - 椎板切割位置偏外侧，损伤椎旁静脉丛，出血多。
  - 切割钻深度控制不良，切入过深，硬脊膜穿透，造成脊髓损伤。此为最严重并发症，一定要避免。

椎板复位

- 连接片选用钛合金，长 1.2cm，2 孔；自攻螺钉长 0.5cm 为宜。

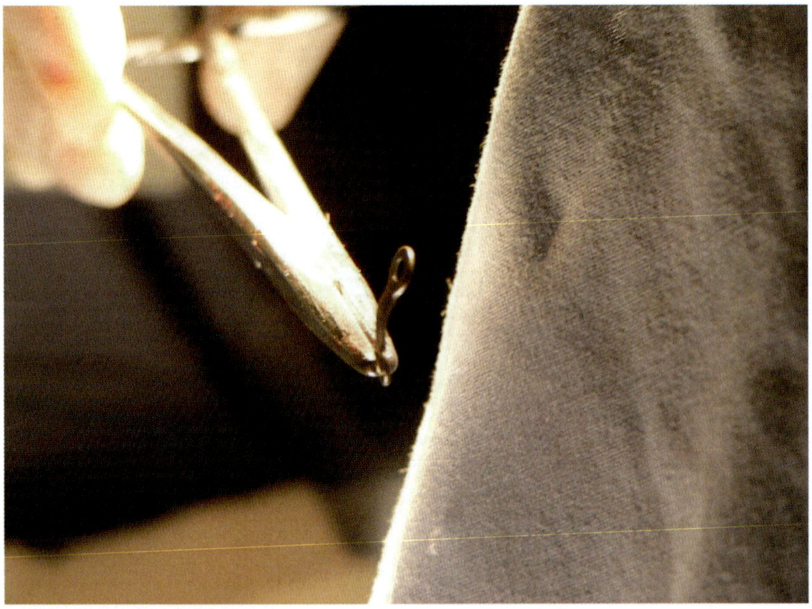

图 3-2　示钛片有 10° ～ 15° 的弯曲。

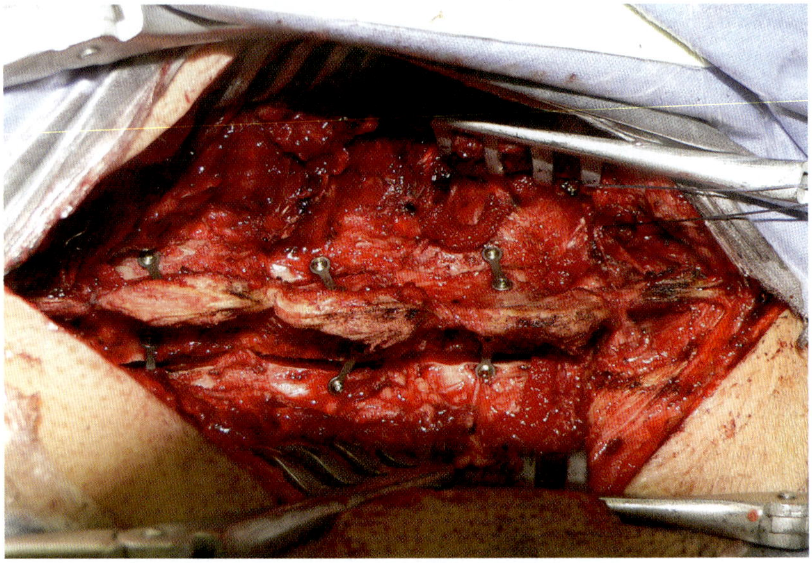

图 3-3　示椎板固定良好，钛片两端位置对称。

4 神经鞘瘤

- 脊髓肿瘤分为硬脊膜外肿瘤、髓外硬脊膜下肿瘤、髓内肿瘤。硬脊膜外肿瘤主要为转移瘤，髓外硬脊膜下肿瘤主要为神经鞘瘤、脊膜瘤，髓内肿瘤主要为室管膜瘤、胶质瘤等。以下按病种详细介绍脊髓肿瘤的切除技术。

神经鞘瘤

临床特点

- 神经鞘瘤起病以疼痛为主，表现为上肢痛或下肢痛，疼痛剧烈，腰段神经鞘瘤病人多无法忍受疼痛，疼痛有时与体位有关，夜间平卧时症状明显。由于神经鞘瘤起病症状即明显，所以神经鞘瘤发现时肿瘤多位于 2 ~ 3 个椎体节段，体积不是很大。

影像学检查

- 椎管正、侧位 X 线片可以明确棘突形态、大小，有助于术中定位，椎间孔扩大提示肿瘤向一侧椎间孔生长。
- MRI 平扫及增强可明确椎管内肿瘤的位置、大小、与脊髓的关系、增强的形态。神经鞘瘤绝大多数位于髓外硬脊膜下，病变多数以长 T1 长 T2 为主，强化多不均匀，伴有囊变，与硬脊膜无关联。

手术步骤

步骤 1

- 体位：侧卧位，病变侧在上；若肿瘤基本位于椎管中间位置，取左侧卧位。
- 上方肩部用约束带牵拉固定，避免身体向后方倾倒。

步骤 2

- 根据病人的皮肤下坠程度，取偏中线上方皮肤切口。暴露肌肉后，沿中线用单极电凝分开肌层，暴露棘突及椎板。

步骤 3

- 用切割钻切割开椎板。若肿瘤明显偏向一侧，且体积不大，可行半椎板切除术。以肿瘤位置为中心，咬除部分椎板结构。

步骤 4

- 沿中线剪开硬脊膜，小针细线悬吊硬脊膜，向两侧翻转固定于肌肉。

步骤 5

- 在神经外科显微镜下切除肿瘤。若肿瘤未明显偏向于腹侧，翻开硬脊膜后即可见肿瘤。若肿瘤明显偏于腹侧，用剪刀或尖刀划开蛛网膜，用剥离子轻拉开脊髓，可见肿瘤（图 4-1 至图 4-5）。对于明显位于腹侧肿瘤，可切开肿瘤上下方齿状韧带，用显微细

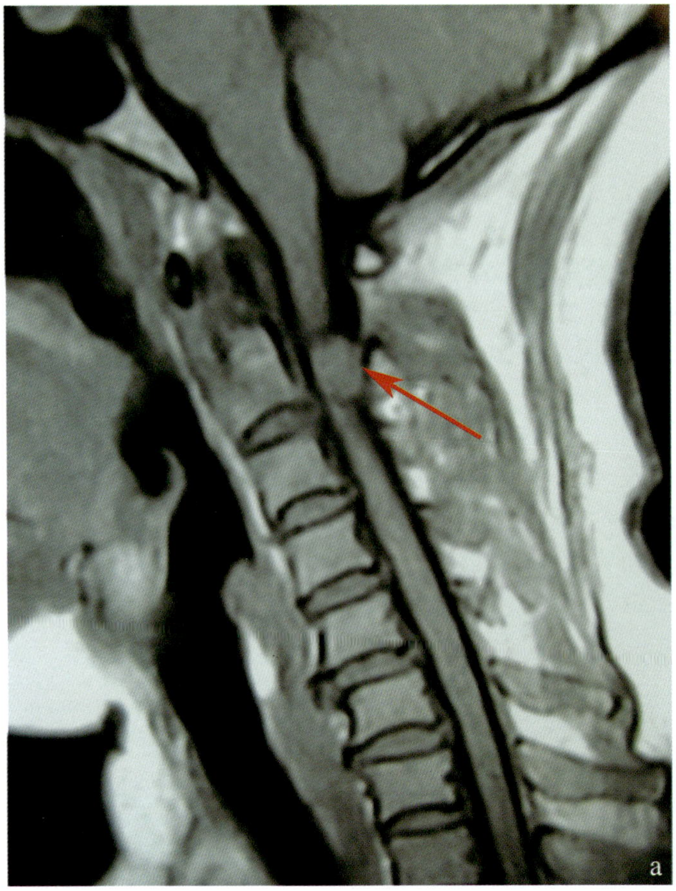

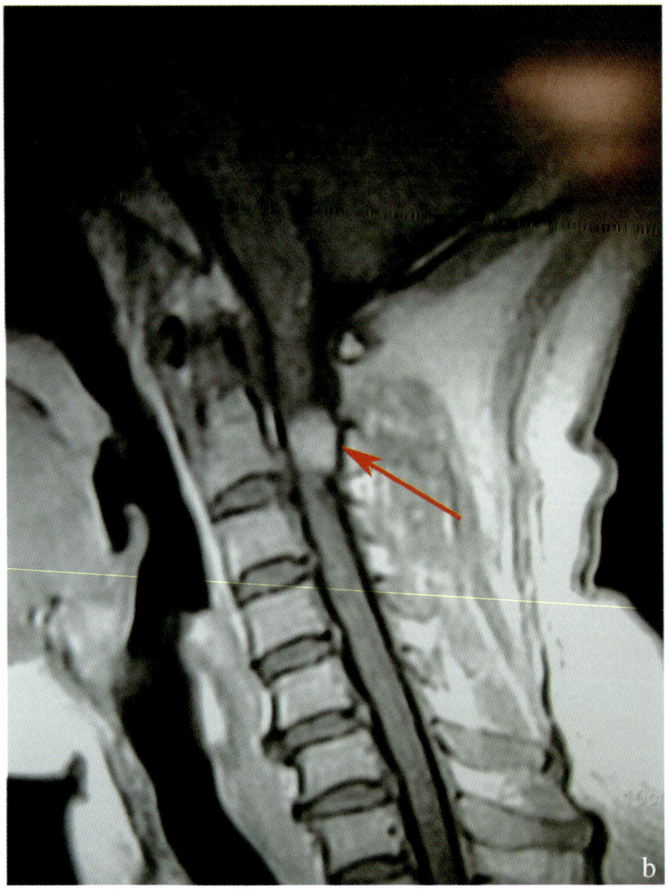

图 4-1 患者，女，51 岁。双手麻木，后背疼痛 4 个月。术前诊断：C2 ~ C3 神经鞘瘤（?）脊膜瘤（?）。a. 术前矢状位 T1 平扫示：等信号病变（红箭头）。b. 术前矢状位 T1 增强示：病变均匀一致增强（红箭头）。

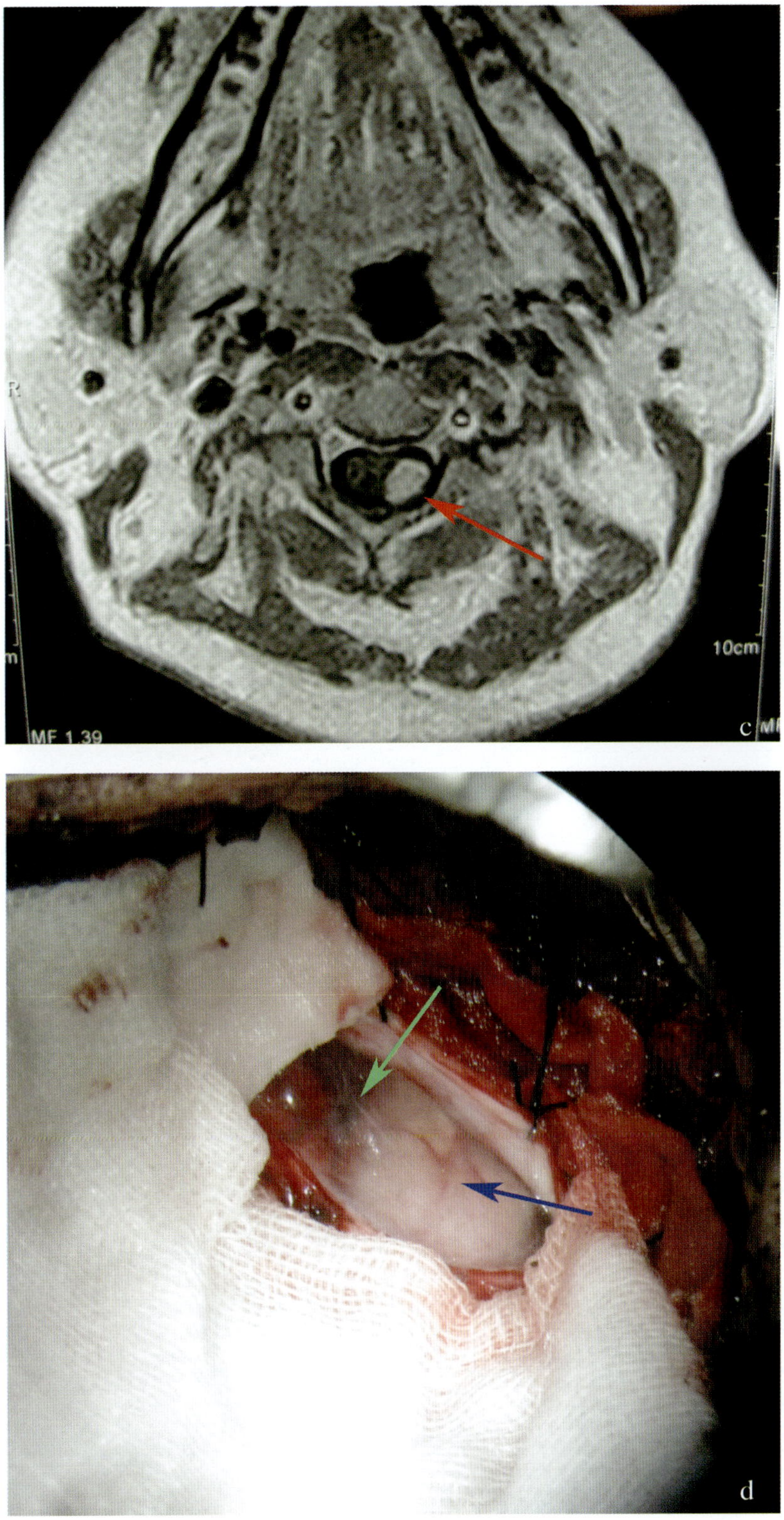

图 4-1 续 c. 术前轴位 T1 增强示：病变位于背外侧（红箭头）。d. 术中打开硬脊膜，见蛛网膜（绿箭头）下方肿瘤（蓝箭头）。

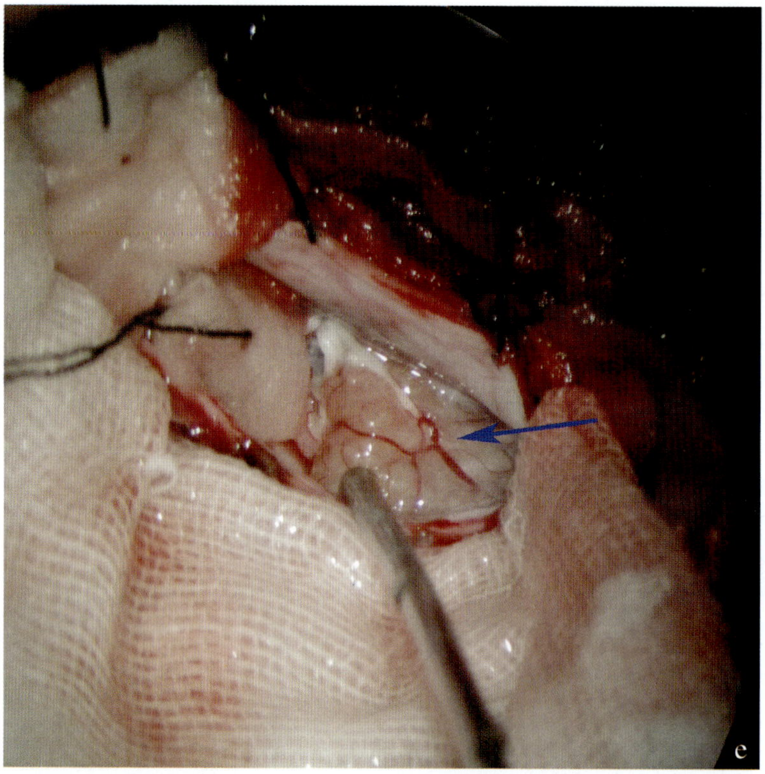

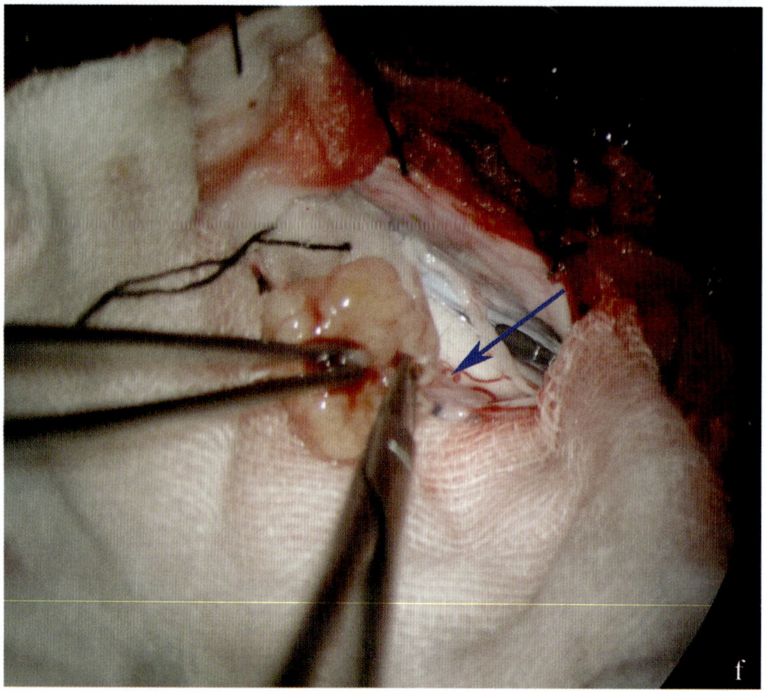

图 4-1 续 e. 打开蛛网膜后，可以更清晰地显示肿瘤（蓝箭头）。f. 离断与肿瘤一侧相连神经根（蓝箭头）。

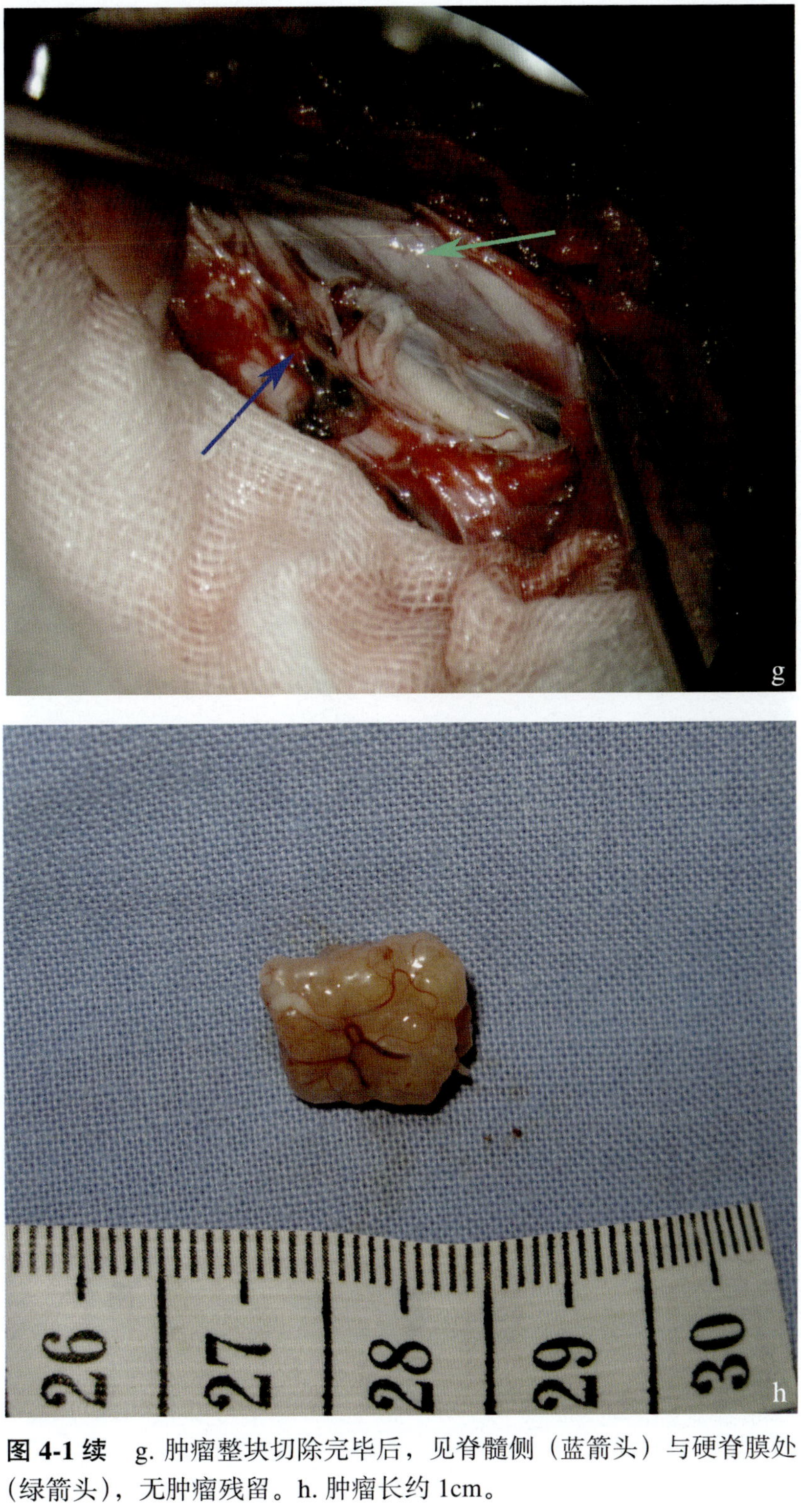

图 4-1 续 g. 肿瘤整块切除完毕后，见脊髓侧（蓝箭头）与硬脊膜处（绿箭头），无肿瘤残留。h. 肿瘤长约 1cm。

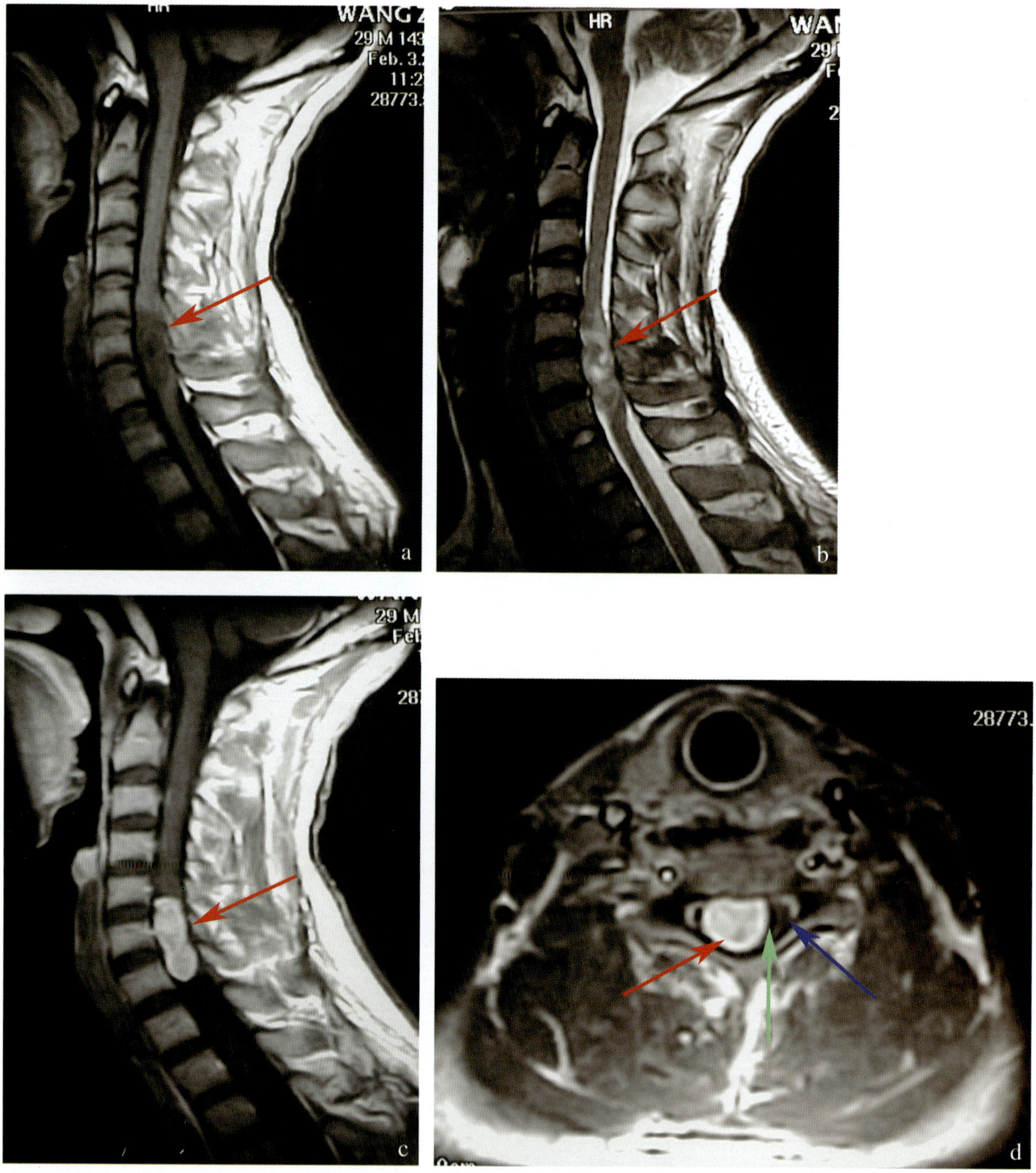

图 4-2 患者，男，29 岁。右肩疼痛，下肢麻木无力 1 年，加重 7 个月。术前诊断：C5 ~ C7 神经鞘瘤。a. 术前矢状位 T1 像示：病变以略低信号为主，并有混杂信号（红箭头）。b. 术前矢状位 T2 像示：病变以略高信号为主，并有混杂信号（红箭头）。c. 术前矢状位 T1 增强示：病变较均匀一致增强（红箭头）。d. 术前周围 T1 增强示：病变位于背外侧（红箭头），明显压迫脊髓（蓝箭头），与脊髓边界明显（绿箭头）。

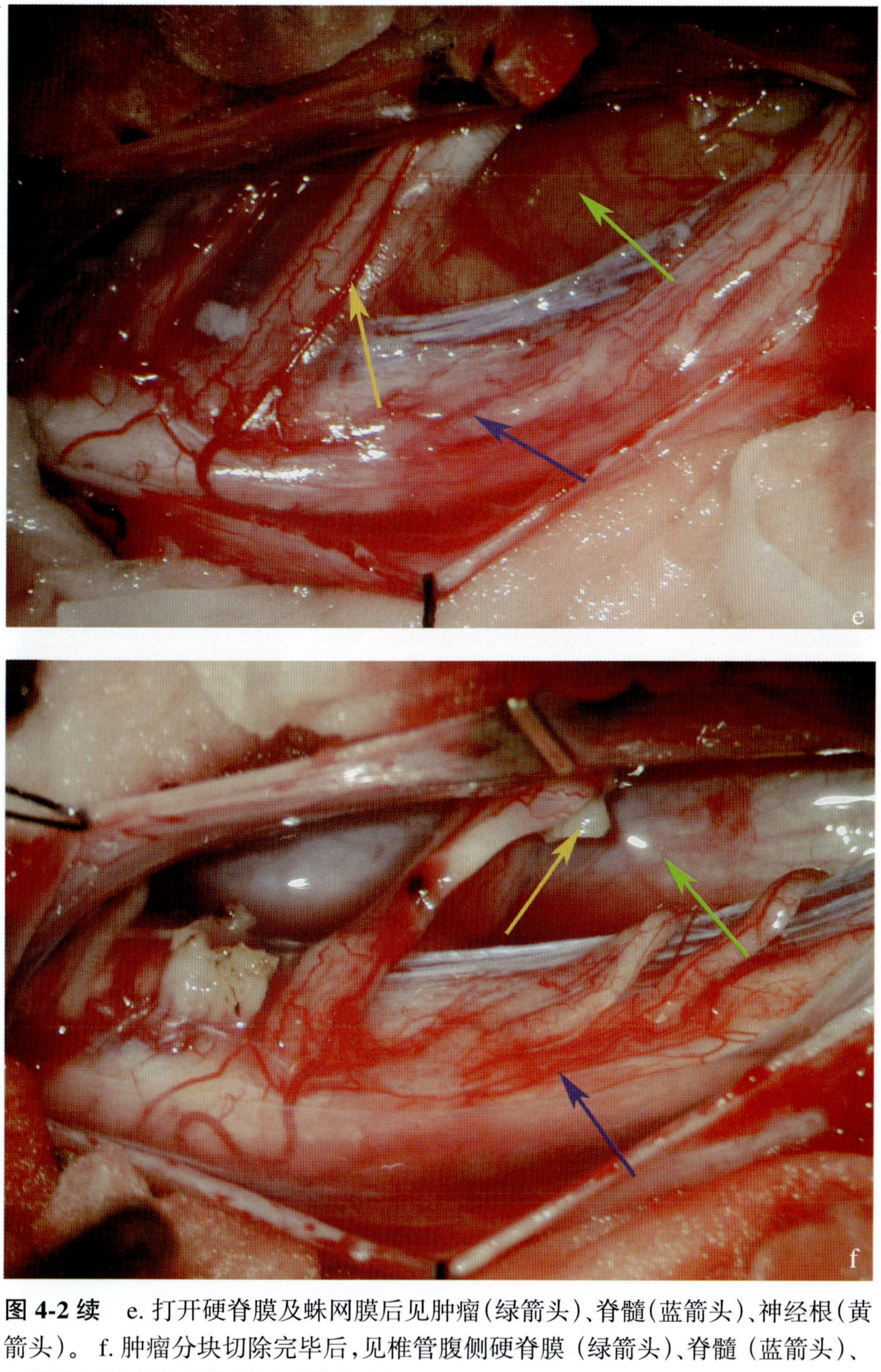

图 4-2 续 e. 打开硬脊膜及蛛网膜后见肿瘤（绿箭头）、脊髓（蓝箭头）、神经根（黄箭头）。 f. 肿瘤分块切除完毕后，见椎管腹侧硬脊膜（绿箭头）、脊髓（蓝箭头）、与肿瘤相连的神经根断端（黄箭头）。

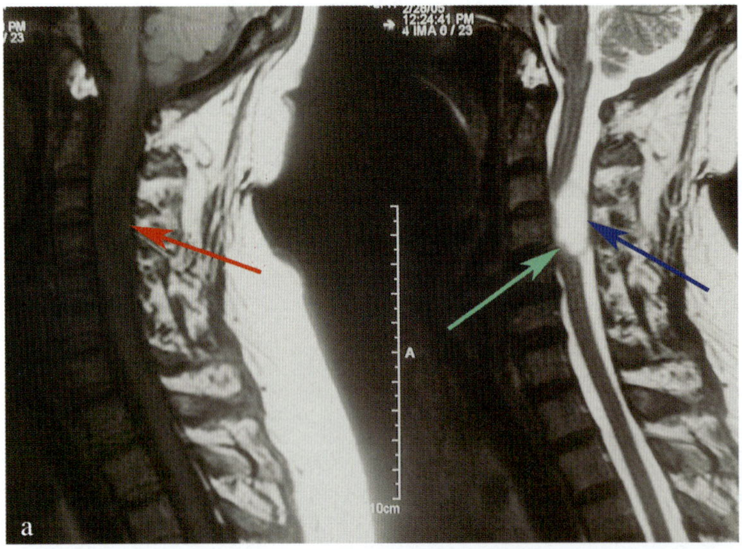

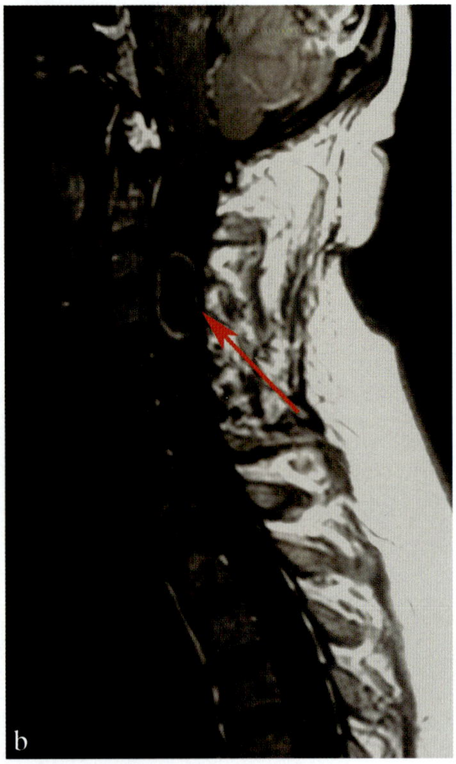

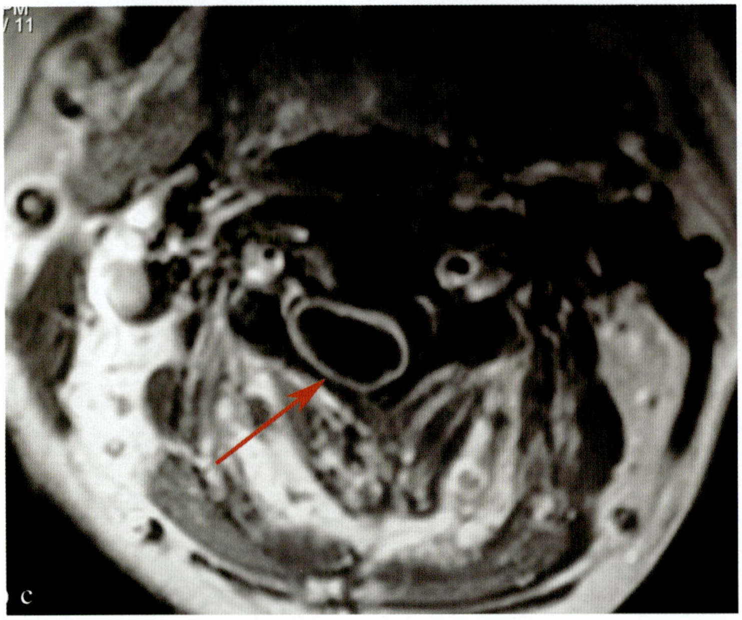

图 4-3　患者，女，51岁。右侧肢体麻木无力6个月，加重4个月。伴左侧肢体麻木无力。术前诊断：C3 ~ C4 神经鞘瘤。a. 术前矢状位 MRI 示：病变在 T1 上呈低信号（红箭头），在 T2 上呈高信号（蓝箭头），脊髓明显受压（绿箭头）。b. 矢状位 T1 增强示：病变边缘增强（红箭头）。c. 轴位 MRI T1 增强示：病变边缘增强(红箭头)，位于椎管内背外侧。

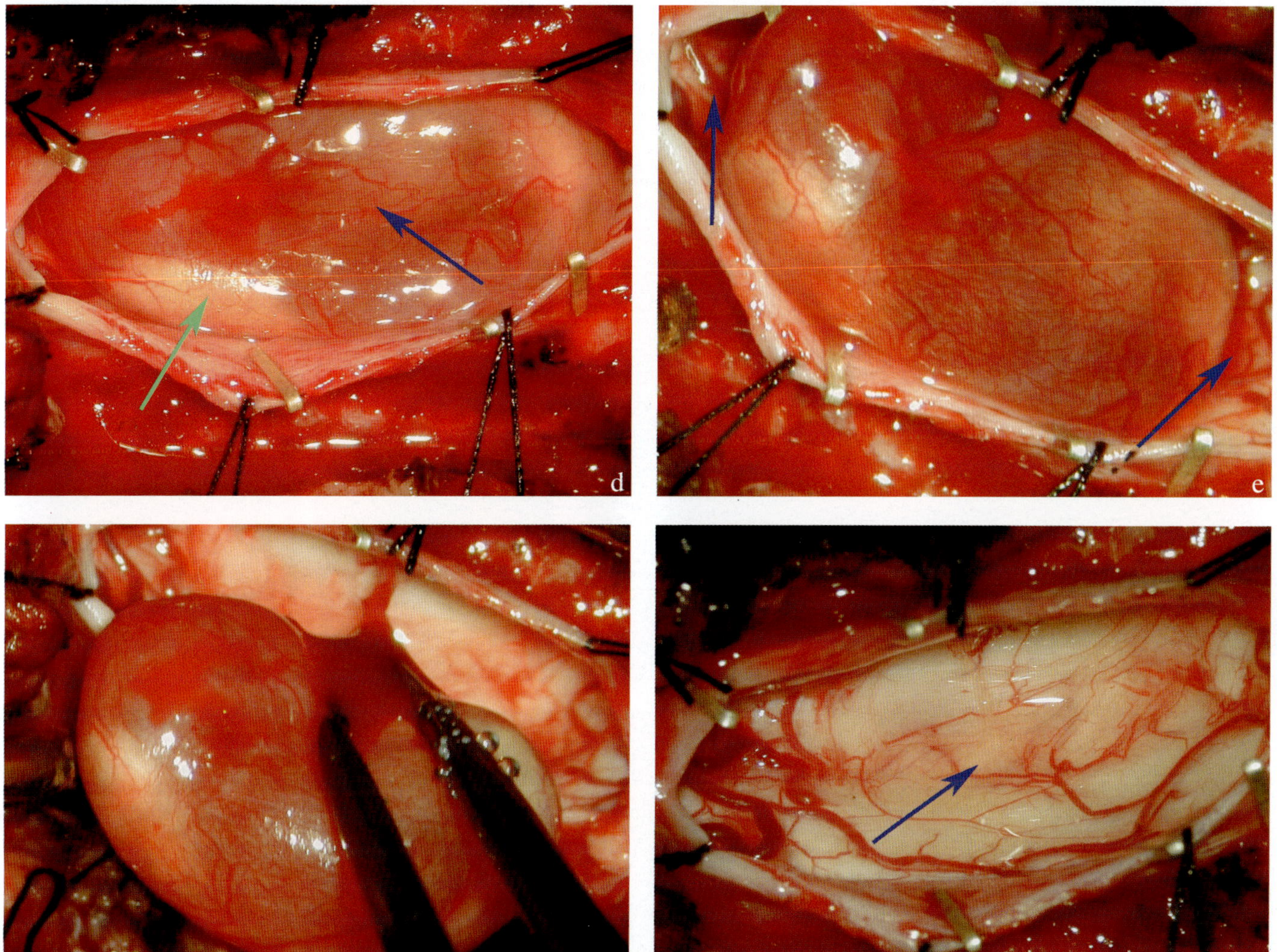

图 4-3 续 d. 打开硬脊膜及蛛网膜后见肿瘤（蓝箭头）、脊髓（绿箭头），病变体积较大，似乎无从下手。e. 仔细分离病变上下极的间隙，缓慢释放脑脊液，病变边界逐渐显露，可见上下两极边界（蓝箭头）。f. 离断与肿瘤相连神经根及血管。g. 肿瘤整块切除完毕，显露脊髓（蓝箭头），脊髓保护完好。 h. 肿瘤整块切除，大小约 2mm。

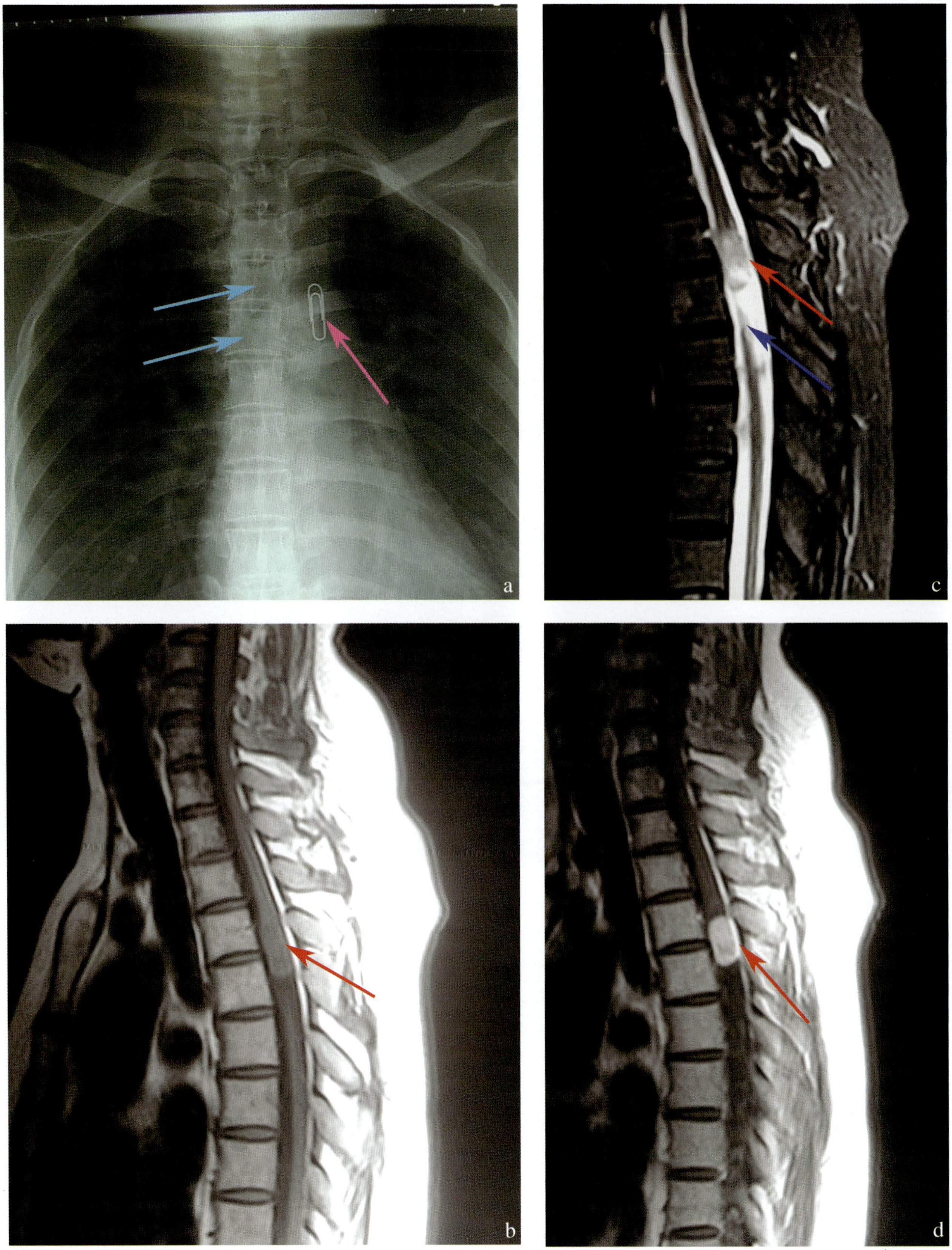

图 4-4 患者，女，40 岁。阵发性腰痛，双腿麻木 2 个月，加重 1 个月。术前诊断：T4 ～ T5 神经鞘瘤。a. 由于是中胸段肿瘤，所以术前曲别针定位（红箭头），位于 T4 ～ T5（蓝箭头）椎体之间。b. 术前矢状位 T1 像示：病变呈等信号（红箭头），压迫脊髓。c. 术前矢状位 T2 像示：病变呈略高信号（红箭头），明显压迫脊髓（蓝箭头）。d. 矢状位 T1 增强示：病变较均匀一致增强（红箭头）。

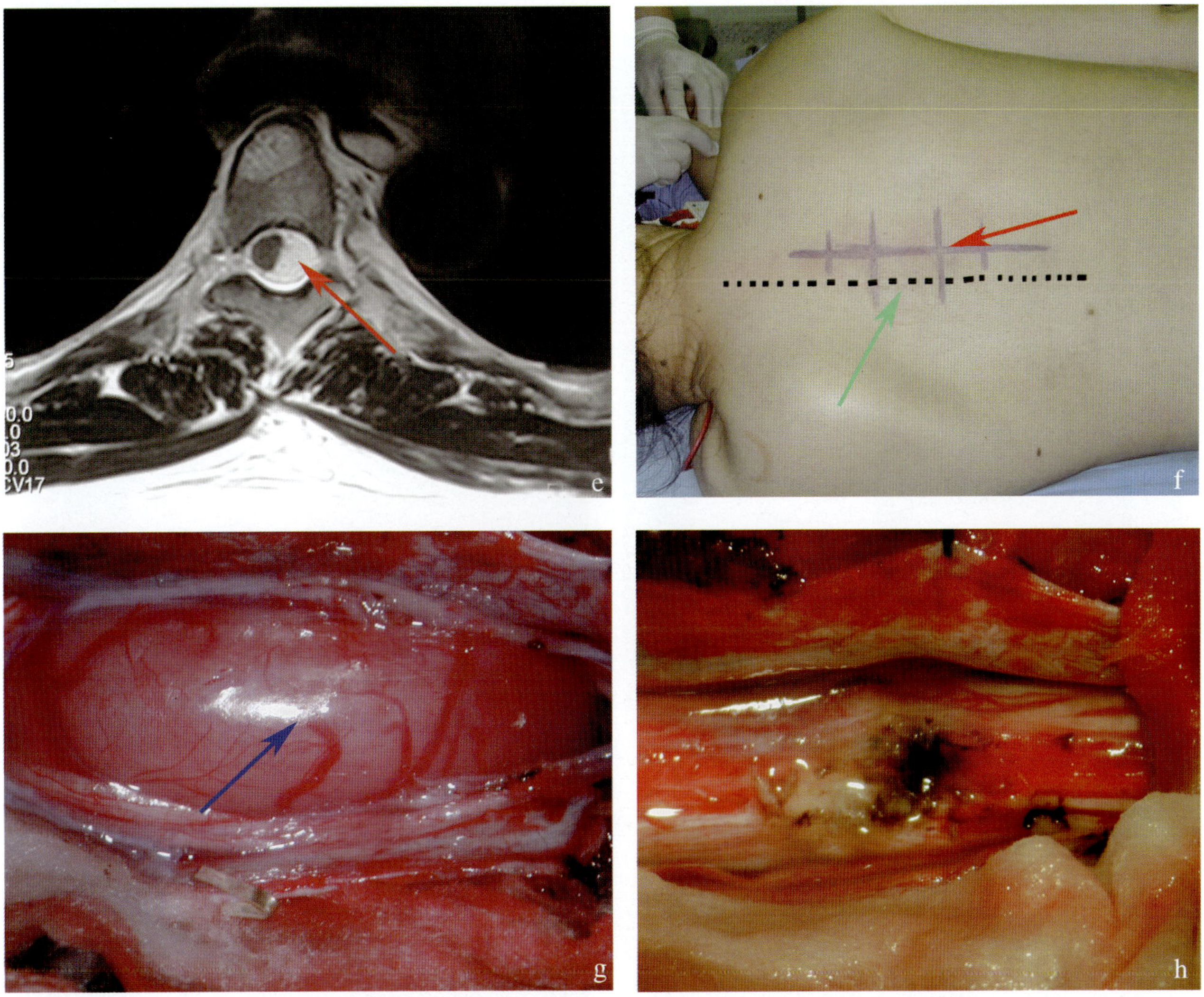

图 4-4 续 e. 周围 T1 增强示：病变位于椎管内一侧（红箭头）。f. 见曲别针定位的位置（绿箭头），术中切口线（红箭头）以 T4 ~ T5 为中心，略高于后正中线（黑色方格线）以抵消皮肤、皮下组织下坠的影响。g. 术中见肿瘤（蓝箭头）充满椎管内，未见脊髓组织。h. 肿瘤切除完毕，见脊髓保护完好。

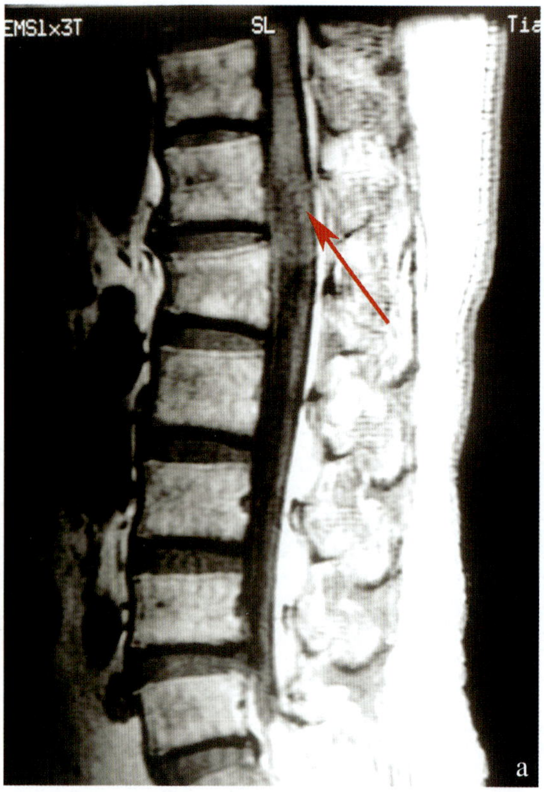

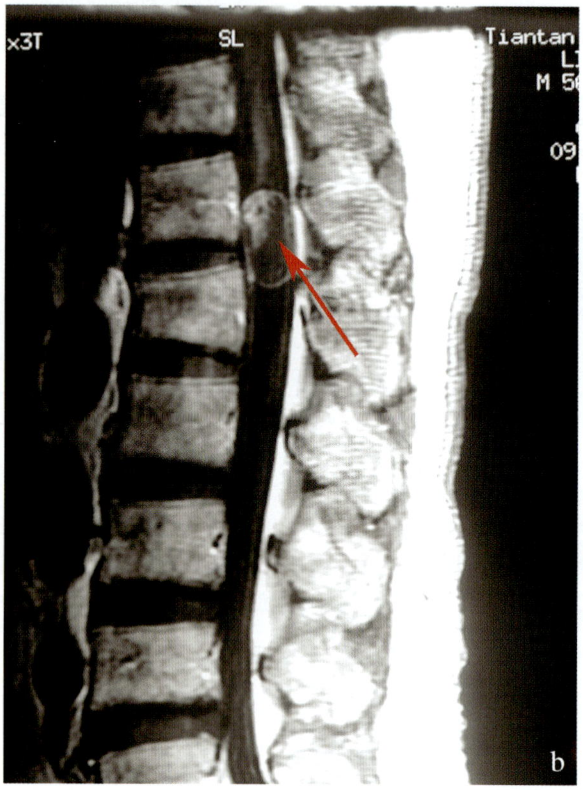

图 4-5 患者，男，56 岁。双下肢无力 2 年，加重 3 个月伴二便障碍。术前诊断：T12 ~ L1 神经鞘瘤。a. 术前矢状位 T1 像平扫示：等及略低信号占位（红箭头）。b. 术前矢状位 T1 像增强示：病变不均匀增强（红箭头）。

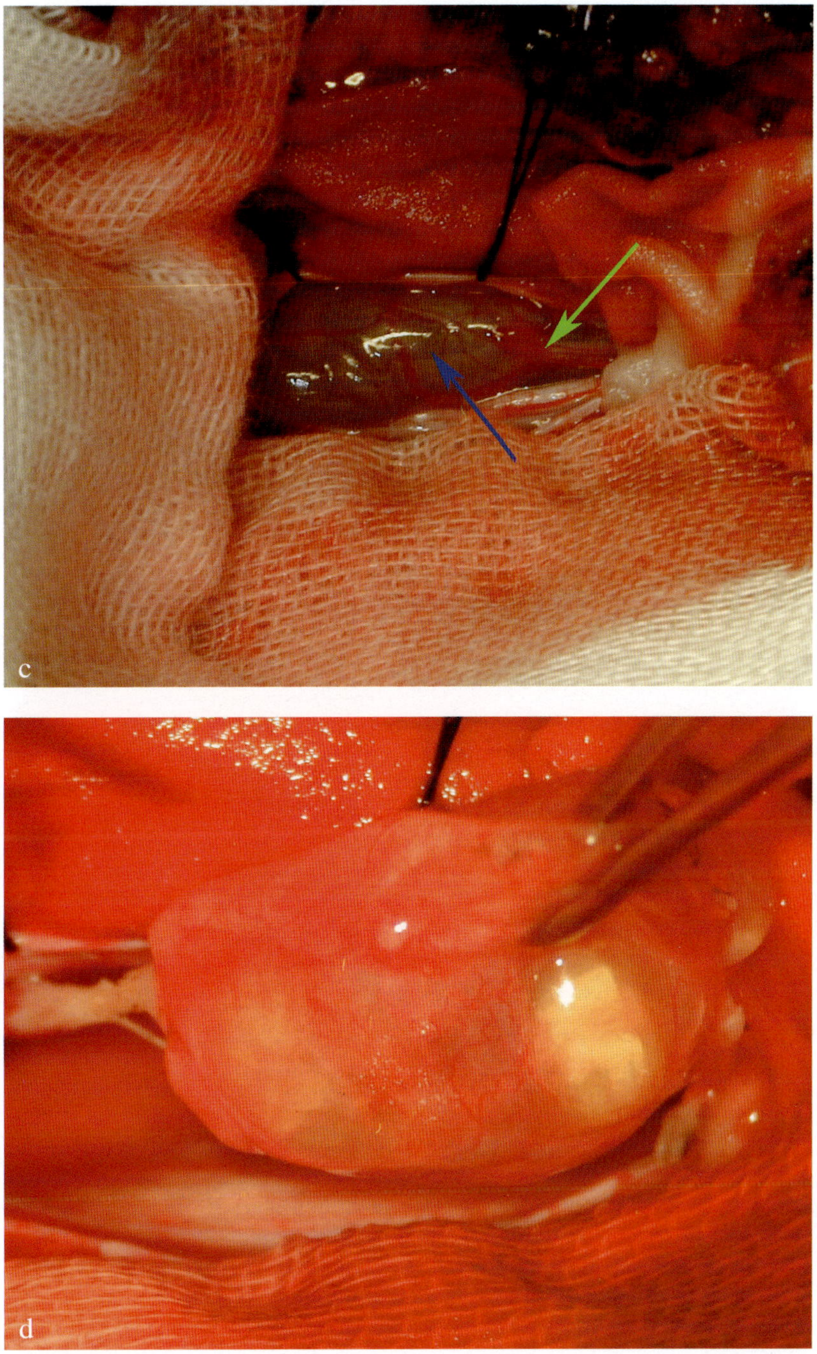

图 4-5 续　c. 术中见肿瘤呈灰红色内有囊变（蓝箭头），与神经根相连（绿箭头）。d. 显微镜下分离肿瘤与神经根粘连。

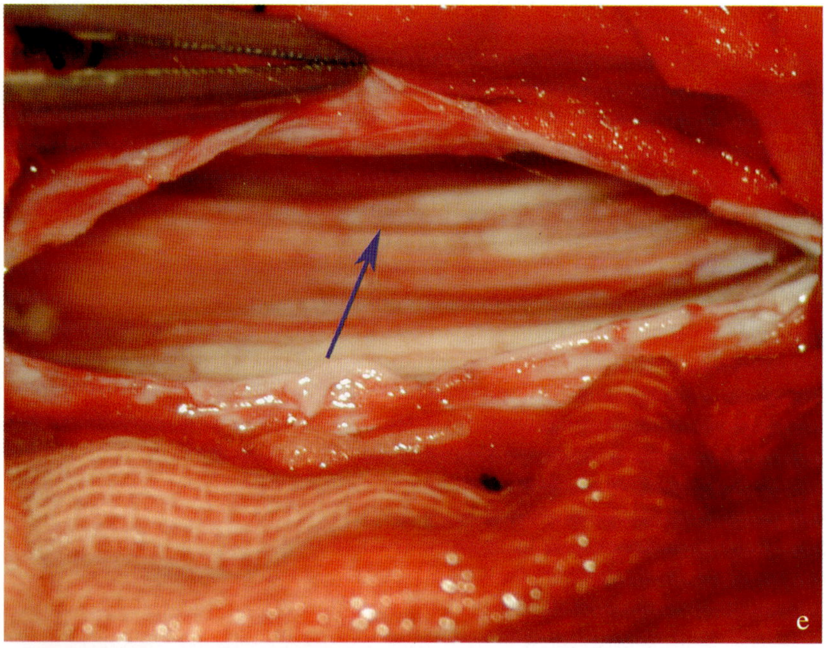

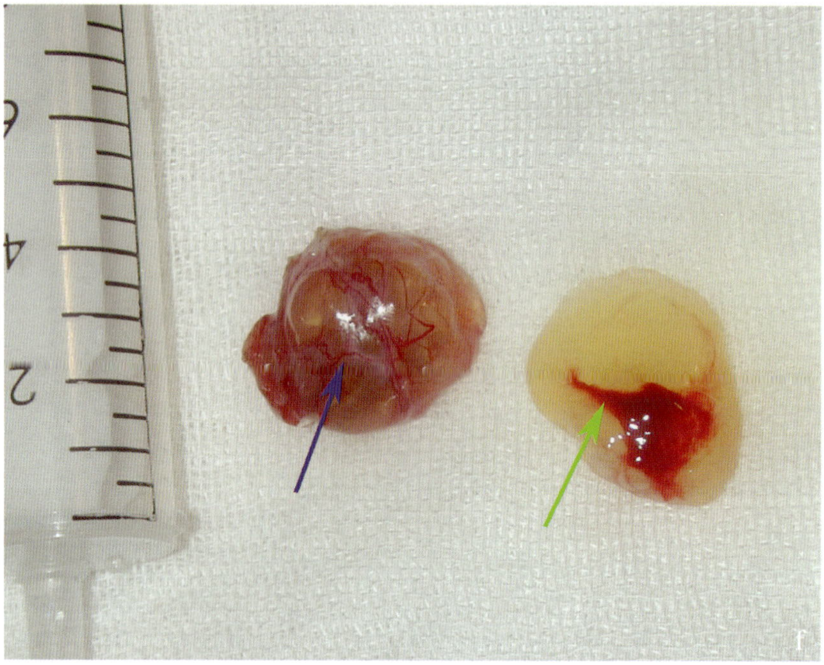

图 4-5 续 e. 肿瘤全切完毕，见神经根保护完好（蓝箭头）。f. 肿瘤切除完毕后，见不同成分肿瘤内容物（蓝箭头、绿箭头）。

线（7个0）将脊髓组织上的齿状韧带断端缝起悬吊，将脊髓向中线方向轻拉开更多的空间，有利于腹侧肿瘤的暴露。利用娴熟的显微镜下操作技巧，完全位于腹侧的神经鞘瘤可以安全地切除（图4-6）。肿瘤表面多有增厚的蛛网膜，将蛛网膜用显微剪刀剪开或用尖刀划开，脑脊液进一步释放，肿瘤会清晰地显露(4-1)。神经鞘瘤起源于神经鞘膜上,神经根从肿瘤一端进入，从肿瘤另一端穿出，这根神经无法保留。需将两端切断，方可切除肿瘤。如肿瘤局限在一两个椎板节段，体积不大，可完整切除。若肿瘤体积较大,选择分块切除。体积较大肿瘤多伴有囊变，分块时先打开囊变部位，淡黄色或黄绿色囊液流出后，肿瘤体积会明显变小，继续分块或整块切除肿瘤。分块切除肿瘤出血会多于整块切除肿瘤。

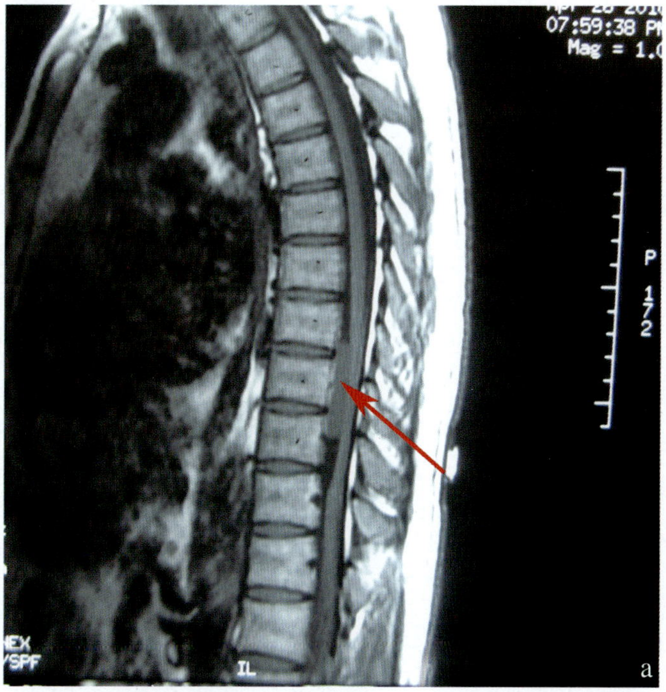

图4-6 患者，男，41岁。双下肢麻木6个月，加重2个月。术前诊断：T7～T8神经鞘瘤。a. 术前矢状位T1像示：病变呈等信号（红箭头）。

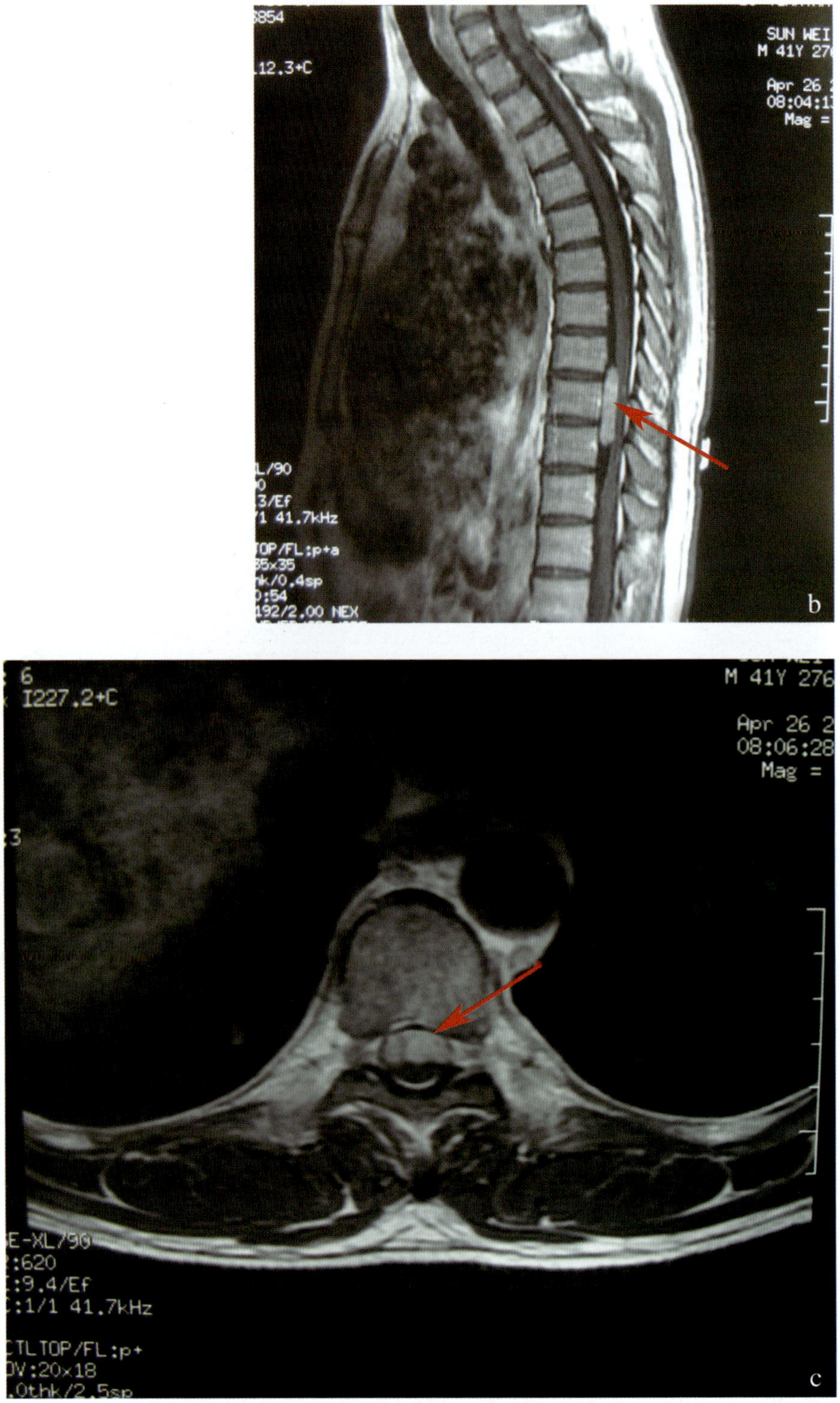

图 4-6 续　b. 矢状位 T1 增强：病变较均匀一致增强（红箭头）。c. 轴位 T1 增强示：病变完全位于腹侧（红箭头）。

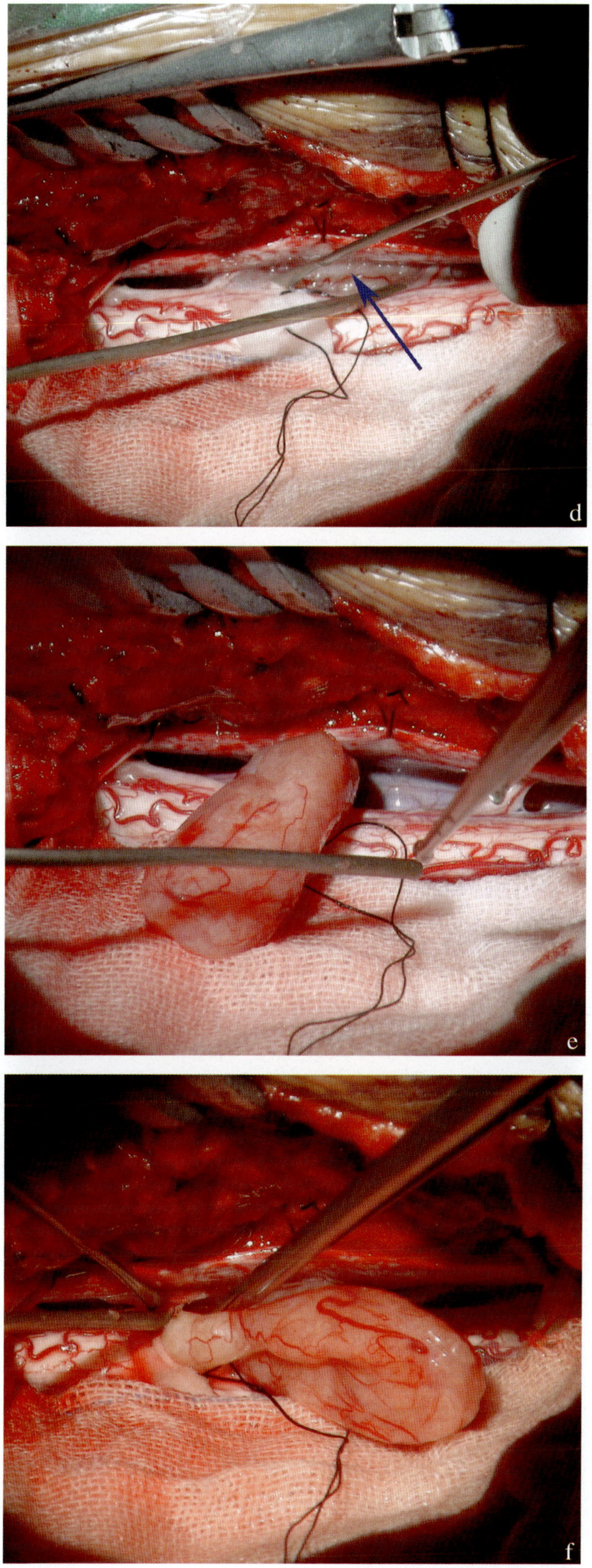

图 4-6 续　d. 术中见肿瘤位于脊髓腹侧（蓝箭头），用显微剥离子及显微吸引器小心分离肿瘤周边蛛网膜，进一步显露肿瘤。e. 先分离出肿瘤下端。f. 再分离出肿瘤上端。

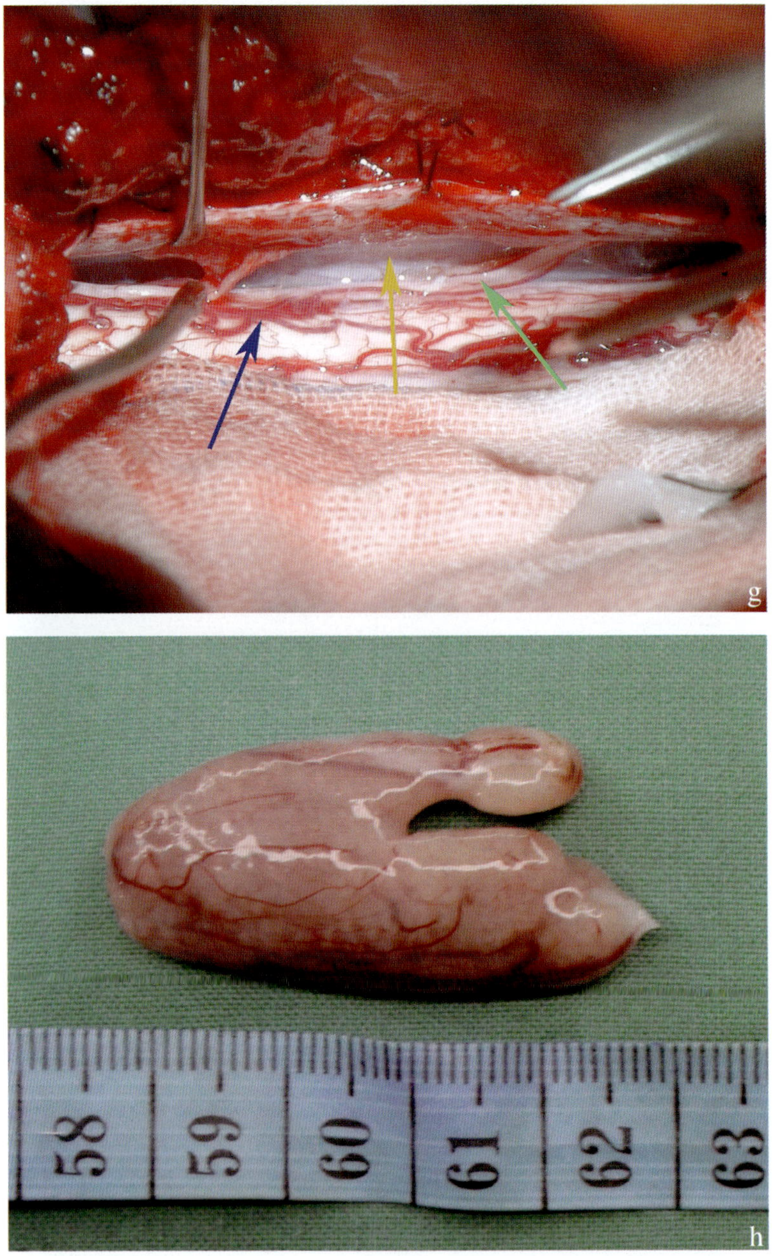

图 4-6 续　g. 肿瘤切除完毕，见脊髓（蓝箭头）、神经根（绿箭头）保护完好，椎管腹侧硬脊膜（黄箭头）。h. 见肿瘤长约 4cm，一端分叉。

步骤 6

- 若肿瘤为跨椎间孔生长神经鞘瘤，肿瘤横径较宽。这种肿瘤明显偏向一侧，可选择半椎板切除术。硬脊膜可弧形向肿瘤侧切开翻转，从椎管内向椎管外分块切除肿瘤。跨椎间孔生长的神经鞘瘤血供一般多于椎管内神经鞘瘤，另外由于视角受限，椎间孔外侧的部分如瘤体过大，可能不能完全全切，止血可用海绵卷压迫止血。如椎间孔外面的肿瘤体积较小，从椎管内可将肿瘤完全掏出（图 4-7）。

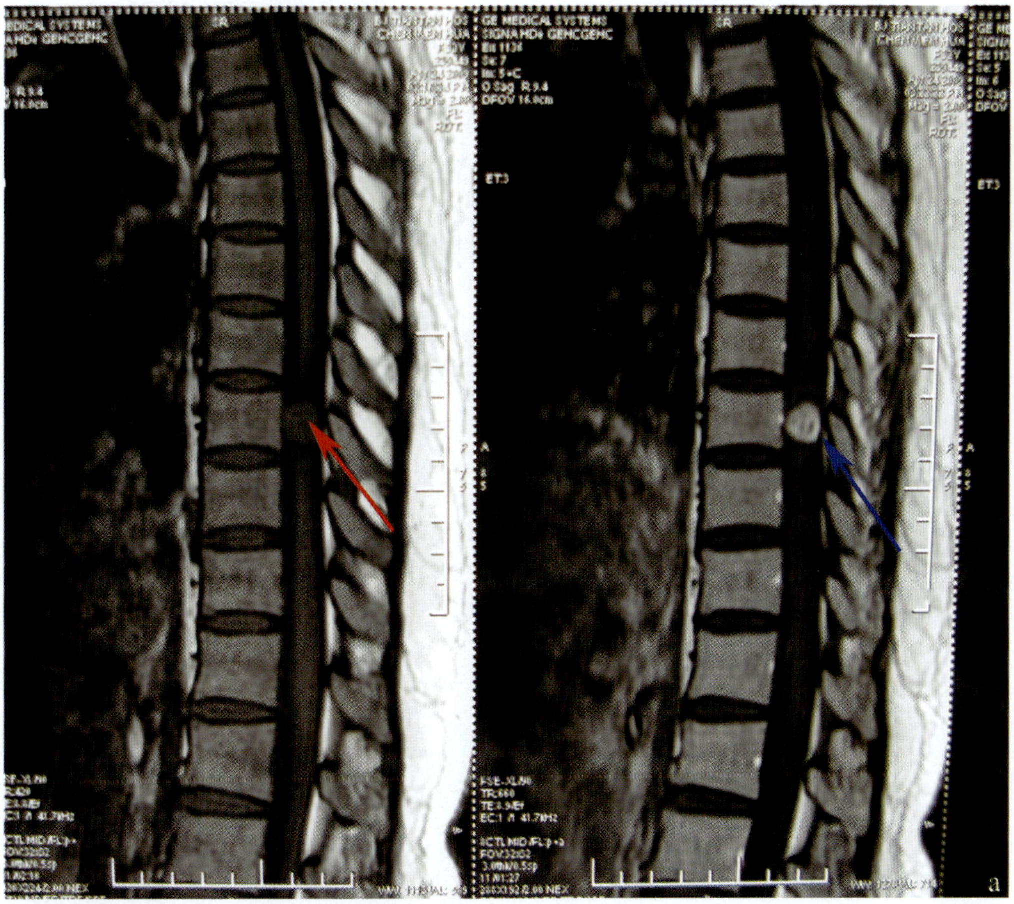

图 4-7　患者，女，32 岁。双下肢感觉麻木半年伴双下肢无力 3 个月。术前诊断：T9 神经鞘瘤。a. 术前矢状位 T1 平扫示：病变呈等信号（红箭头），增强示：较均匀一致增强（蓝箭头）。

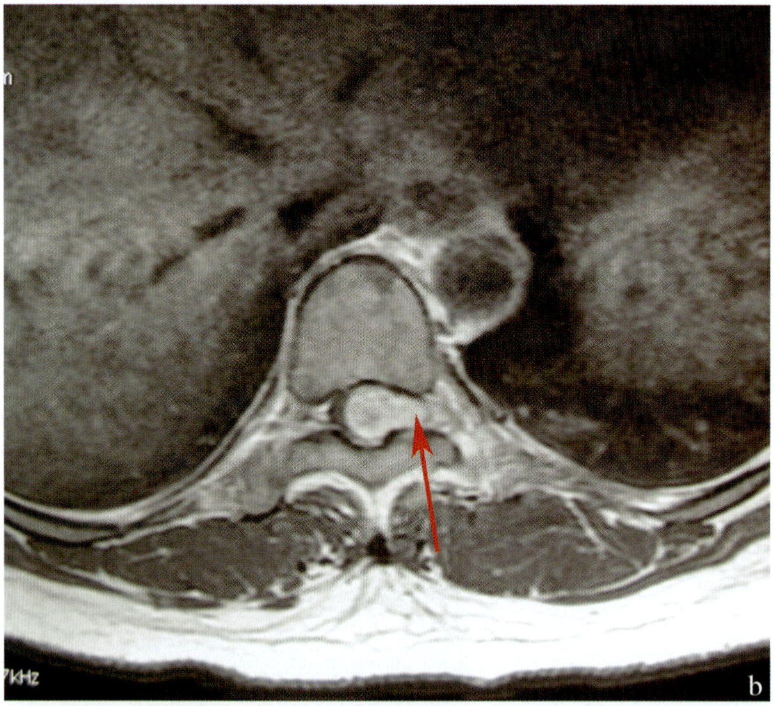

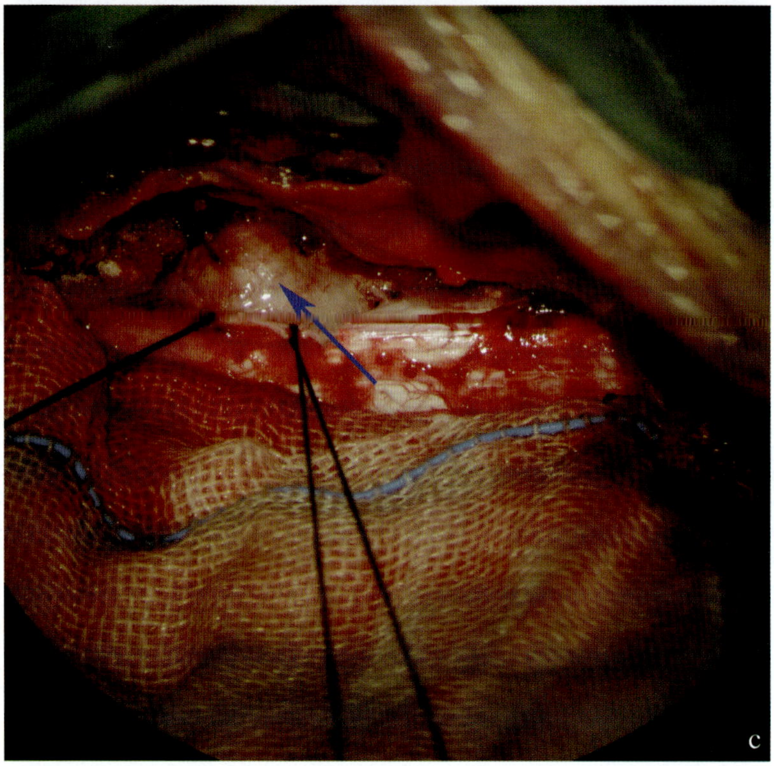

图 4-7 续 b. 术前轴位 T1 增强示：病变主体位于椎管内，少部分通过椎间孔向椎管外生长（红箭头）。c. 打开椎板后，见肿瘤部分位于硬脊膜外（蓝箭头），分块切除部分肿瘤。

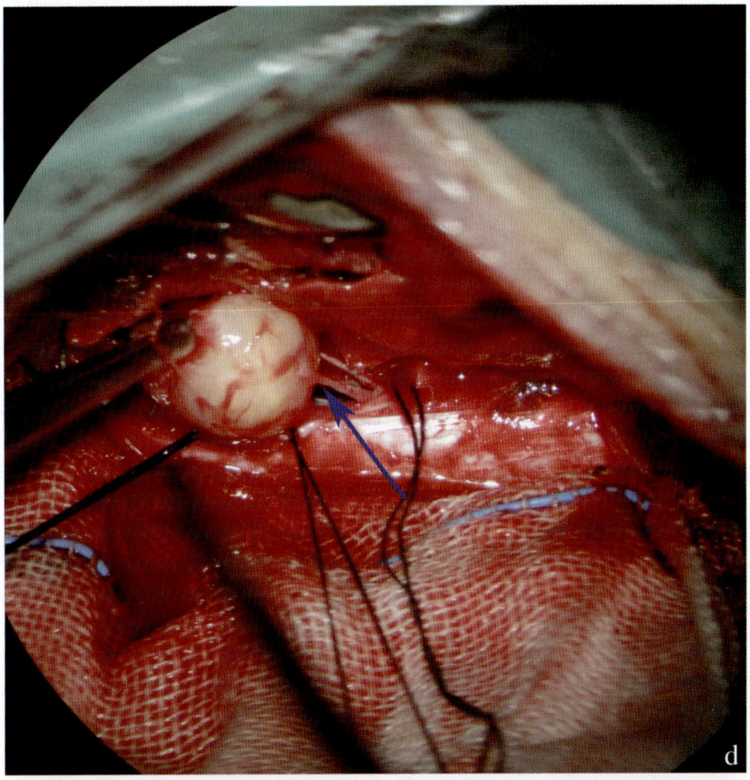

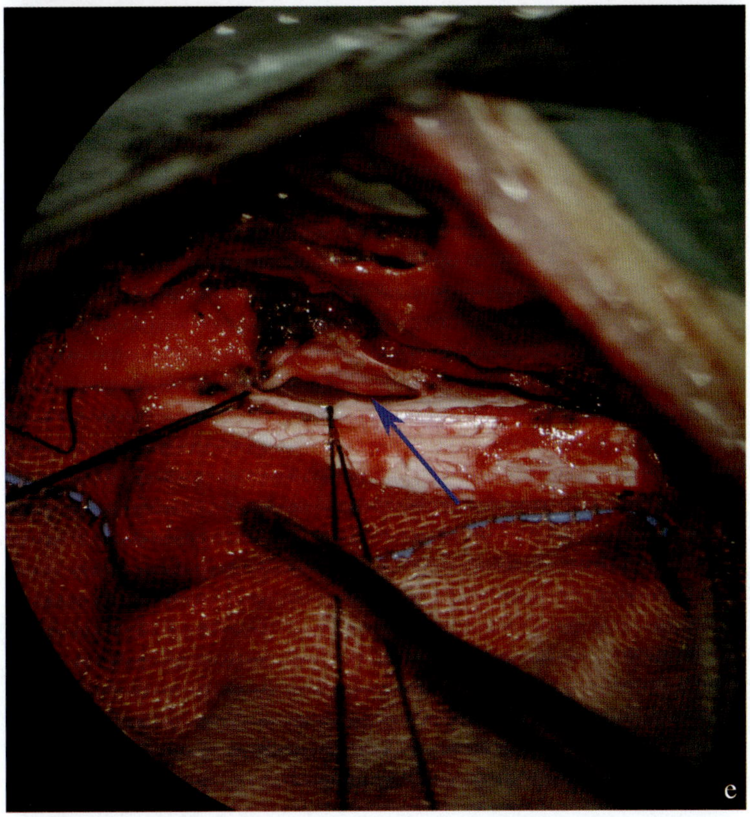

图 4-7 续　d. 从椎管内向椎管外方向探查切除肿瘤（蓝箭头）。e. 肿瘤切除完毕，见术野干净（蓝箭头）无肿瘤残留。

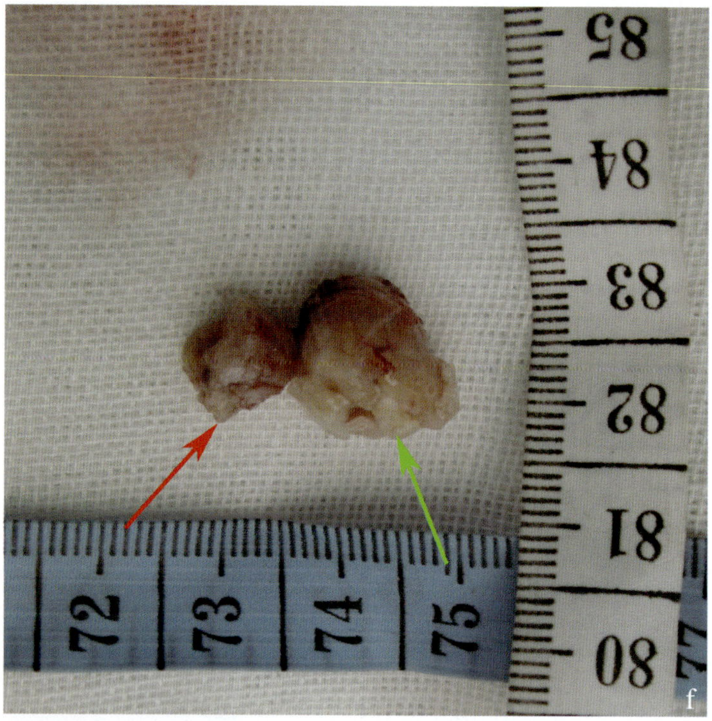

图 4-7 续　f. 见肿瘤约 2cm × 1cm，呈分叶状，小部分位于椎间孔外（红箭头），大部分位于椎管内（绿箭头）。

步骤 7

- 胸段椎间孔内外神经鞘瘤，若肿瘤向胸腔内生长，胸腔内部分较大，需神经外科和胸外科联合切除肿瘤。由于肿瘤起源于神经根，先由神经外科医生切除椎管内部分，这时与肿瘤相连的神经根已离断，再由胸外科医生切除胸腔部分的肿瘤较为容易。部分明显侵犯椎体的神经鞘瘤可取肋骨做内固定用，由神经外科与胸外科医生联合手术（图 4-8）。

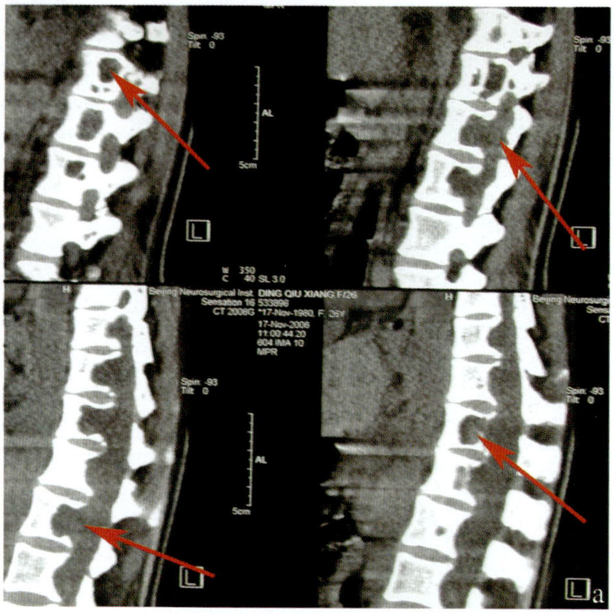

图 4-8　患者，女，26 岁。腰腿痛 8 个月，双下肢无力 3 个月。术前诊断：T10 ～ L3 椎管内外占位 神经鞘瘤可能性大。a. 术前椎管 CT 不同层面示：椎体明显破坏（红箭头）。

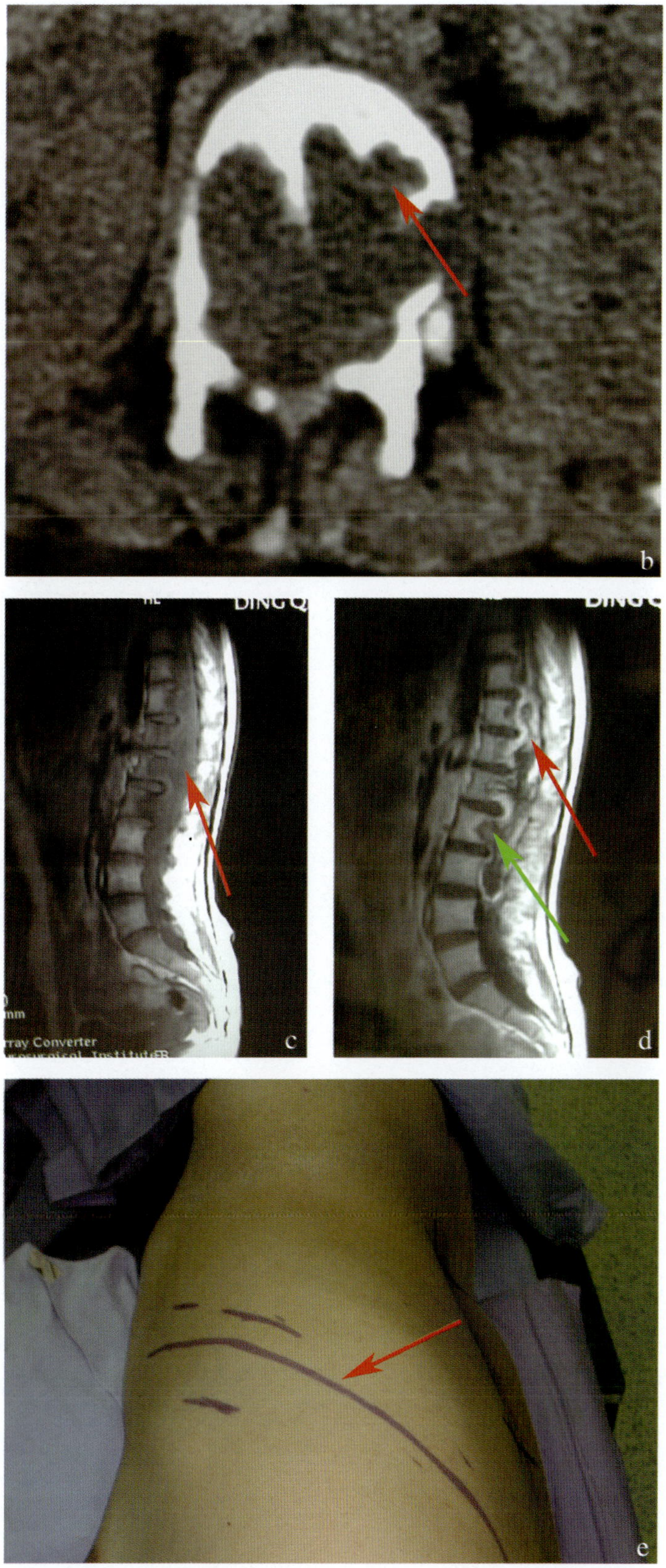

图 4-8 续 b. 术前椎管横断面 CT 示：椎体明显破坏（红箭头）。c. 术前平扫 T1 像示：等信号占位（红箭头）。d. 术前 T1 增强示：病变不均匀增强（红箭头），明显侵袭椎体（绿箭头）。e. 取胸部前外侧切口（红箭头），由胸科医生取肋骨备固定用。

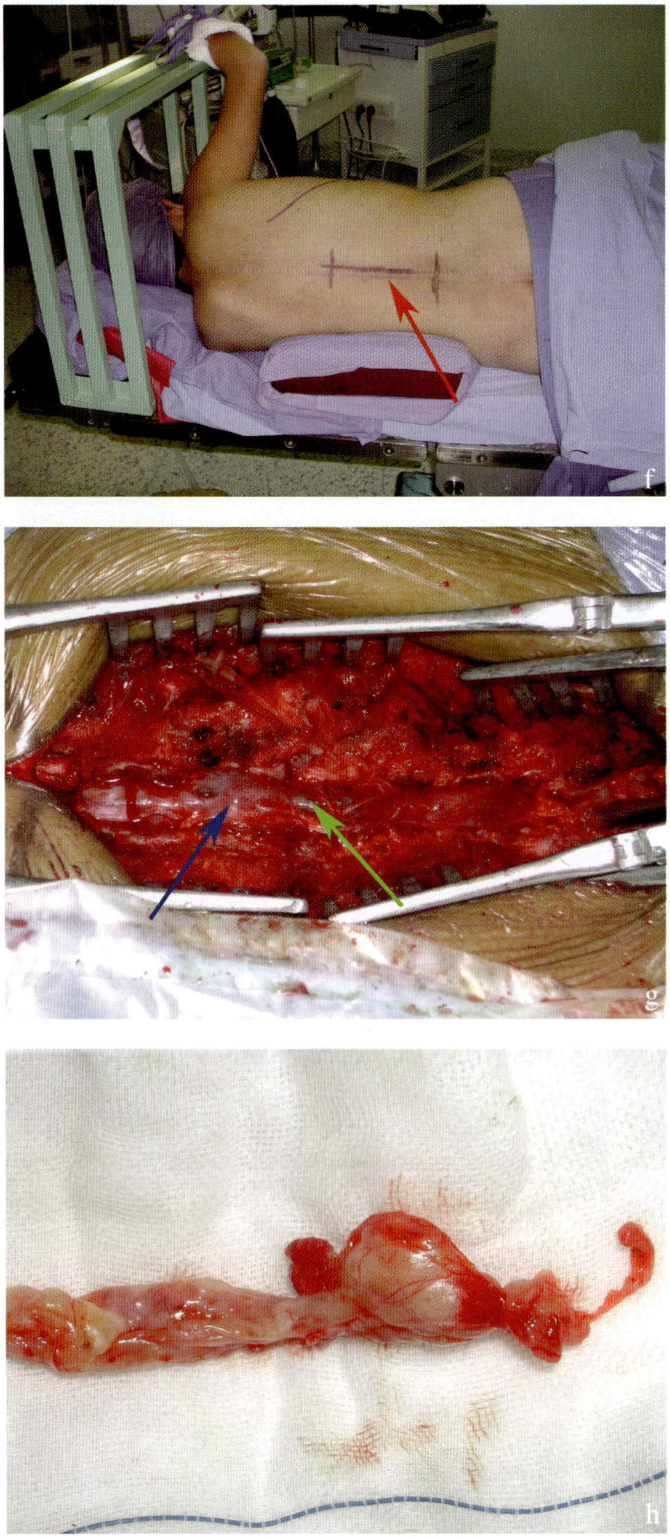

图 4-8 续 f. 见后正中切口（红箭头）行肿瘤切除术。g. 咬除 T10～L3 椎板后，即可见菲薄的硬脊膜（蓝箭头）及其下的肿瘤组织（绿箭头）。h. 切除的肿瘤。

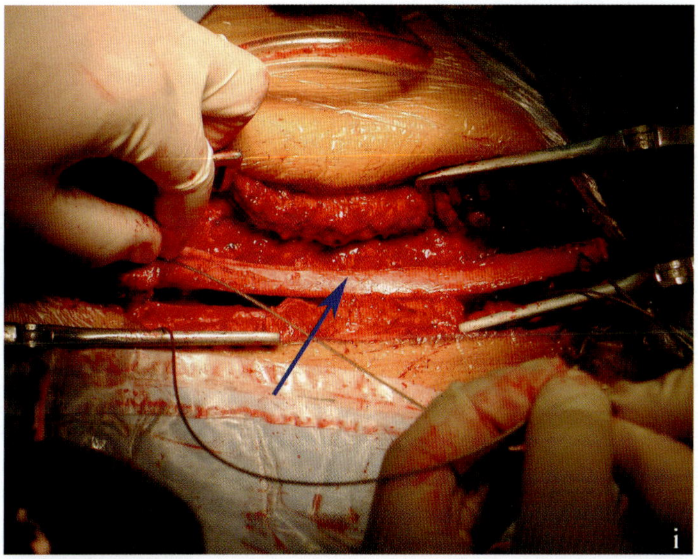

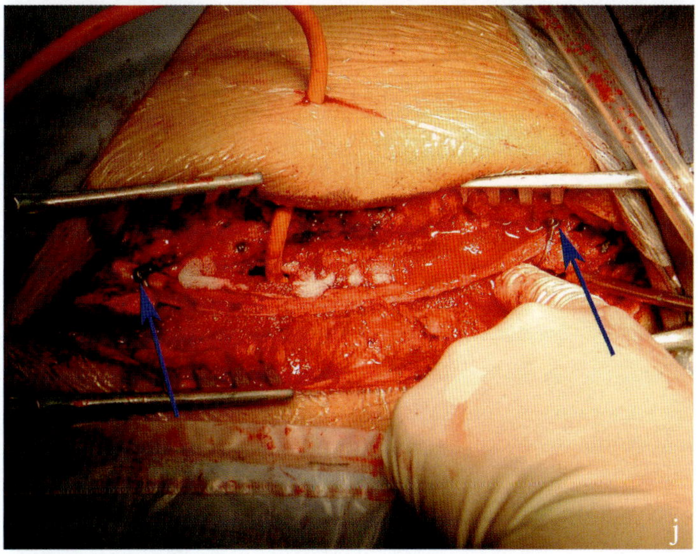

图 4-8 续　i. 在 T9 及 L4 棘突上钻孔，固定肋骨（蓝箭头）。j. 肋骨两端固定完毕（蓝箭头）。

注意事项

- 若肿瘤体积较大，切忌整块切除。可先穿刺囊液，缩小肿瘤体积或分块切除。保护脊髓避免受牵拉是预后的重要因素。

下胸段上腰段椎管内神经鞘瘤

- 下胸段上腰段指位于圆锥部神经鞘瘤，MRI 上有时为典型表现，长 T1 长 T2 信号；有时表现为混杂信号，与圆锥部室管膜瘤在术前较难鉴别。术中需要在马尾神经之间分块切除肿瘤，如肿瘤与马尾神经粘连紧密，要做到全切很困难（图 4-9）。

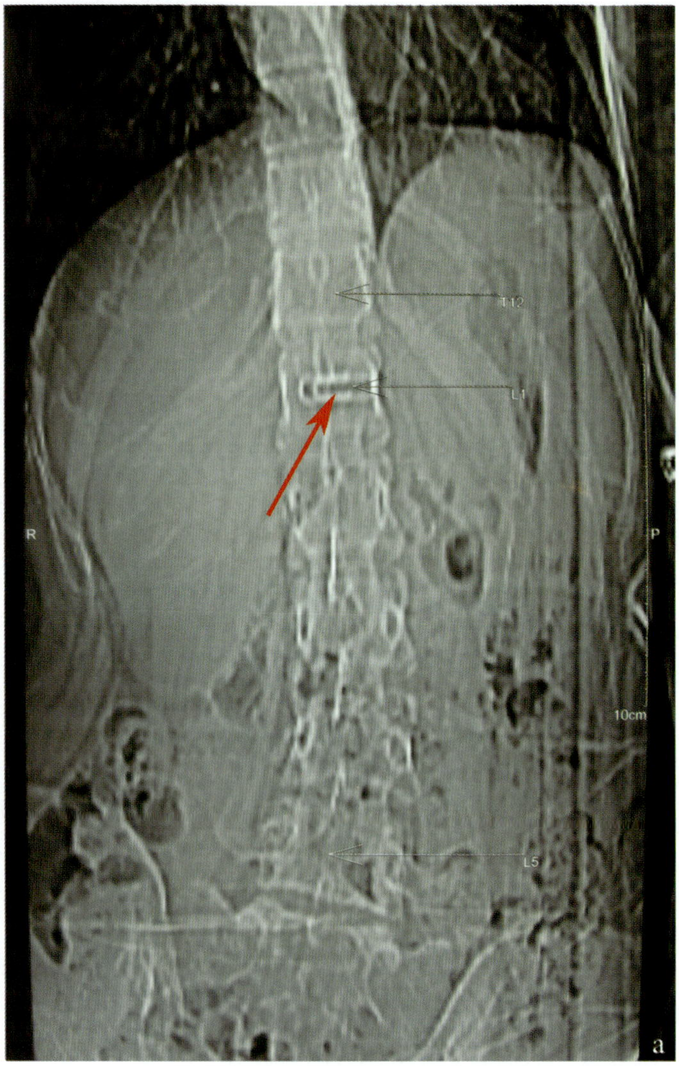

图 4-9 患者，女，21 岁。双下肢无力半年伴二便障碍。术前诊断：T12 ~ L2 占位，神经鞘瘤可能性大。a. 术前定位片示：曲别针（红箭头）位于 L1 椎体水平。

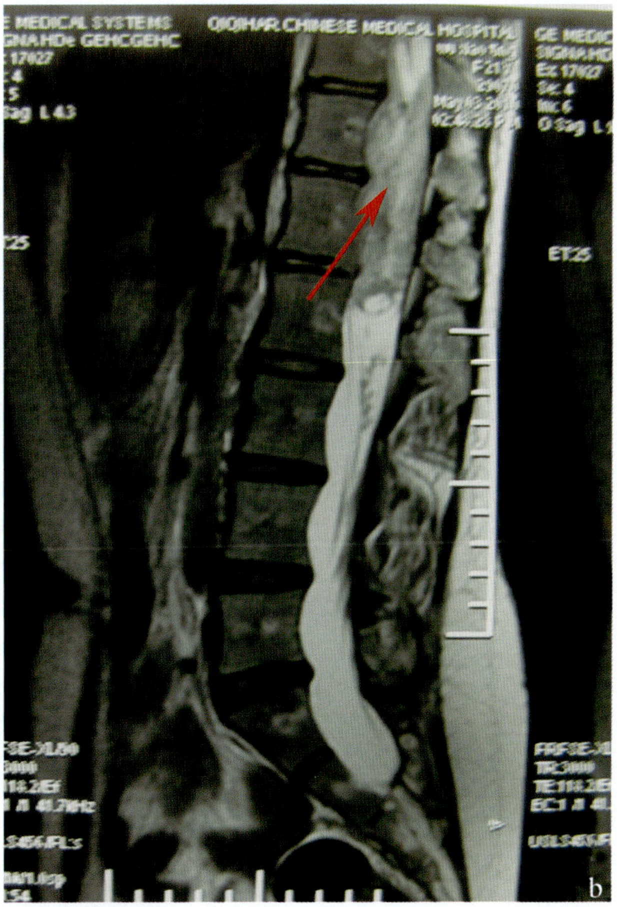

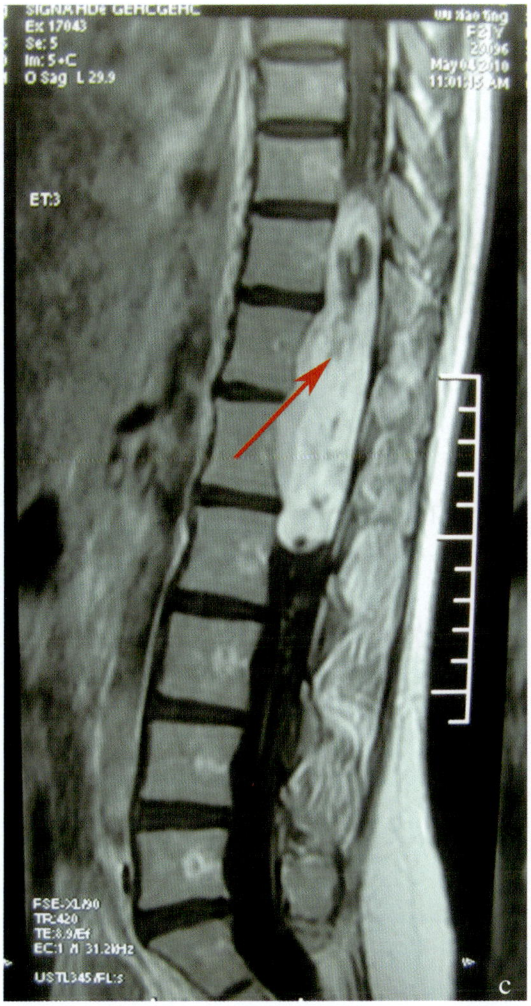

图 4-9 续 b. 术前矢状位 T2 像示：肿瘤（红箭头）呈混杂信号,边界不清。c. 术前矢状位 T1 像增强示：病变（红箭头）强化不均，内有囊变。

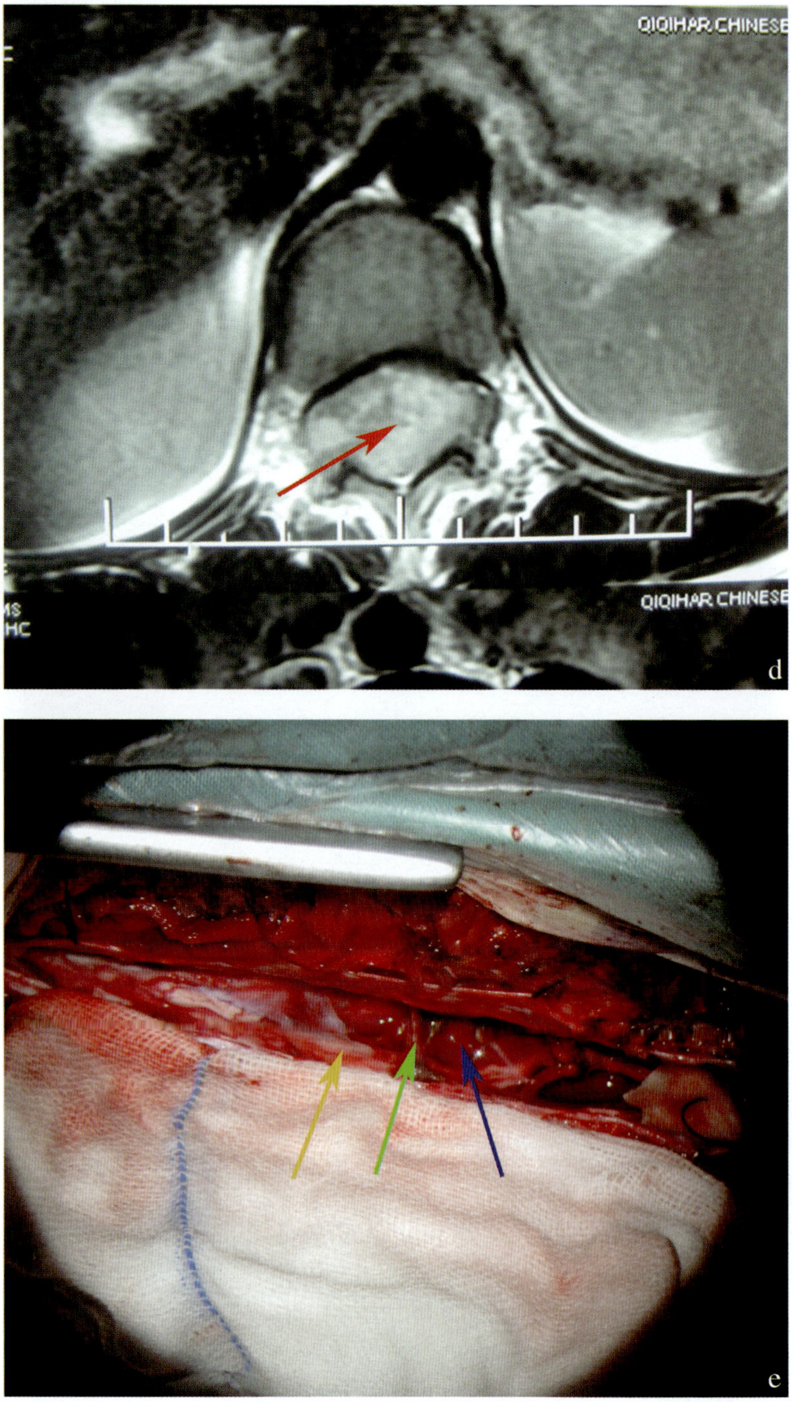

图 4-9 续 d. 术前轴位 T1 像增强示：病变（红箭头）充填于椎管内。e. 术中见肿瘤（蓝箭头）位于马尾神经（绿箭头）及脊髓圆锥（黄箭头）腹侧，在神经根之间间隙分块切除肿瘤，少部分与神经根紧密粘连肿瘤难以切除，本例手术做到近全切。

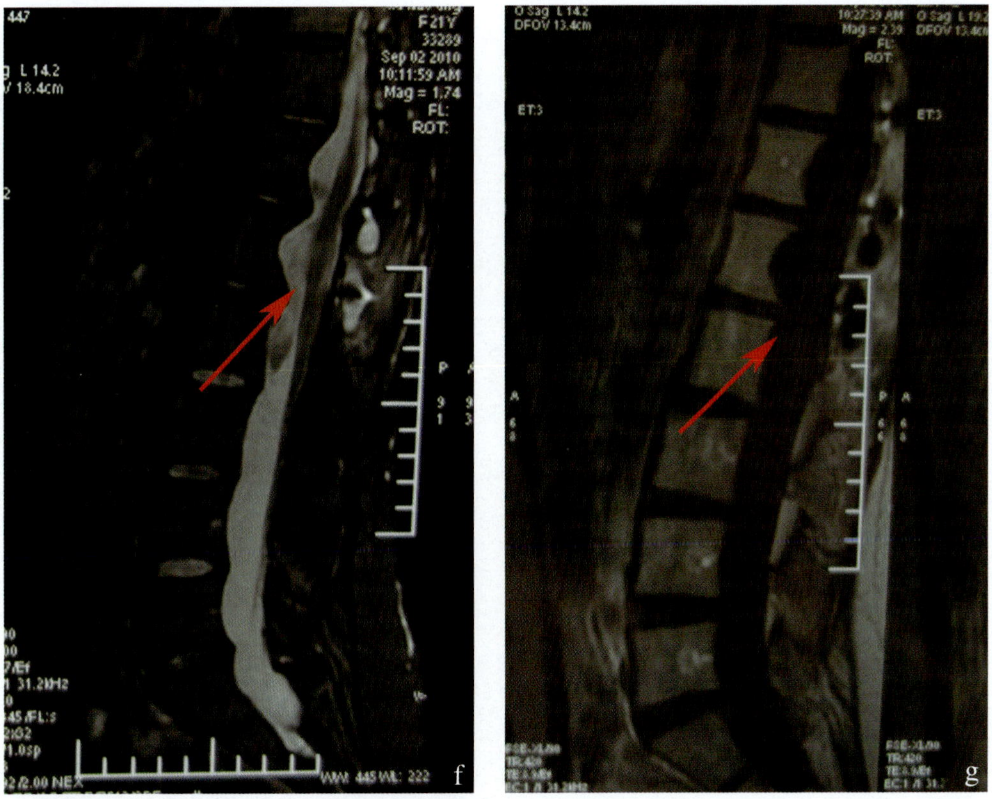

图 4-9 续　f. 术后 4 个月 MRI T2 像矢状位示：未见明显肿瘤复发。g. 术后 4 个月 MRI T1 像矢状位平扫示：未见明显肿瘤复发。

多发神经鞘瘤

- 在临床中可见到少数病例为椎管内多发神经鞘瘤，肿瘤可位于颈段、胸段、腰段，发病位置无规律性，年龄多为中青年。但身体其他部位未见肿瘤，定义为神经纤维瘤病证据不足，笔者将其定义为多发神经鞘瘤。手术原则：首先切除上部节段的肿瘤，再切除下部节段的肿瘤。如果先切除下部节段的肿瘤，椎管内压力降低，神经鞘瘤可有一定的移动度，可能造成对脊髓的急性压迫。手术方式为后正中入路，如多发肿瘤的节段邻近较近，可以一次手术切除（图 4-10, 图 4-11）；如节段较远，可以考虑分期手术。

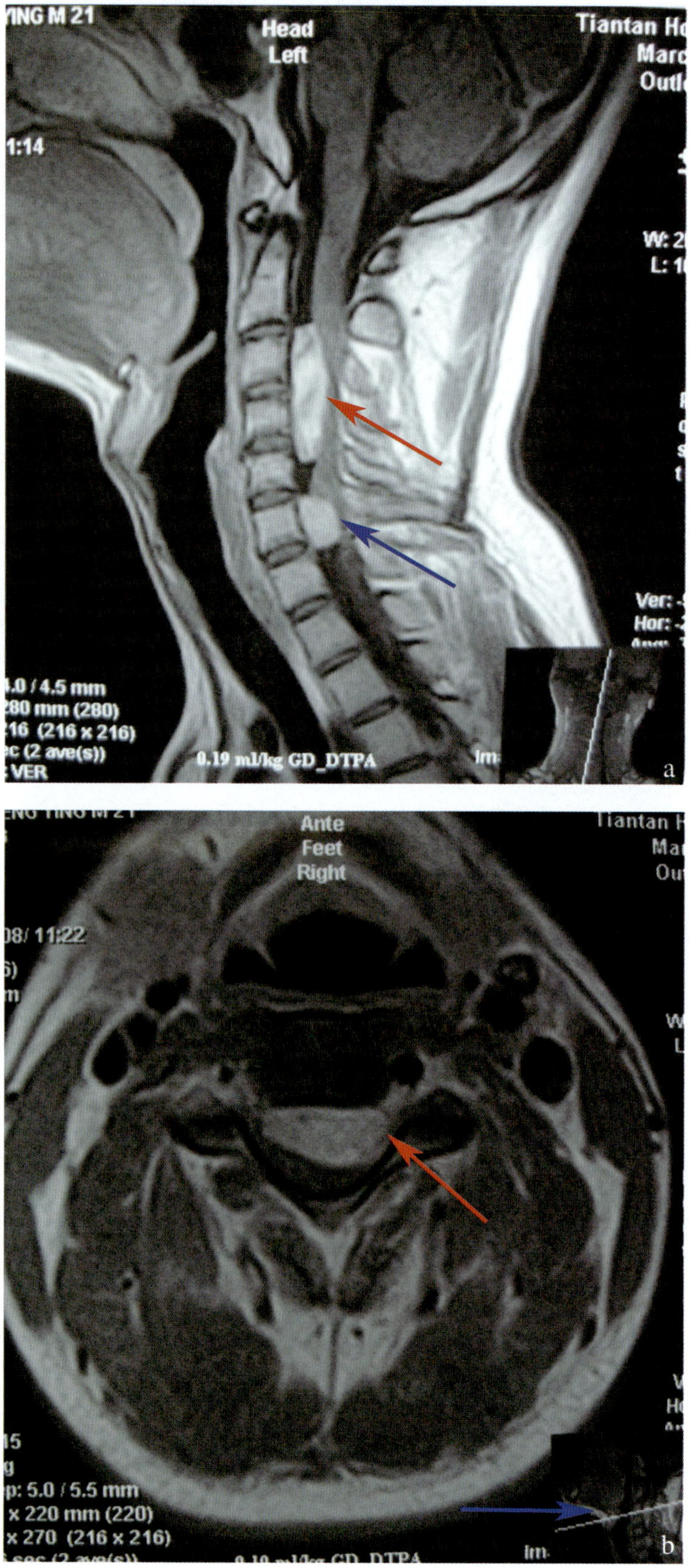

图 4-10 患者，男，21 岁。间断性后枕部疼痛 2 年，右腿麻木 10 天。术前诊断：C3 ~ C5、C6 神经鞘瘤。a. 术前矢状位 T1 像增强示：C3 ~ C5（红箭头）C6（蓝箭头）两处较均匀增强病变。b. 术前轴位 T1 像增强示：病变完全位于腹侧(C3 ~ C5 水平 红箭头)，定位像（蓝箭头）。

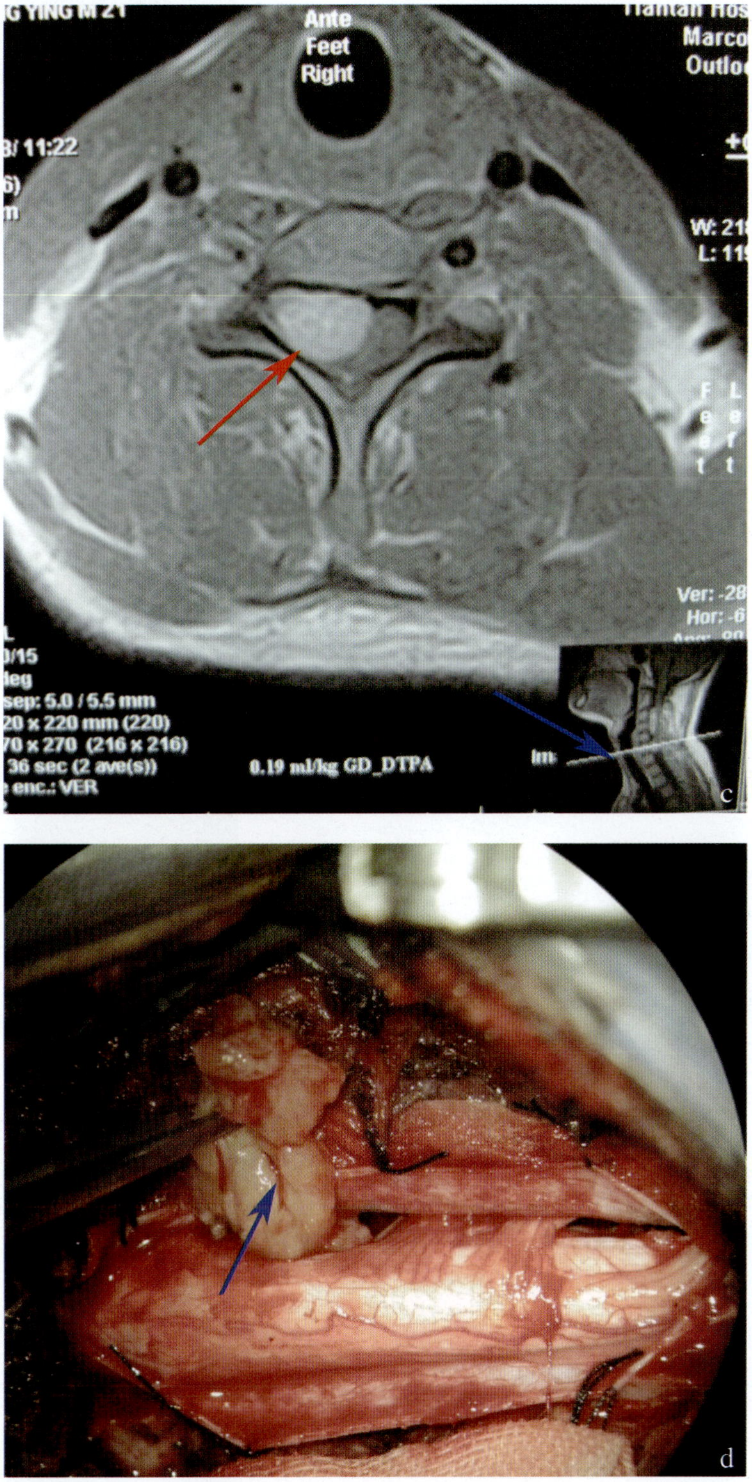

图 4-10 续　c. 术前轴位 T1 像增强示：病变位于腹侧（C6 水平红箭头），定位像（蓝箭头）。d. 由于此两处肿瘤节段相邻较近，可一次手术切除。术中见 C3 ～ C5 处肿瘤（蓝箭头）。

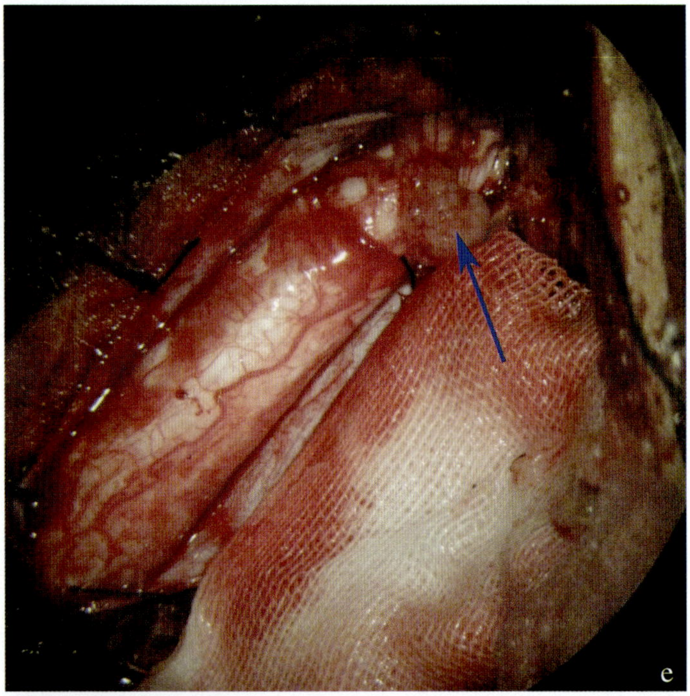

图 4-10 续 e. 术中见 C6 处肿瘤（蓝箭头）。

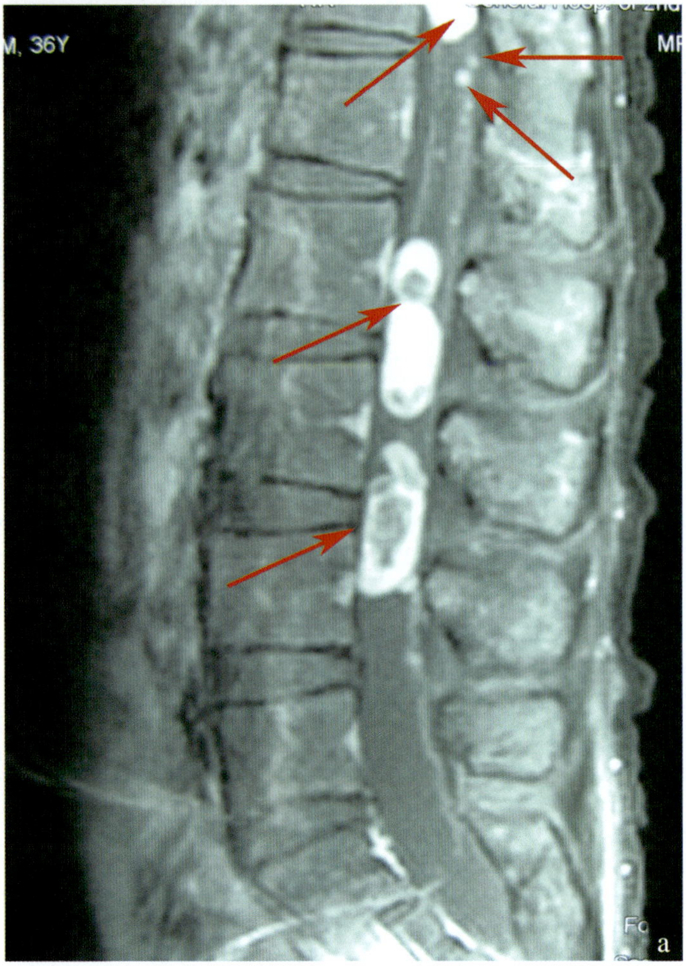

图 4-11 患者，男，36 岁。双下肢疼痛半年伴运动不利。a. 术前见 T12 ~ L4 节段多发病变（红箭头），大小不一，增强不均匀。

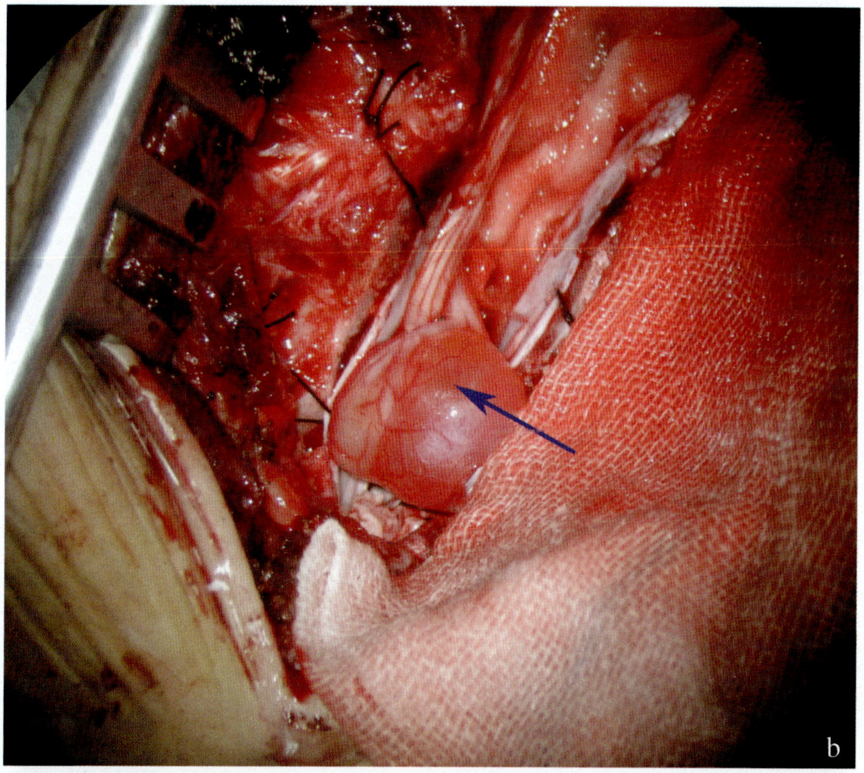

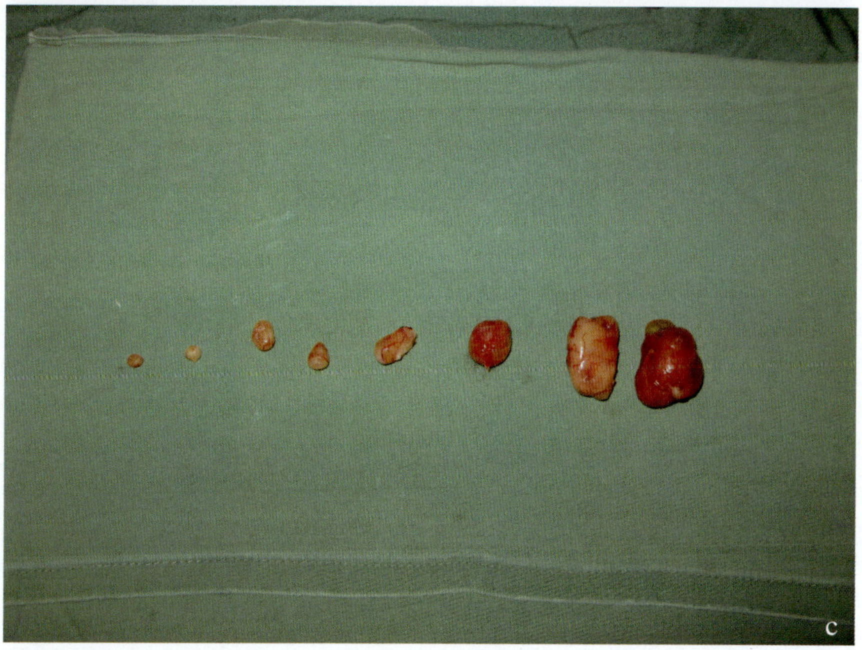

图 4-11 续 b. 术中见最大一处肿瘤（蓝箭头）。c. 术中共切除大小不等的 8 处肿瘤。

恶性周围神经鞘瘤

- 恶性周围神经鞘瘤是一种原发的软组织恶性肿瘤，可发生在躯干、四肢、头颈部，发生在椎管内罕见，可位于硬脊膜外。治疗方式可在手术后行放疗，但预后差，椎管内恶性周围神经鞘瘤可很快在椎管原位及附近复发，亦可转移到腹腔脏器（图 4-12）。

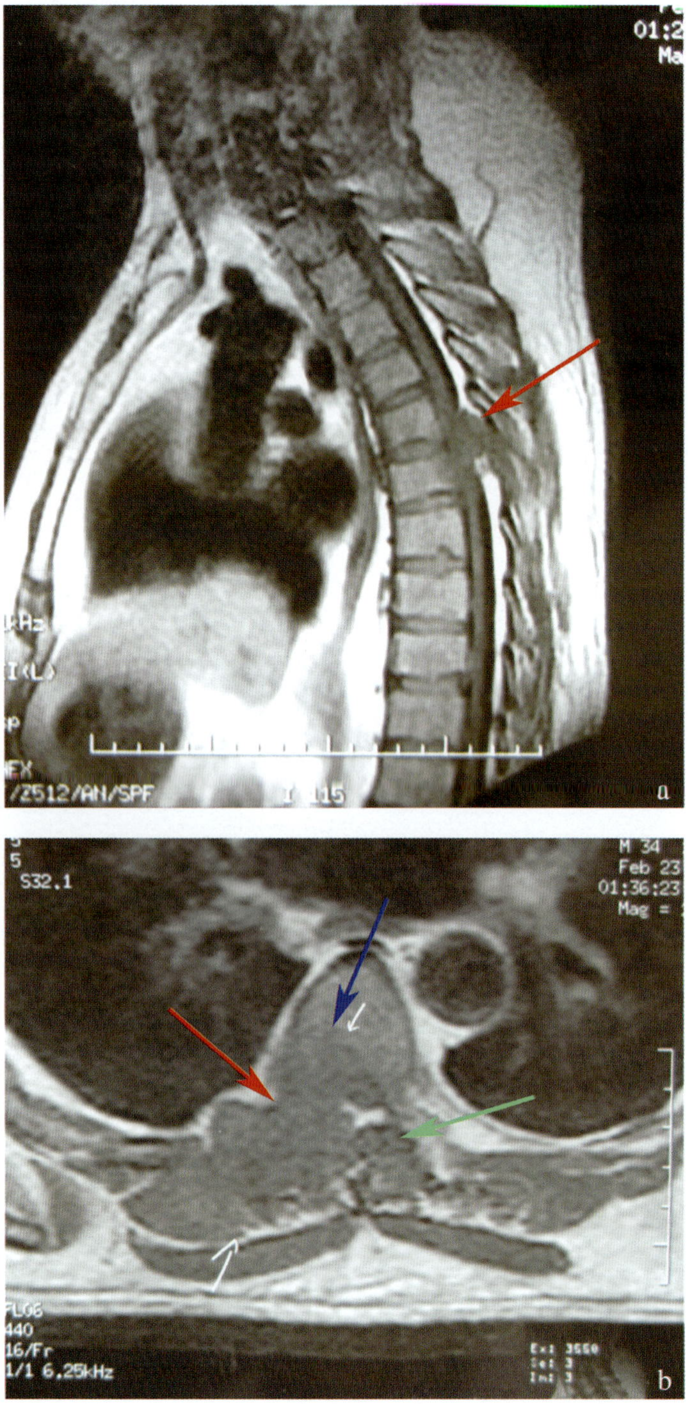

图 4-12 患者，男，41 岁。该患者于 2008 年 2 月出现间断性背痛，于 2010 年 2 月出现双下肢麻木，行走无力，伴小便障碍。于 2010 年 3 月行后正中入路 T6 肿瘤切除术，术后病理示：恶性神经鞘瘤。于 2010 年 6 月行伽马刀治疗。2010 年 6 月后逐渐出现双下肢活动障碍、感觉障碍及二便障碍。于 2010 年 8 月再次行后正中入路 T6 占位切除术。病理示：神经鞘瘤。术后双下肢活动障碍有所缓解。术后 1 个月再次出现双下肢运动明显障碍。于 2010 年 9 月第三次行后正中入路椎管病变探查切除术。病理示：恶性神经鞘瘤。第三次术后患者双下肢运动感觉及二便无改善。第三次术后 2 个月患者出现腹部疼痛，发现肝、腹腔多发占位。行姑息治疗。于 2011 年 2 月患者因多脏器衰竭死亡。a. 第一次术前 MRI 矢状位 T1 像平扫（未行增强扫描）示：等信号（红箭头）病变压迫脊髓。b. 第一次术前轴位示：肿瘤形态不规则（红箭头），侵袭椎体（蓝箭头），脊髓被压向一侧（绿箭头）。

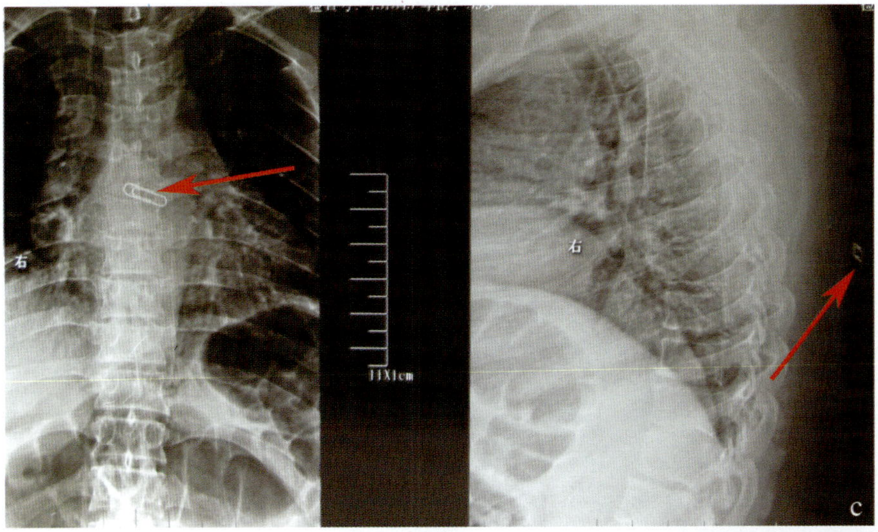

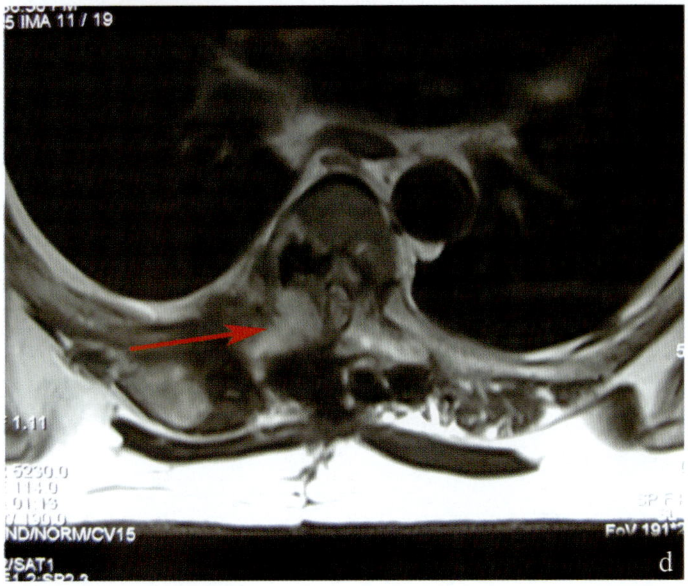

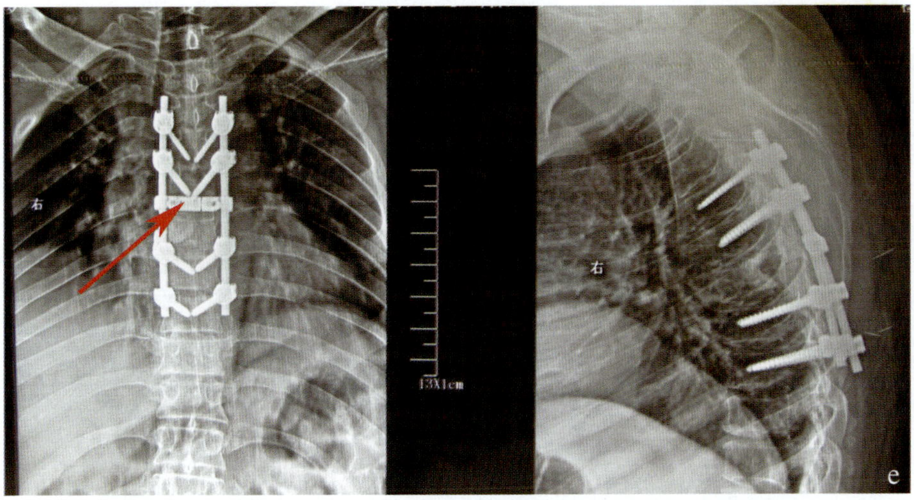

图 4-12 续 c. 第一次术前正、侧位 X 线定位片（红箭头）。d. 第二次术前 MRI T1 像轴位示：肿瘤较第一次术前体积小（红箭头），但对脊髓仍有压迫。e. 第二次术前正、侧位 X 线片，明确钉棒系统的位置，其中横梁（红箭头）位置的确定对手术入路指导意义很重要，术中需打开横梁。

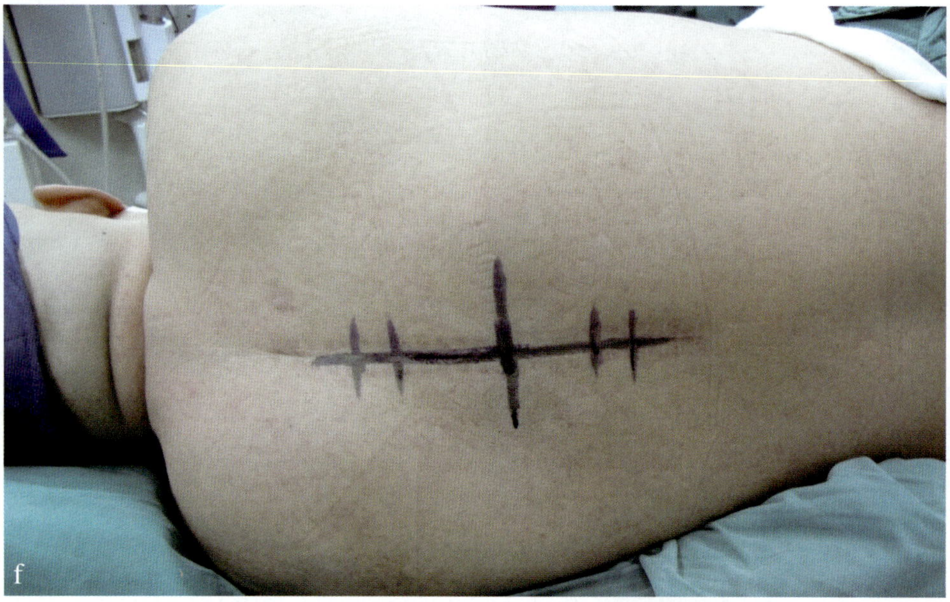

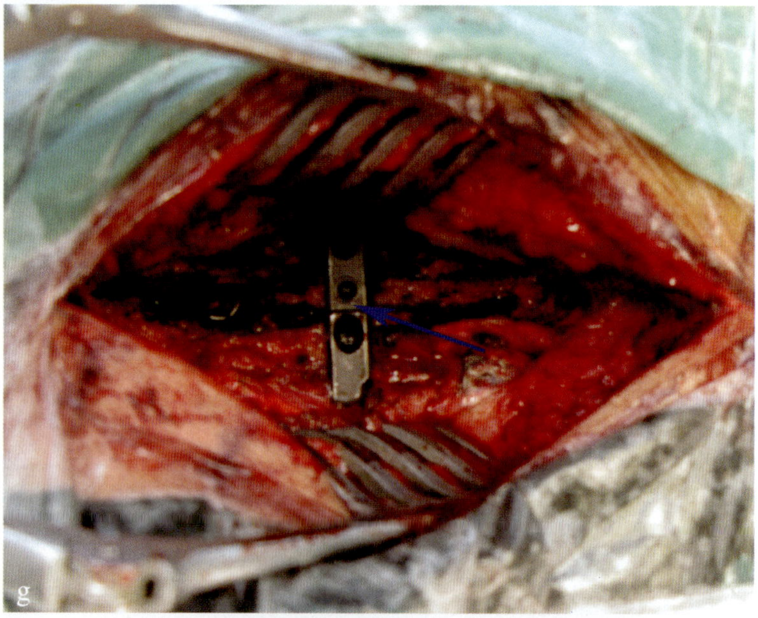

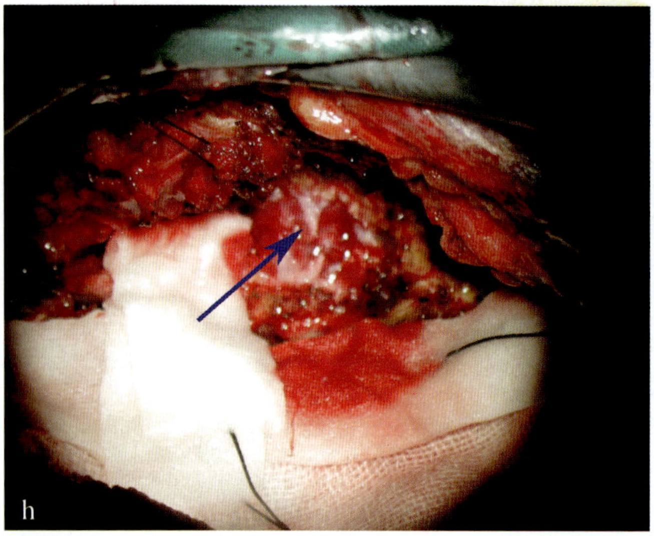

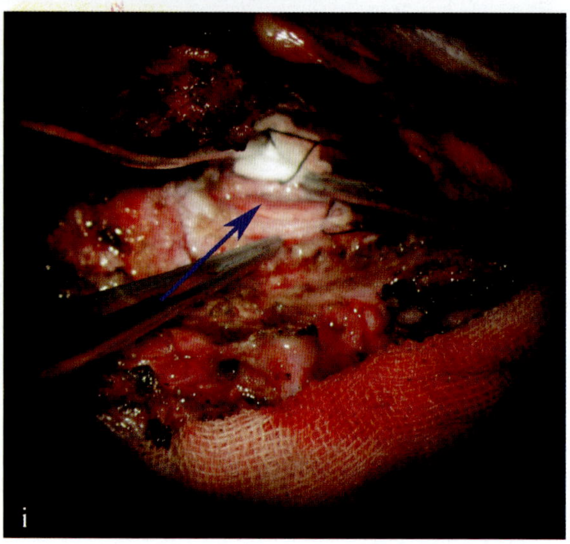

图 4-12 续 f. 第二次术中，取原切口，以 T6 为中心，比原切口短。g. 分开软组织后，见横梁（蓝箭头）。h. 取下横梁后见硬脊膜外灰红色肿瘤组织（蓝箭头）。i. 切除硬脊膜外肿瘤后，探查硬脊膜下，见脊髓组织完好（蓝箭头），硬脊膜下无异常组织。

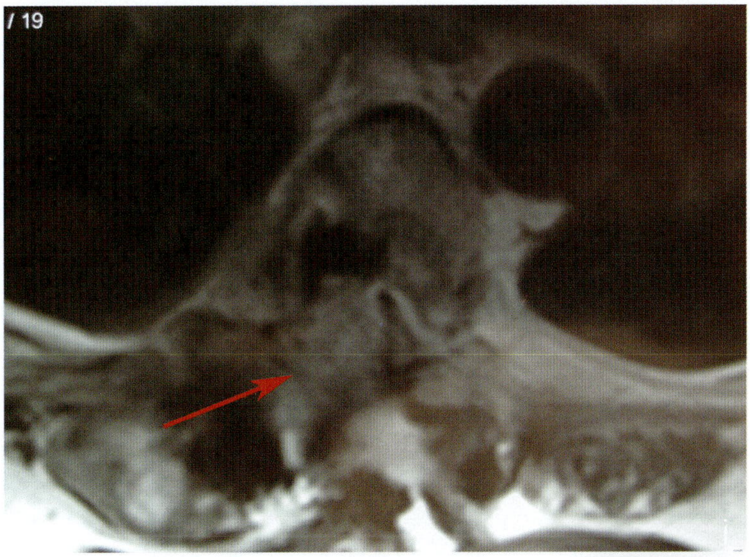

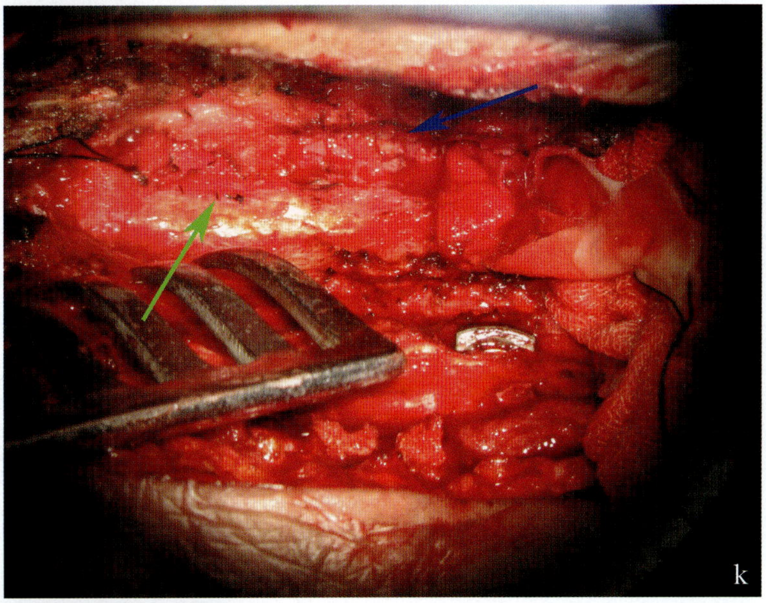

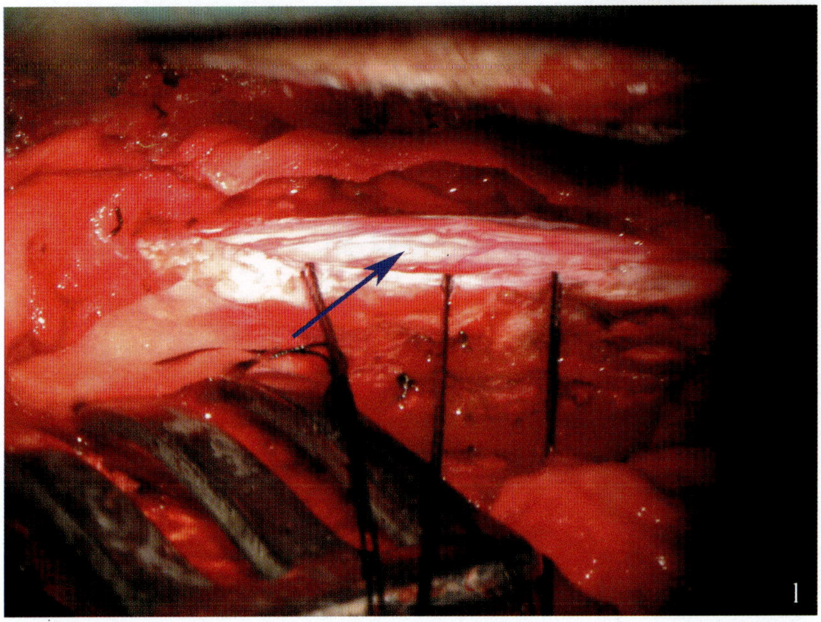

图 4-12 续 j. 第三次术前 MRI 轴位 T1 像示：椎管内又见异常信号（红箭头），病人下肢运动无恢复，再次行探查术。k. 硬脊膜外见灰红色肿瘤组织（蓝箭头），见上次硬脊膜缝合线（绿箭头）。l. 切除完硬脊膜外肿瘤后，再次探查硬脊膜下（蓝箭头），仍未见异常组织，但脊髓搏动减弱。该病例共计 3 次手术，术后很快复发，第 3 次术后肿瘤又转移至腹腔，为高度恶性肿瘤。

髓内神经鞘瘤

- 神经鞘瘤绝大多数位于髓外硬脊膜下，位于髓内者罕见。术前多诊断为髓内室管膜瘤或胶质瘤。手术技术同髓内肿瘤切除技术（详见第 6 部分）。肿瘤与脊髓组织边界不清，做不到全切，可做到大部切除（图 4-13）。

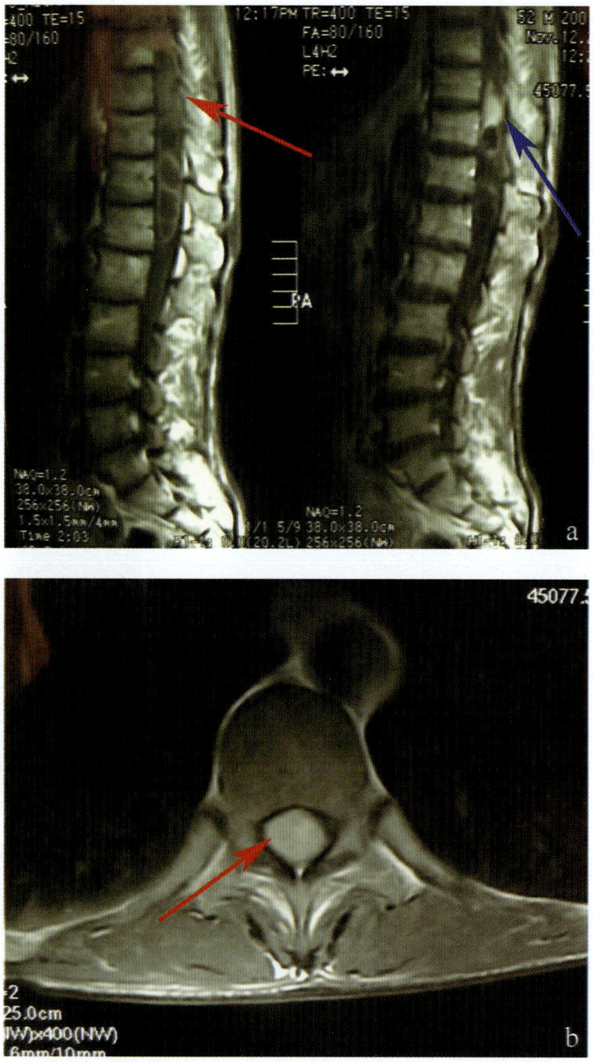

图 4-13 患者，男，52 岁。双下肢麻木无力 6 年，二便障碍 3 年。术前诊断：T9 ~ L1 室管膜瘤。a. 术前 MRI 矢状位 T1 像平扫（红箭头）及增强（蓝箭头）示：肿瘤不均匀增强，内有囊变。b. MRI 轴位 T1 像增强示：部分节面肿瘤完全充填椎管（红箭头）。

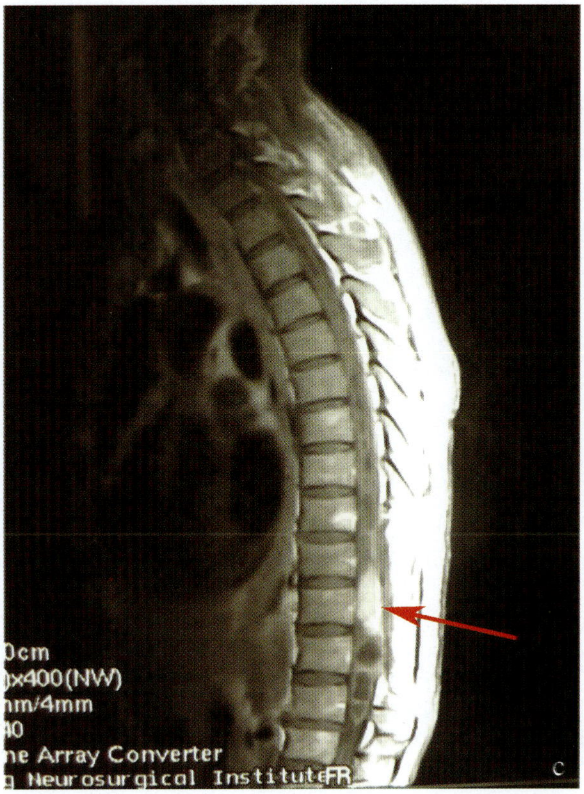

图 4-13 续 c. 由于术中肿瘤边界不清，只能做到大部切除。术后 1 周 MRI 矢状位 T1 像增强示：肿瘤有残留（红箭头）。

神经纤维瘤病 II 型

- 神经纤维瘤病Ⅱ型主要表现为双侧听神经鞘瘤和中枢神经系统其他肿瘤。本章节主要描述合并有脊髓神经鞘瘤的神经纤维瘤病Ⅱ型。合并有脊髓神经鞘瘤的神经纤维瘤病Ⅱ型的治疗，根据肿瘤的部位、肿瘤的大小、肿瘤与临床表现的关系来选择个体化的治疗。一般来说，脊髓肿瘤的症状比较明显，多选择手术切除（图 4-14，图 4-15）。听神经瘤可选择手术、伽马刀、观察等方式。

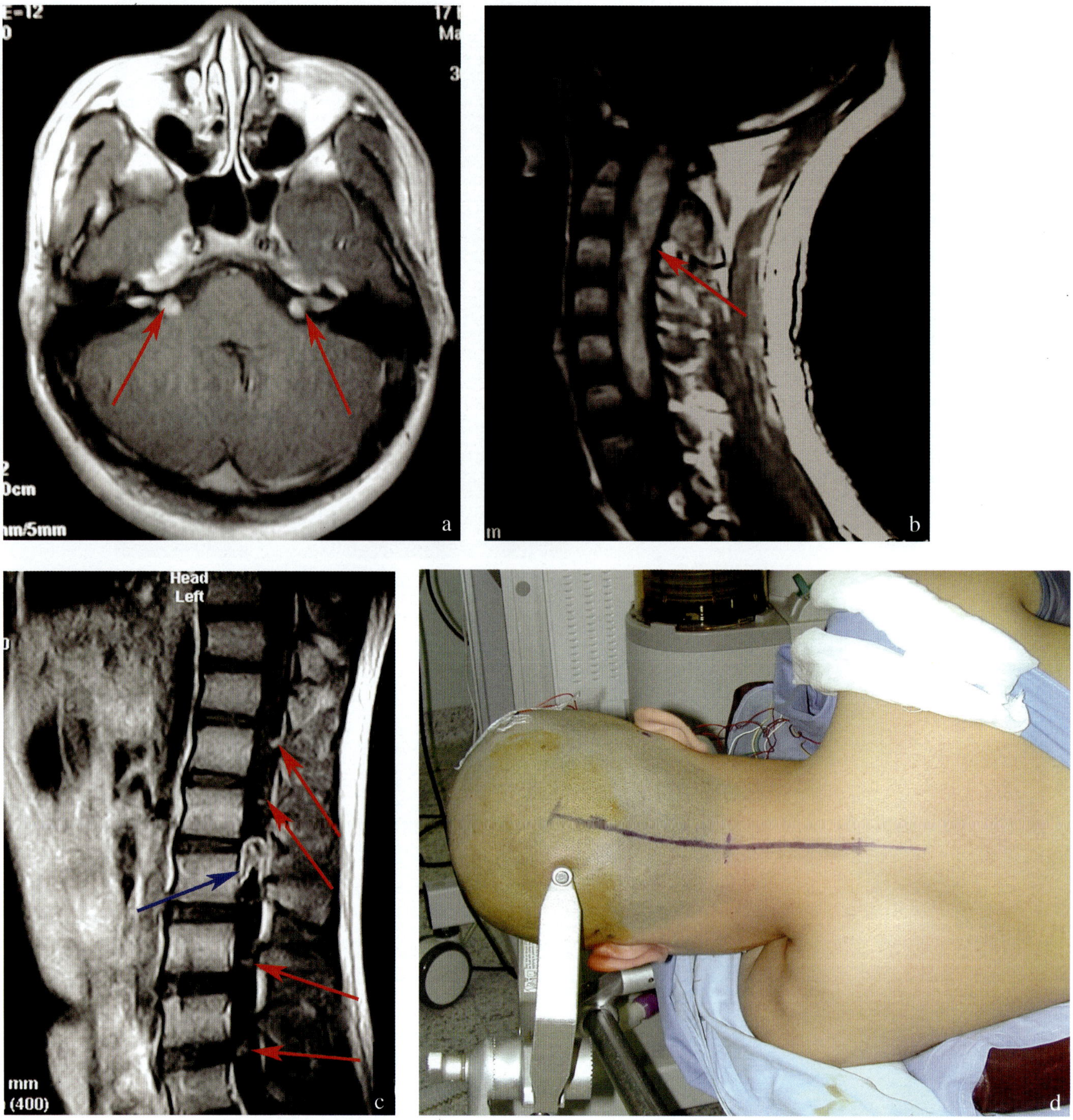

图 4-14 患者，男，17 岁。双耳听力下降 2 年，双上肢麻木 1 年伴双下肢疼痛。术前诊断：神经纤维瘤病（双侧听神经瘤、颈部室管膜瘤、胸腰部多发神经鞘瘤）a. 脑部 MRI T1 像增强示：双侧听神经鞘瘤（红箭头）。b. 颈部 MRI 增强示：C1 ~ C6 髓内占位（红箭头），室管膜瘤。c. 胸段 MRI 增强示：胸腰段多发神经鞘瘤，1 处较大（蓝箭头），4 处较小（红箭头）。d. 先行颈部后正中切口切除颈部室管膜瘤。

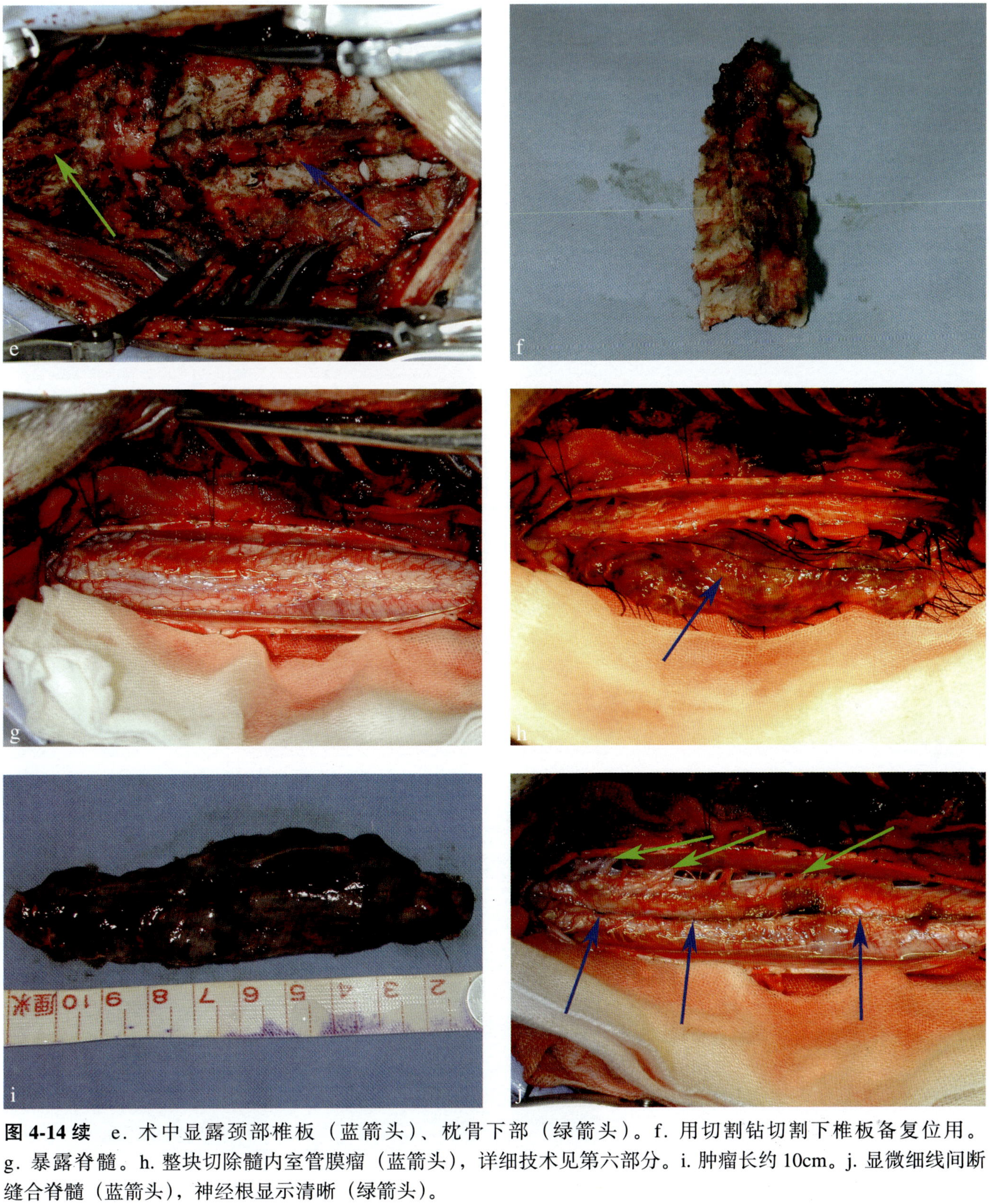

图 4-14 续 e. 术中显露颈部椎板（蓝箭头）、枕骨下部（绿箭头）。f. 用切割钻切割下椎板备复位用。g. 暴露脊髓。h. 整块切除髓内室管膜瘤（蓝箭头），详细技术见第六部分。i. 肿瘤长约 10cm。j. 显微细线间断缝合脊髓（蓝箭头），神经根显示清晰（绿箭头）。

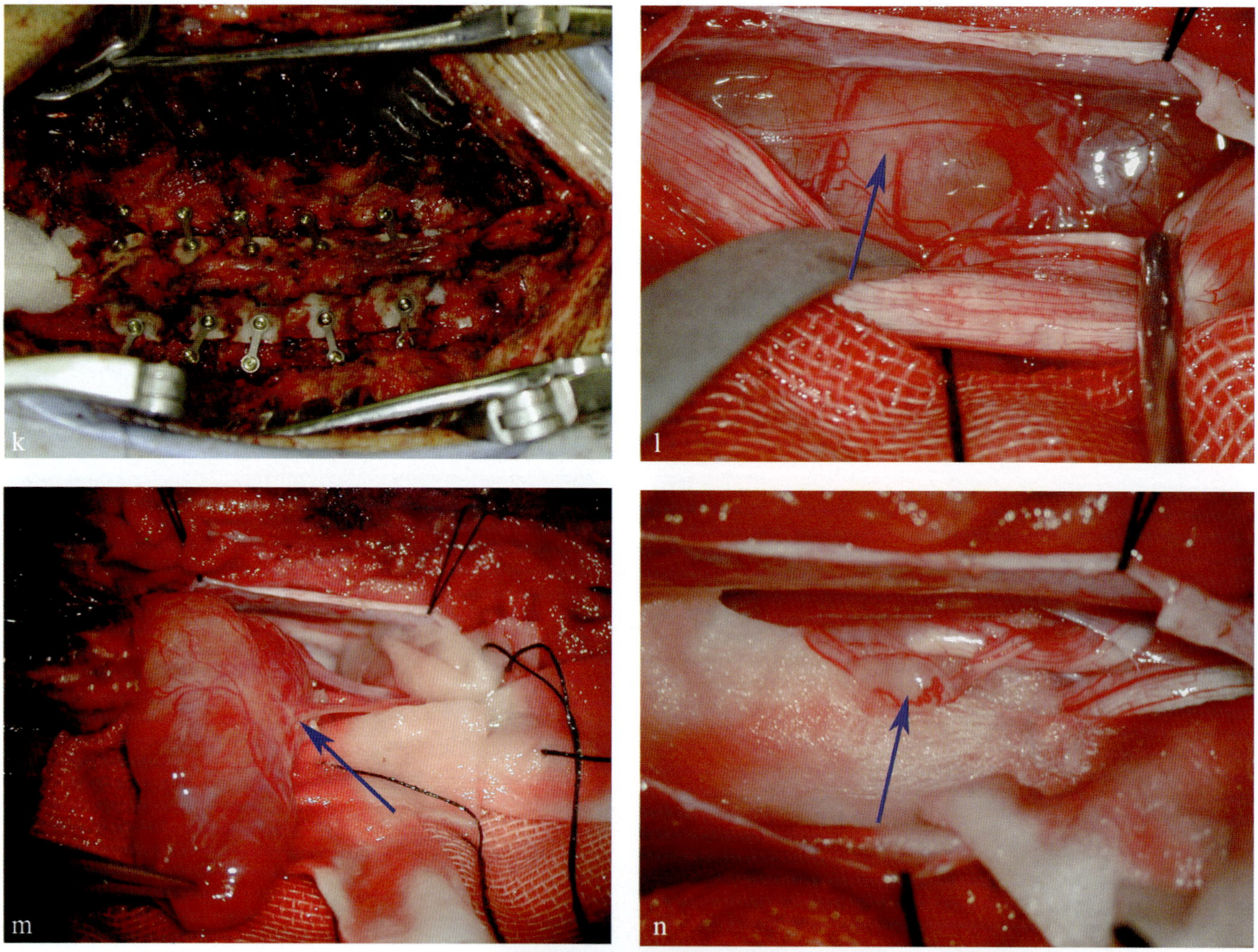

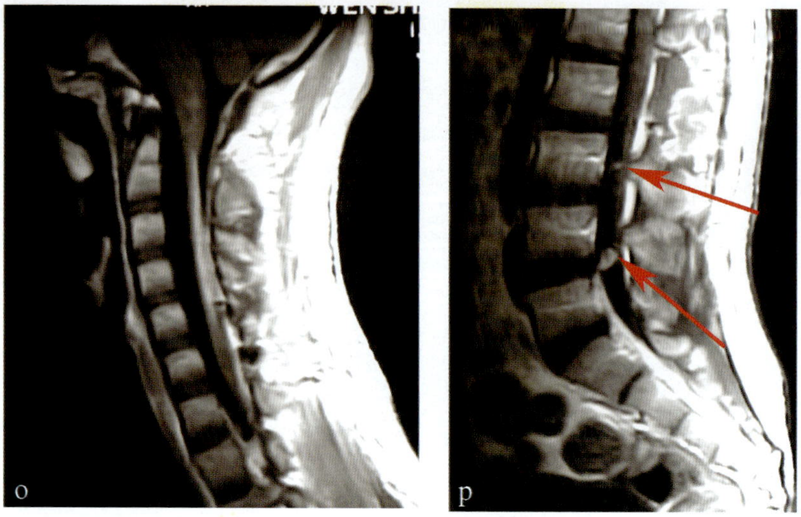

图 4-14 续　k. 椎板复位。l. 暴露 L2 处较大神经鞘瘤（蓝箭头）。m. 逐步分离与肿瘤相连的神经根（蓝箭头），整块切除肿瘤。n. 切除上方一处较小肿瘤(蓝箭头)。o. 术后颈部 MRI 增强示：脊髓肿胀消失，髓内未见肿瘤残留。 p. 术后腰段 MRI 增强示：有 2 处（红箭头）小鞘瘤残留，大鞘瘤消失。

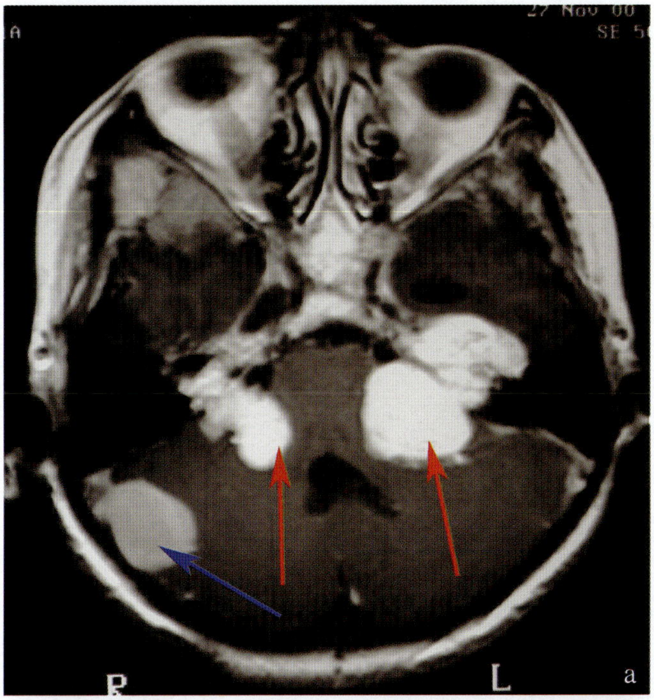

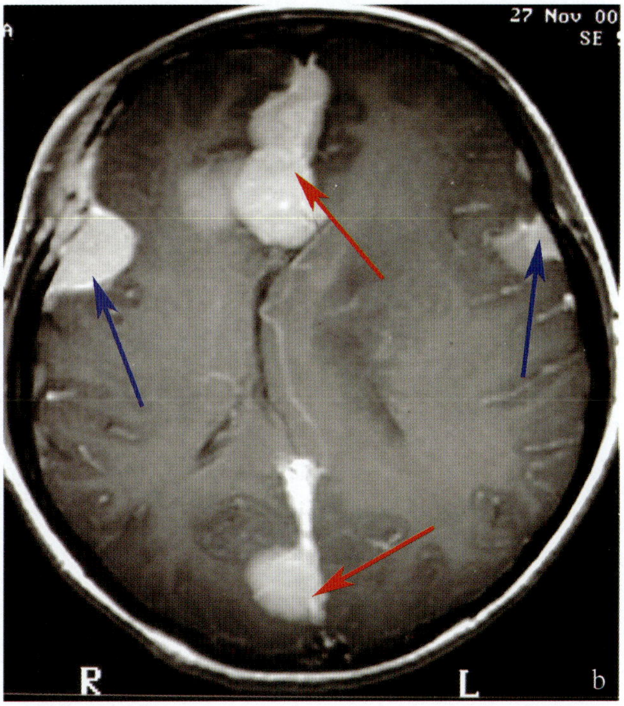

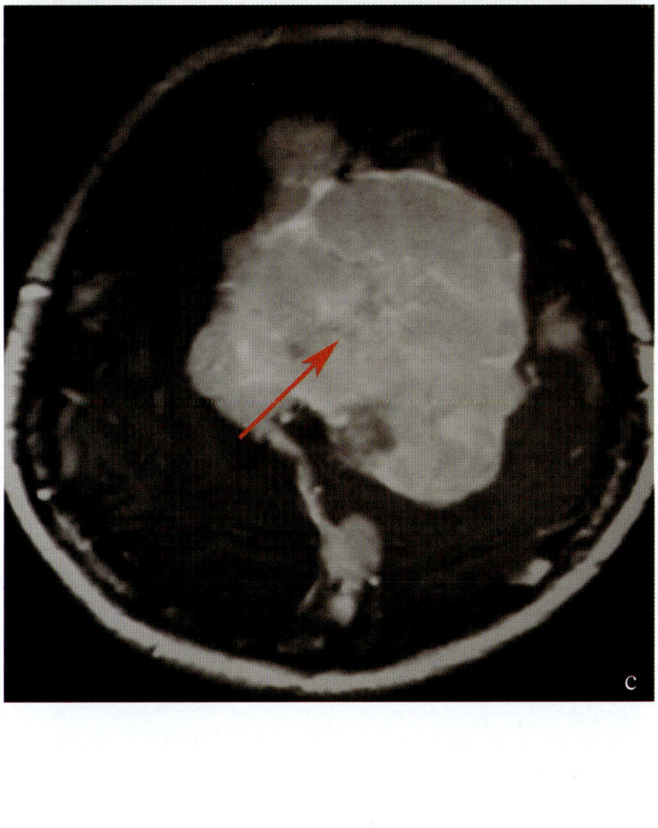

图 4-15 患者，女，47 岁。诊断：神经纤维瘤病Ⅱ型。a. 2000 年 11 月头部 MRI T1 像轴位增强示：双侧内听道肿瘤（红箭头），小脑表面肿瘤（蓝箭头）。b. 侧脑室体部层面显示：镰旁脑膜瘤（红箭头），凸面脑膜瘤（蓝箭头）。c. 上方层面显示左侧镰旁巨大脑膜瘤（红箭头），于 2000 年 11 月行左侧镰旁脑膜瘤切除术。

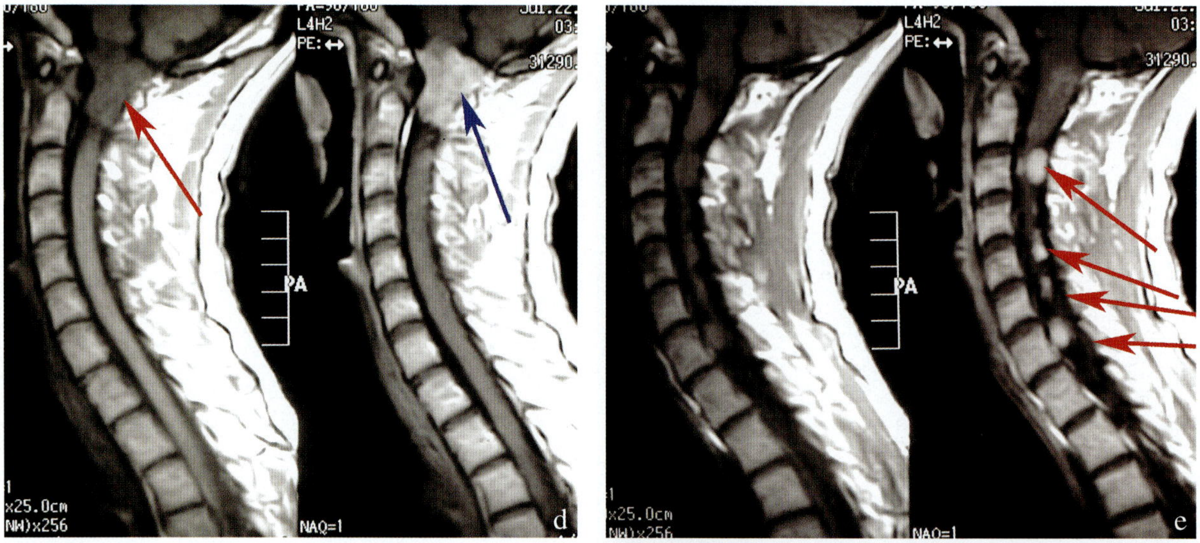

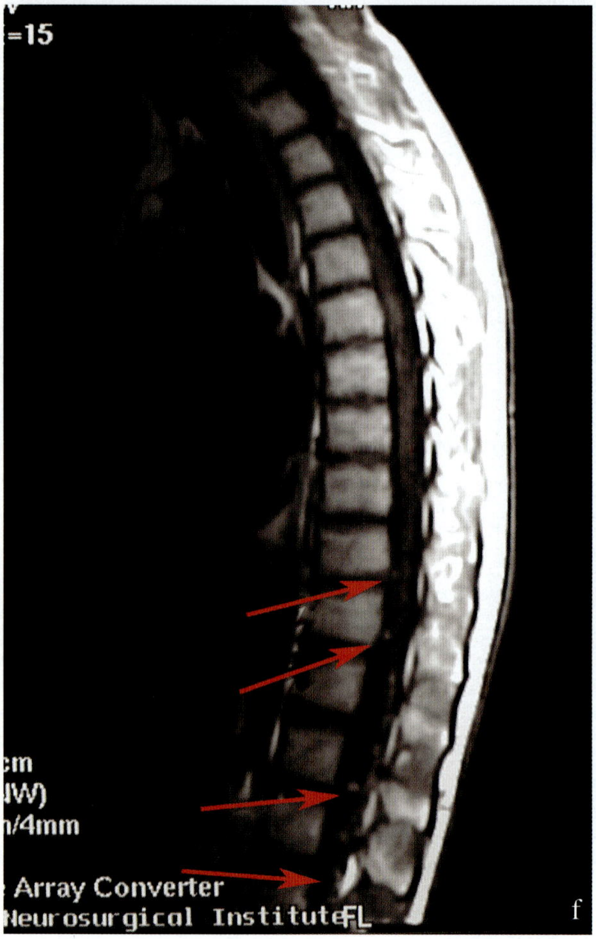

图 4-15 续　d. 2005 年 7 月　颈　部 MRI 示：C1～C2水平占位，平扫(红箭头)，增强(蓝箭头)。e. 2005 年 7 月颈部 MRI 不同层面示：C3 ～ C7 多发占位（红箭头）。f. 胸段 MRI 示：胸部多发小占位（红箭头）。

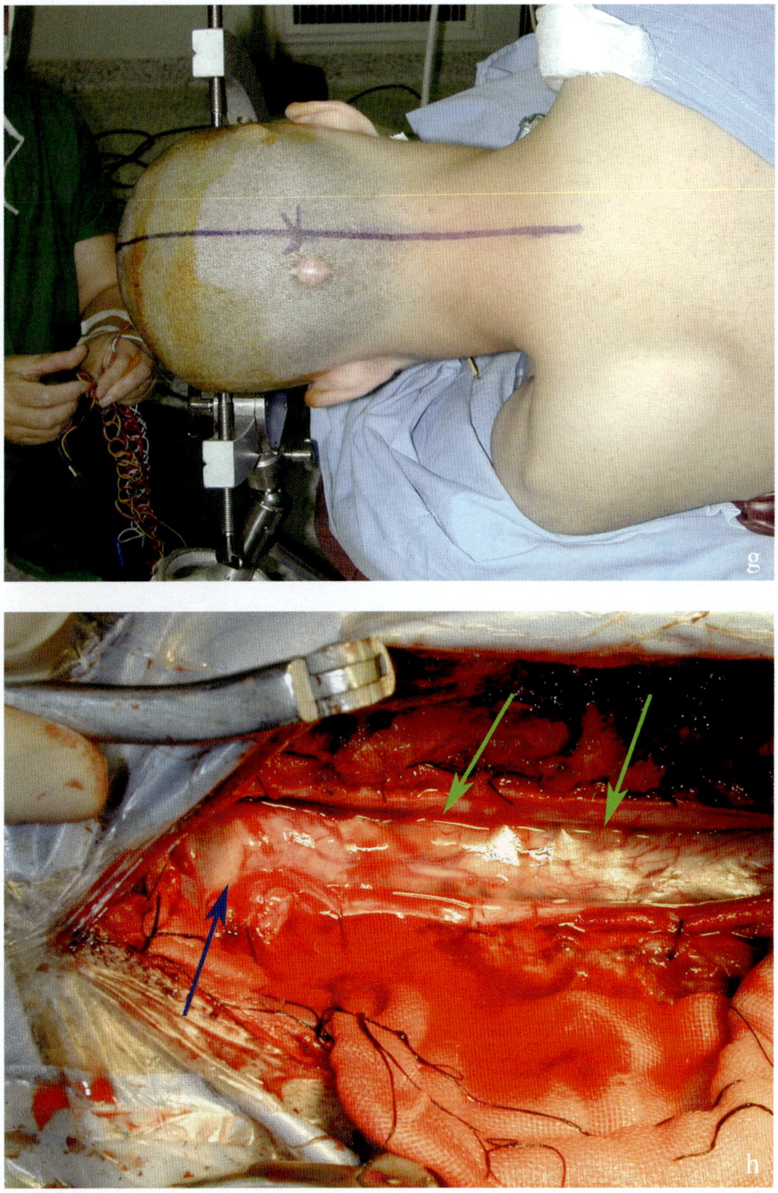

图 4-15 续　g. 2005 年 7 月行手术治疗，取后正中切口，从枕外粗隆至颈 7 水平。h. 术中见上颈部脊髓腹侧有肿物将脊髓顶起(蓝箭头)，对侧有较小肿物（绿箭头)。

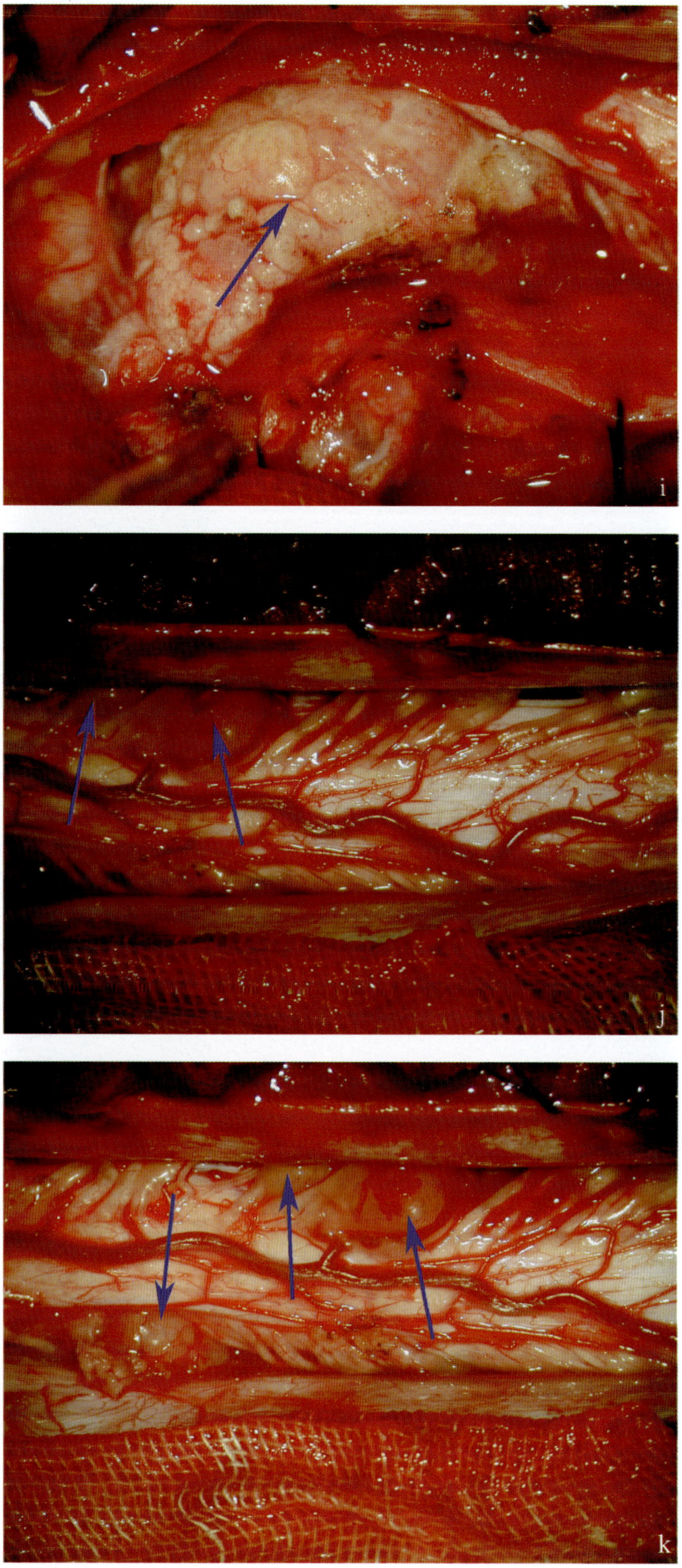

图 4-15 续 i. 分块切除上方脊髓腹侧肿物(蓝箭头)，病理证实为脑膜瘤。j. 见 C3 ~ C4 处 2 处肿瘤（蓝箭头),在神经根之间整块切除，病理证实为神经鞘瘤。k. 见 C5 ~ C7 处 3 处肿瘤（蓝箭头)，分块切除，病理证实为神经鞘瘤。

巨大神经鞘瘤

- 神经鞘瘤由于疼痛症状比较明显，肿瘤大小在 1 ~ 2 个脊髓节段长度时，病人即就诊。所以巨大神经鞘瘤在临床上很少见。术前可能诊断有误，如诊断为室管膜瘤。巨大神经鞘瘤多有 2 ~ 3 根神经根缠绕，离断与之关系密切的神经根后，可做到肿瘤整块切除。但有时肿瘤体积巨大，为减少对神经根和脊髓的牵拉，可选择分块全切（图 4-16）。

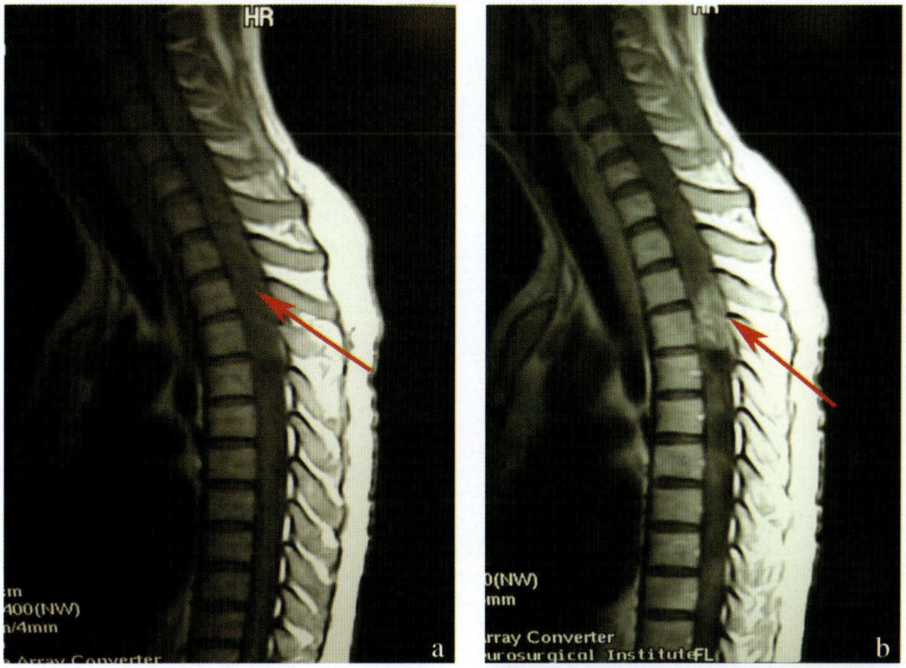

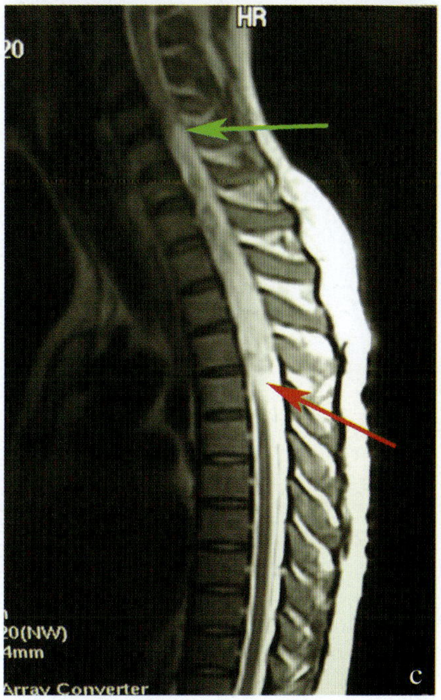

图 4-16 患者，女，40 岁。双手力弱 3 年，双下肢无力 2 年，逐渐加重。术前诊断：C4 ~ T4 室管膜瘤可能性大。a. 术前 MRI 矢状位 T1 像平扫示：脊髓弥漫性增粗。b. T1 增强示：病变部分强化（红箭头），强化部分上下方似乎为空洞。c. 术前矢状位 T2 像：肿瘤表现为等高混杂信号，仔细阅片肿瘤似有上下边界(绿箭头、红箭头)。

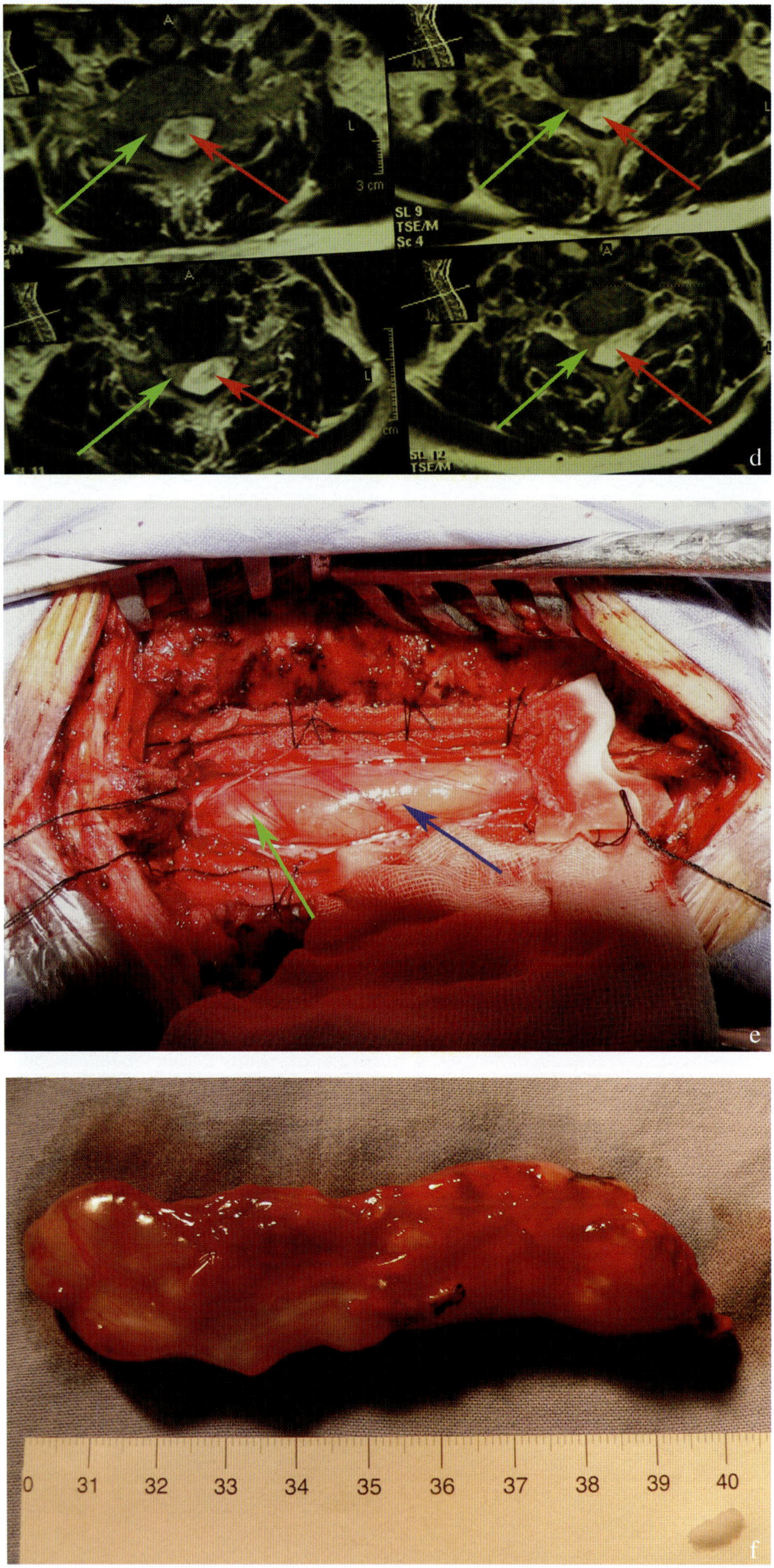

图 4-16 续 d. 术前轴位增强不同层面示:肿瘤位于脊髓一侧（红箭头），占据椎管大部，脊髓被压向一侧（绿箭头）。术前的 MRI 图像若仔细阅读，不是典型的室管膜瘤影像。术后根据术中情况，回头阅片才考虑为神经鞘瘤的可能。所以术前的影像学基础知识，髓内、髓外肿瘤的鉴别，仍要认真对待。本例脊髓受压，还是髓外病变。 e. 打开硬脊膜后，见淡黄色肿瘤（蓝箭头），有神经根缠绕（绿箭头）。f. 离断神经根后整块切除肿瘤，大小约 10cm。

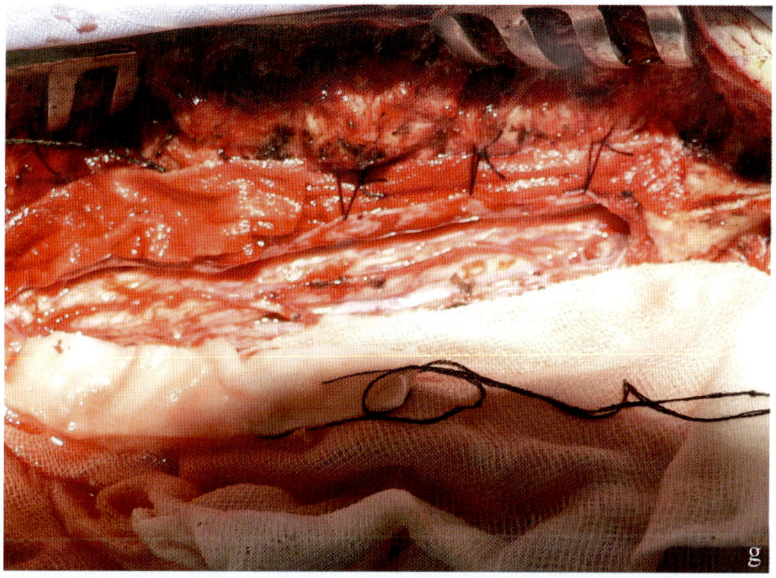

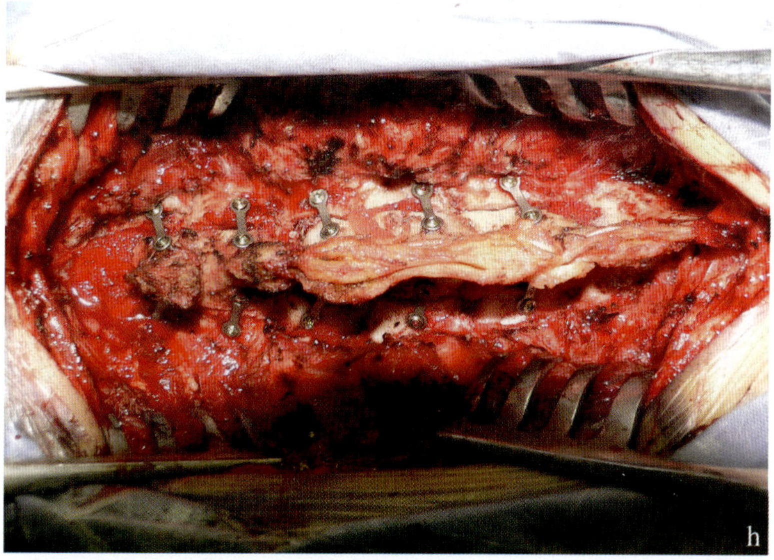

图 4-16 续　g. 术中见脊髓被肿瘤挤向右侧，成一薄片。术后脊髓搏动逐渐恢复，保护完好。h. 用钛片钛钉固定椎板，行椎板复位术。

参考文献

1．叶添生，张西峰，王岩，等．恶性周围神经鞘膜瘤的临床研究．解放军医学杂志，2003，28:717-718.

2．顾志凯，邓传宗，陈建国，等．脊髓髓内神经鞘瘤．中华神经外科杂志，2005，21:98-100.

5 脊膜瘤

临床特点

- 脊膜瘤是椎管内良性肿瘤，全切除后预后良好。以中老年患者，女性多发，高峰年龄在 40 ~ 59 岁。病程多为数月到数年。以肢体运动、感觉障碍，二便障碍起病为主。胸段最为多见，颈段其次，腰骶段少见。位于脊髓背外侧、腹外侧多见，完全位于腹侧少见。

影像学特点

- MRI 上多为等 T1 等 T2 信号，多位于硬脊膜外，增强后肿瘤多均匀一致强化，边界较清楚，可见硬脊膜尾征（图 5-1）。少数病例可无硬脊膜尾征。

手术步骤

步骤 1

- 体位：侧卧位，病变侧在上；若肿瘤基本位于椎管中间位置，取左侧卧位。
- 上方肩部用约束带牵拉固定，避免身体向后方倾倒。

步骤 2

- 根据病人的皮肤下坠程度，取偏中线上方皮肤切口。暴露肌肉后，沿中线用单极电凝分开肌层，暴露棘突及椎板。

步骤 3

- 用切割钻切割开椎板。若肿瘤明显偏向一侧，且体积不大，可行半椎板切除术。以肿瘤位置为中心，咬除部分椎板结构。

步骤 4

- 沿中线剪开硬脊膜，小针细线悬吊硬脊膜，向两侧翻转固定于肌肉。

步骤 5

- 在神经外科显微镜下切除肿瘤。脊膜瘤多位于腹外侧或背外侧，打开硬脊膜后多可见部分肿瘤（图 5-1）。若肿瘤明显偏于腹侧，用剪刀或尖刀划开蛛网膜，用剥离子轻拉开脊髓，可见肿瘤。对于明显位于腹侧肿瘤，可切开肿瘤上下方齿状韧带，用显微

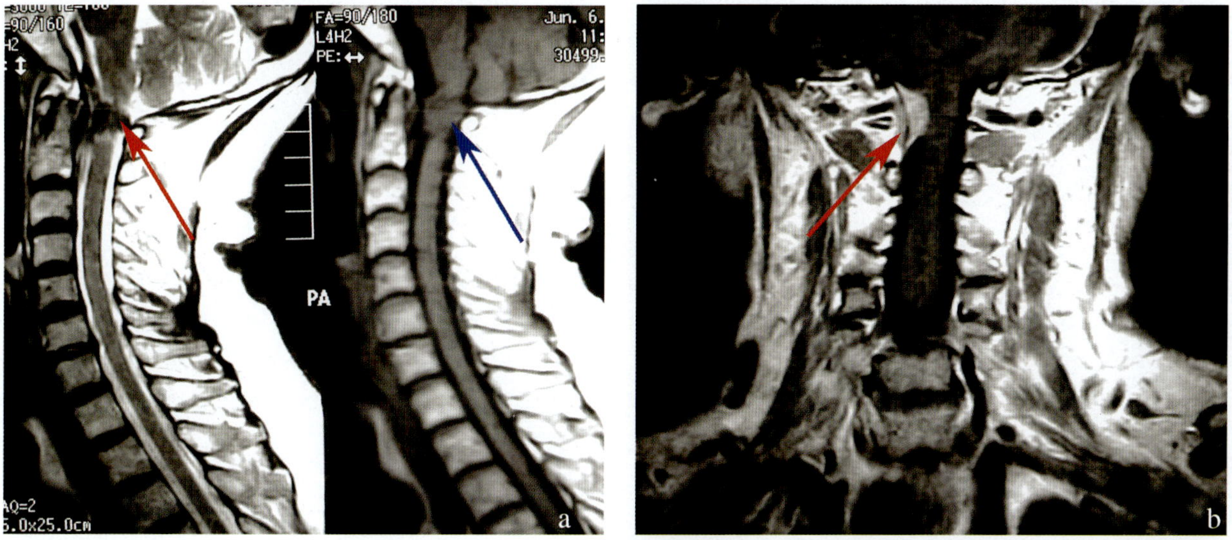

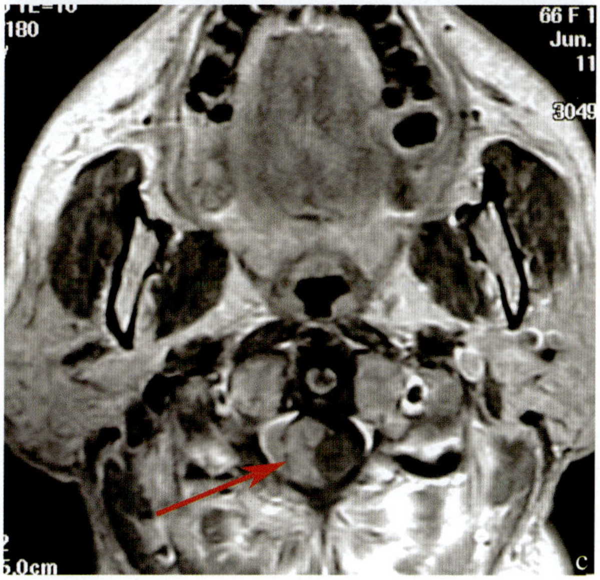

图 5-1 患者，女，66 岁。头晕伴右侧肢体乏力 2 周。术前诊断：C1 ~ C2 脊膜瘤。a. 术前 MRI 矢状位 T1T2 像示：T1 呈等信号（蓝箭头），T2 呈低信号（红箭头）非脊膜瘤典型表现。b. MRI 冠状位增强示：硬脊膜基底明显（红箭头），为典型脊膜瘤表现。c. 轴位增强示：肿瘤均匀一致增强，位于脊髓右侧（红箭头）。

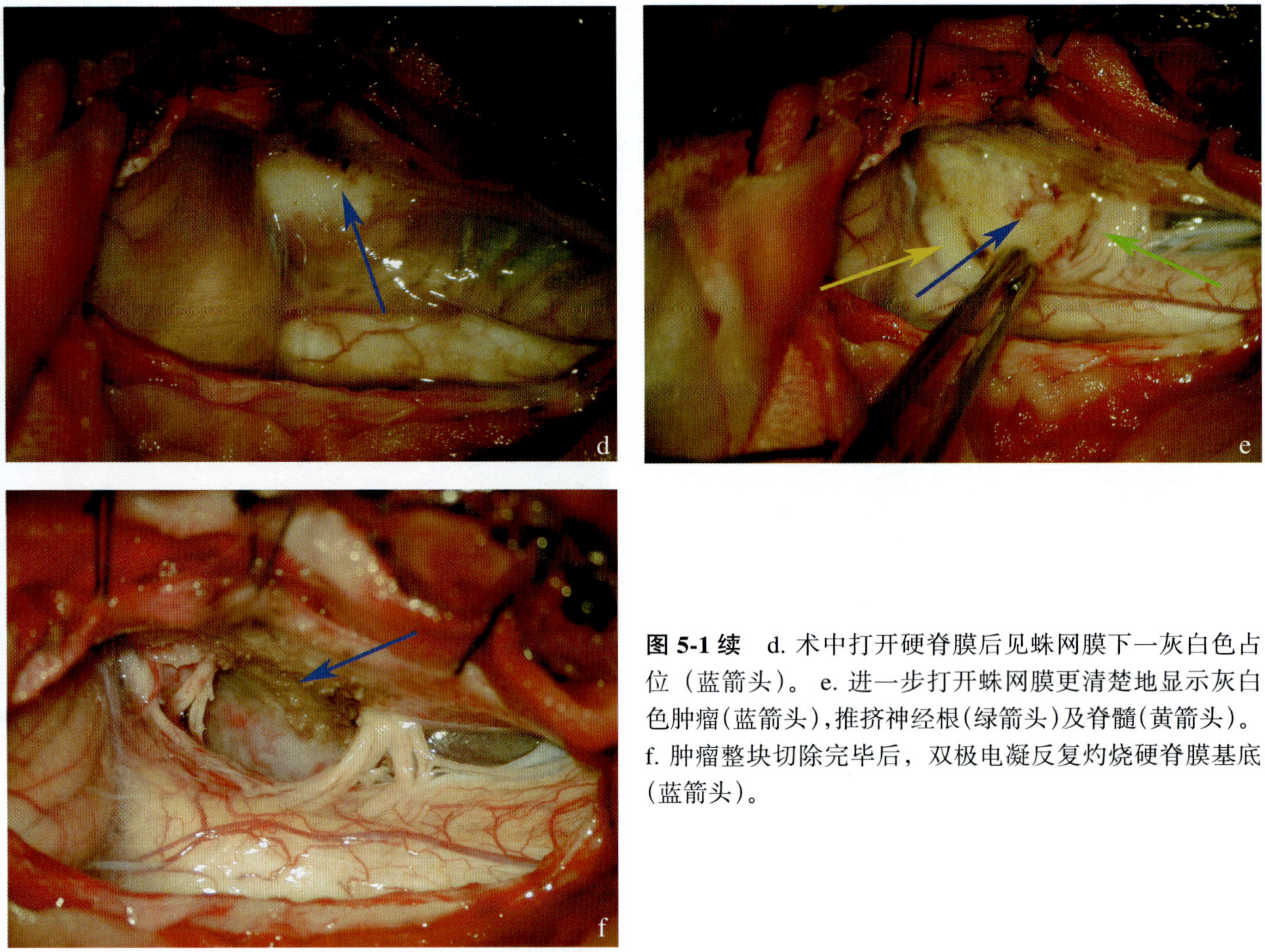

图 5-1 续 d. 术中打开硬脊膜后见蛛网膜下一灰白色占位（蓝箭头）。e. 进一步打开蛛网膜更清楚地显示灰白色肿瘤(蓝箭头),推挤神经根(绿箭头)及脊髓(黄箭头)。f. 肿瘤整块切除完毕后，双极电凝反复灼烧硬脊膜基底(蓝箭头)。

细线（7 个 0）将脊髓组织上的齿状韧带断端缝起悬吊，将脊髓向中线方向轻拉开更多的空间，有利于腹侧肿瘤的暴露。肿瘤表面多有增厚的蛛网膜，将蛛网膜用显微剪刀剪开或用尖刀划开，脑脊液进一步释放，肿瘤会清晰完整地显露（图 5-1）。脊膜瘤手术的基本切除原则首先用双极电凝灼烧肿瘤基底，如果肿瘤体积不大，边处理肿瘤边整块取下肿瘤（图 5-2）。如肿瘤体积较大，不必一定要整块取下肿瘤，减少对正常脊髓组织的牵拉是最重要的；处理部分基底后，可分块切除肿瘤，这时血供已部分离断，出血不会很多；处理肿瘤基底和分块切除肿瘤交替进行，全切肿瘤。

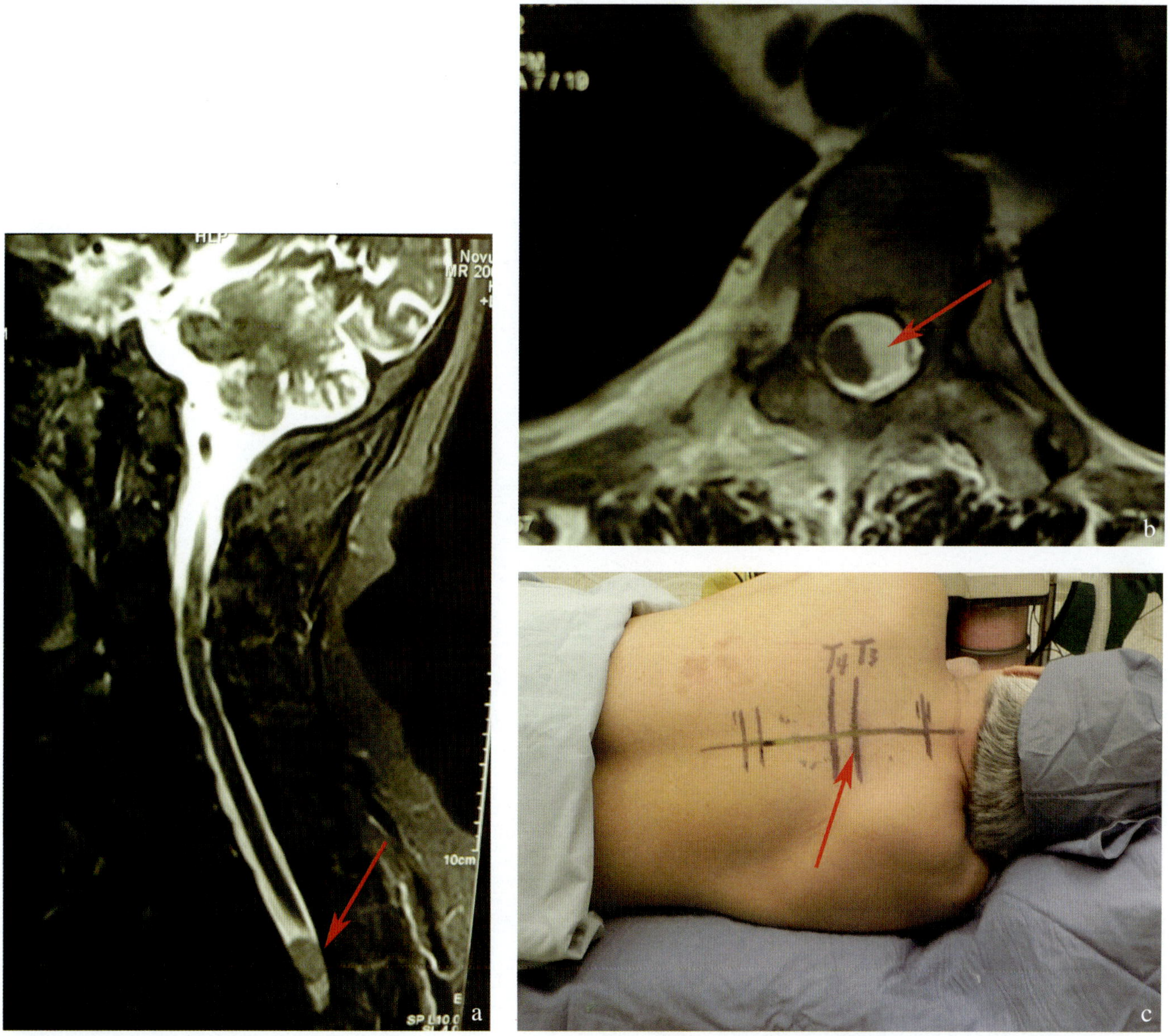

图 5-2 患者，女，72 岁。双腿无力 2 年，加重 5 个月。术前诊断：T3 ～ T4 脊膜瘤。a. 术前 MRIT 2 像示：肿瘤呈等信号（红箭头）。b. MRI 轴位 T1 增强，肿瘤均匀一致增强（红箭头），位于椎管内一侧，推挤脊髓。c. 病变在脊髓左侧，故手术取右侧卧位，使病变侧在上。术前曲别针定位 T3 节段（红箭头）。

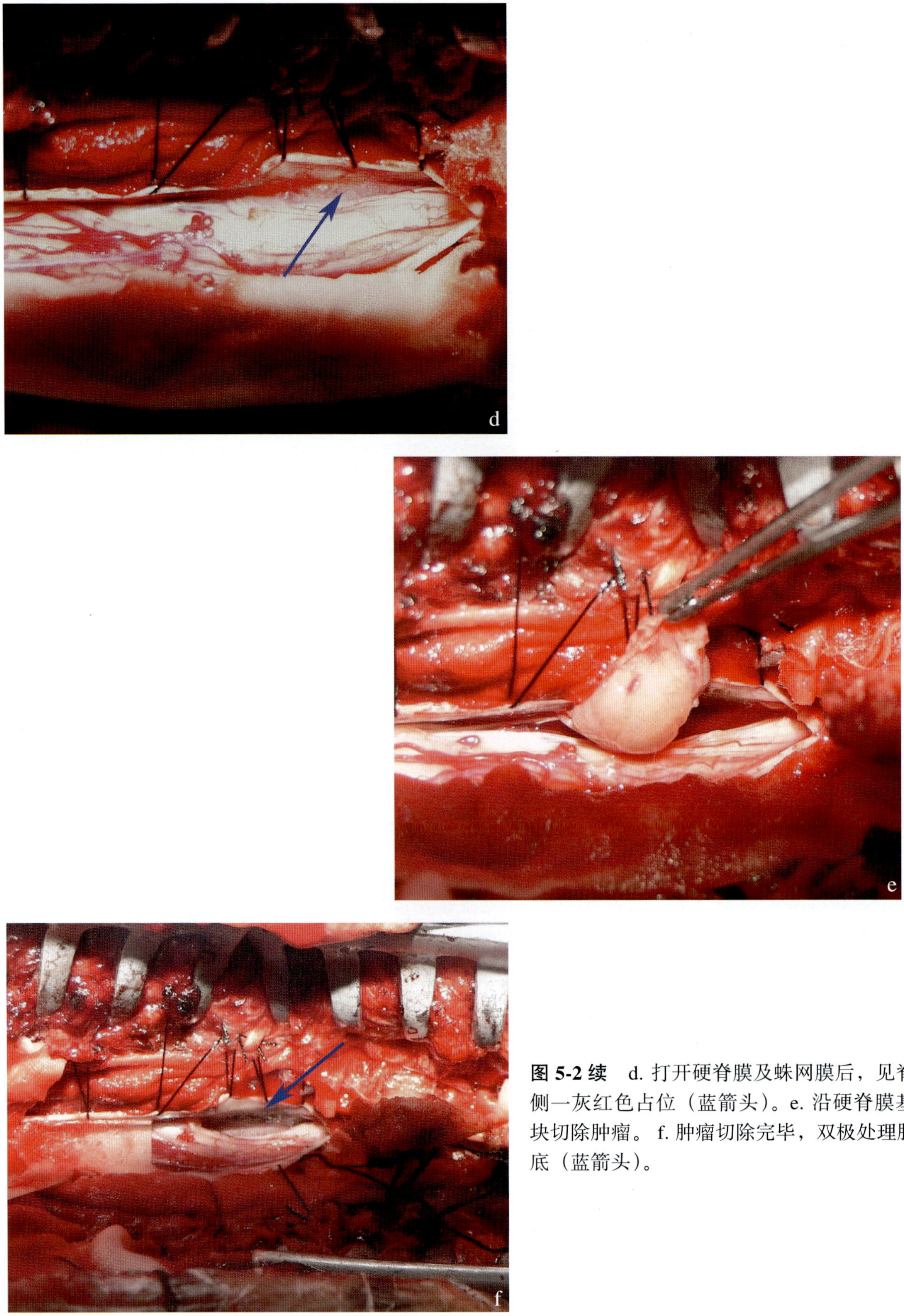

图 5-2 续 d. 打开硬脊膜及蛛网膜后，见脊髓左侧一灰红色占位（蓝箭头）。e. 沿硬脊膜基底整块切除肿瘤。f. 肿瘤切除完毕，双极处理肿瘤基底（蓝箭头）。

手术要点

- 手术入路的选择：对于未明显偏向一侧的脊髓背侧、前外侧的脊膜瘤，均采用后正中入路椎板切开复位术。对于侧方、完全位于腹侧的肿瘤，需要采用后正中扩大侧方入路，向侧方尽量显露椎板，根据需要可截取部分椎弓根，以增强肿瘤显露和手术操作的空间。对于椎板无法复位的病例，如果缺损节段较多，可行钉棒系统固定，维持脊柱的稳定性。
- 肿瘤的切除：多数选择处理肿瘤基底和分块切除肿瘤交替进行。脊膜瘤与正常脊髓之间多有一完整蛛网膜界面，全切肿瘤不会很困难（图 5-3）。
- 硬脊膜的处理：① 脊髓背侧脊膜瘤：将肿瘤附着硬脊膜同时切除，取人工硬脊膜或筋膜修复。② 脊髓侧方、腹侧、腹外侧脊膜瘤：用尖刀将肿瘤附着处硬脊膜内层切除，保留硬脊膜外层，用双极电凝反复灼烧硬脊膜外层（图 5-1）。

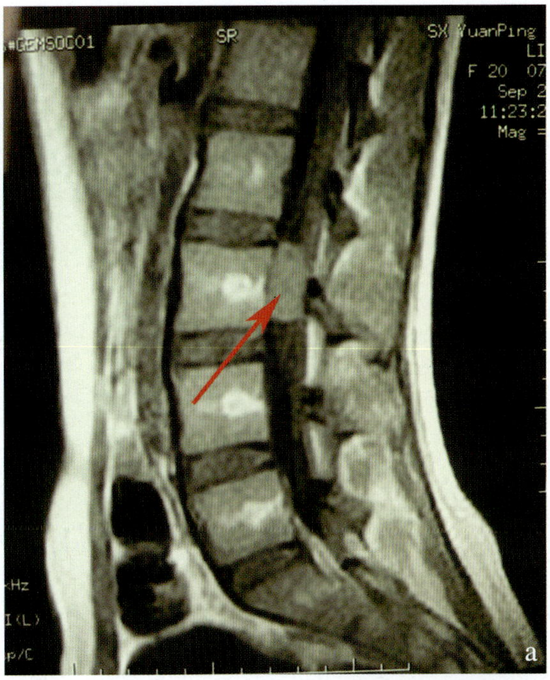

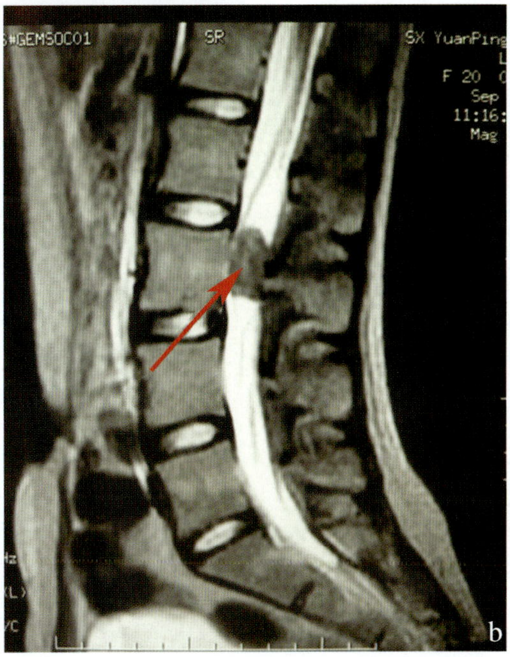

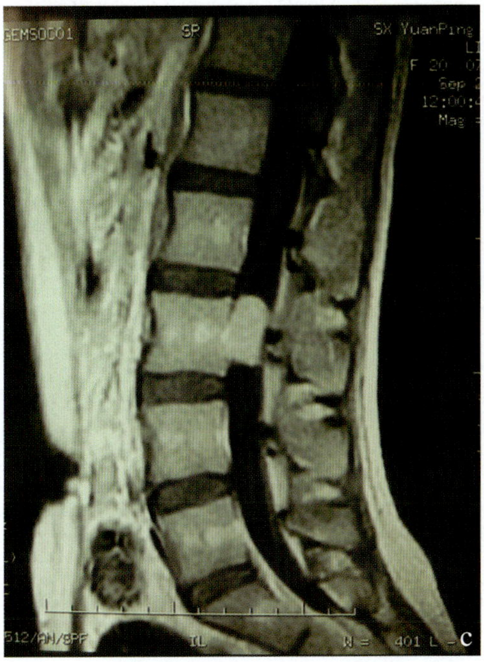

图 5-3 患者，女，20 岁。右臀疼痛 45 天，加重伴右腿酸痛 30 天。术前诊断：L3 脊膜瘤。a. 术前矢状位平扫 T1 像示：肿瘤呈等信号。b. 术前矢状位 T2 像示：肿瘤等等信号。c. 肿瘤均匀一致增强，未见明显硬脊膜基底。

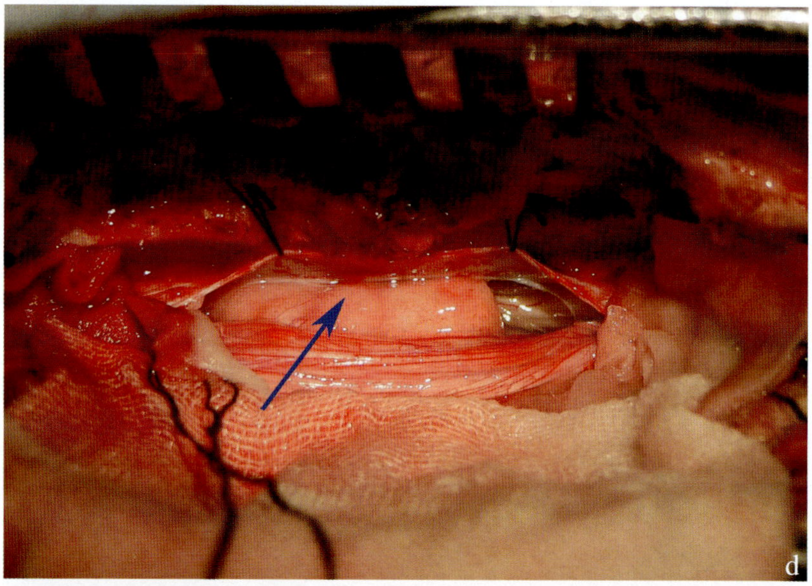

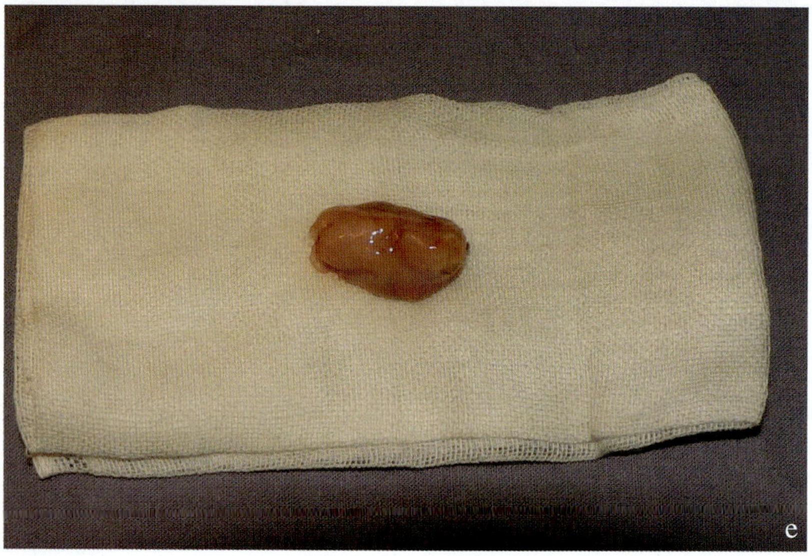

图 5-3 续 d. 肿瘤位于神经根一侧，与硬脊膜无明显关联（蓝箭头）。e. 整块切除肿瘤。

圆锥髓内脊膜瘤

- 笔者见到过一例圆锥部肿瘤，与马尾神经及脊髓末端生长在一起，部分肿瘤侵透硬脊膜。部分神经根穿行肿瘤走行。病理证实为脊膜瘤。手术只能分块切除，在马尾神经与脊髓末端之间用吸引器、双极、刮圈、刮勺分块切除肿瘤。手术较难做到全切（图5-4）。

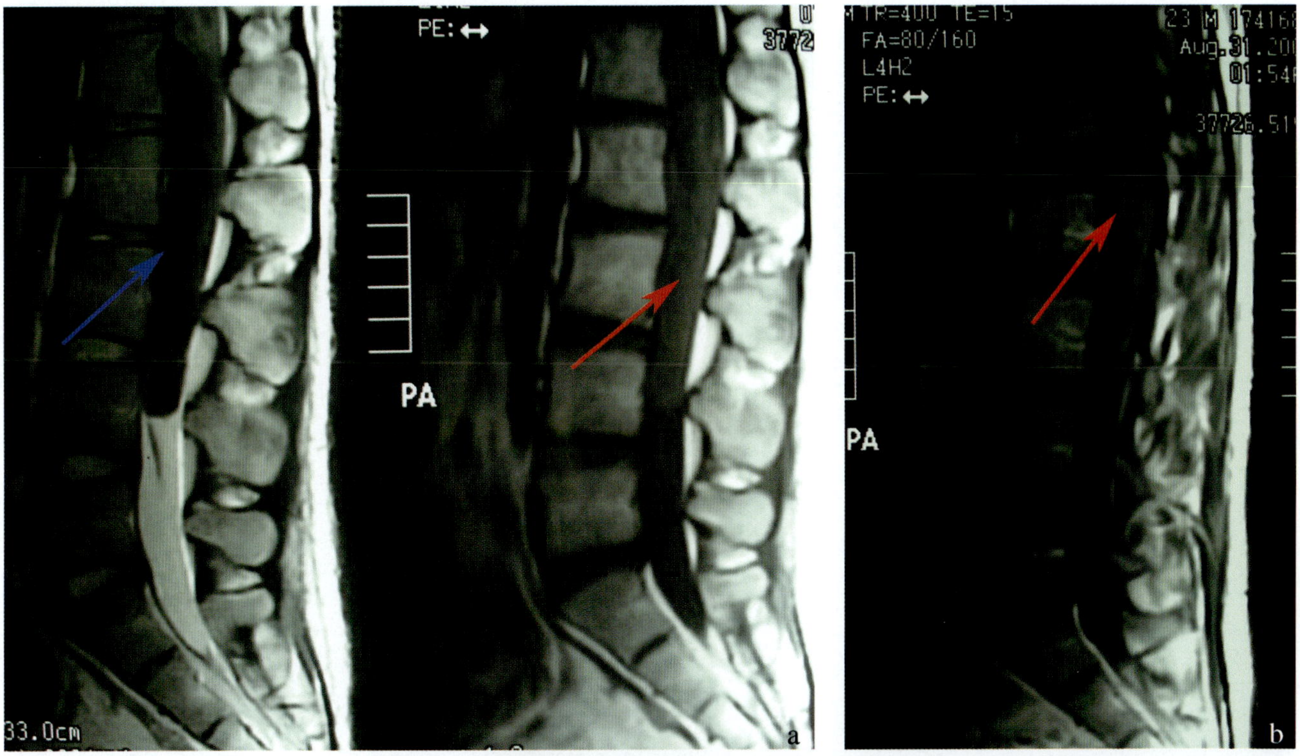

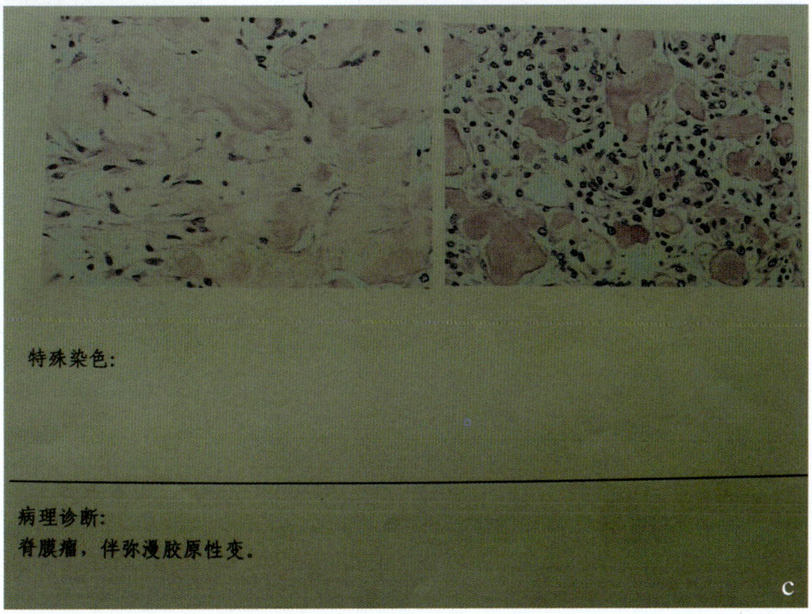

图 5-4 患者，男，24 岁。背痛 7 年，双下肢麻木、疼痛、大小便功能障碍 6 年，加重 2 个月。术前诊断：圆锥部室管膜瘤。a. 术前 T1T2 像示：等 T1（红箭头），低 T2 信号（蓝箭头）。b. 增强 T1 示：病变不增强（红箭头），非典型脊膜瘤影像学表现。c. 病理示：脊膜瘤。

内皮型脊膜瘤骨浸润

- 脊膜瘤为良性肿瘤，肿瘤的侵袭性较低。绝大多数位于髓外硬脊膜下，少数位于硬脊膜外。极少侵犯骨质。本例病人为脊膜瘤侵犯骨质，术中出血多，手术极为困难。术中脊髓腹侧面出血很多，需用海绵、海绵卷、棉片、棉条反复压迫止血。术后需去椎板减压（图 5-5）。

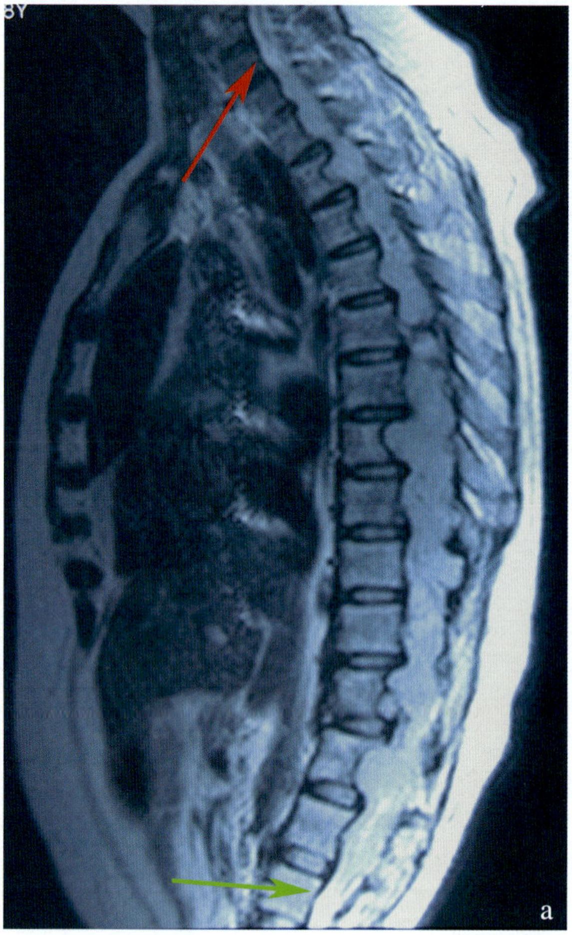

图 5-5 患者，女，47 岁。于 1986 年、1988 年行 2 次腰骶段神经鞘瘤切除术。术后不能行走，二便障碍。于 2008 年 10 月脊柱 MRI 示：C7 到 T12 肿瘤生长，充满椎管，侵犯骨质。于 2008 年 10 月行 C7 ～ T3 肿瘤切除术，以阻止肿瘤继续向颈段上方生长。术后病理示：内皮型脊膜瘤，骨浸润。a. 2008 年 10 月术前矢状位 MRI 见肿瘤充满于胸段椎管，可见肿瘤上极（红箭头），下极（绿箭头）。

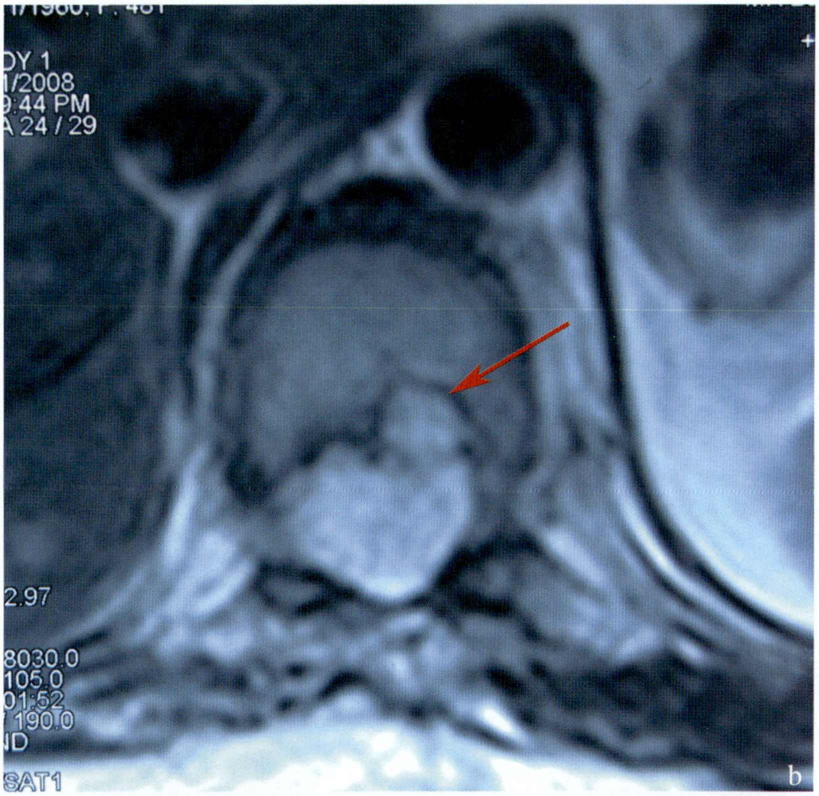

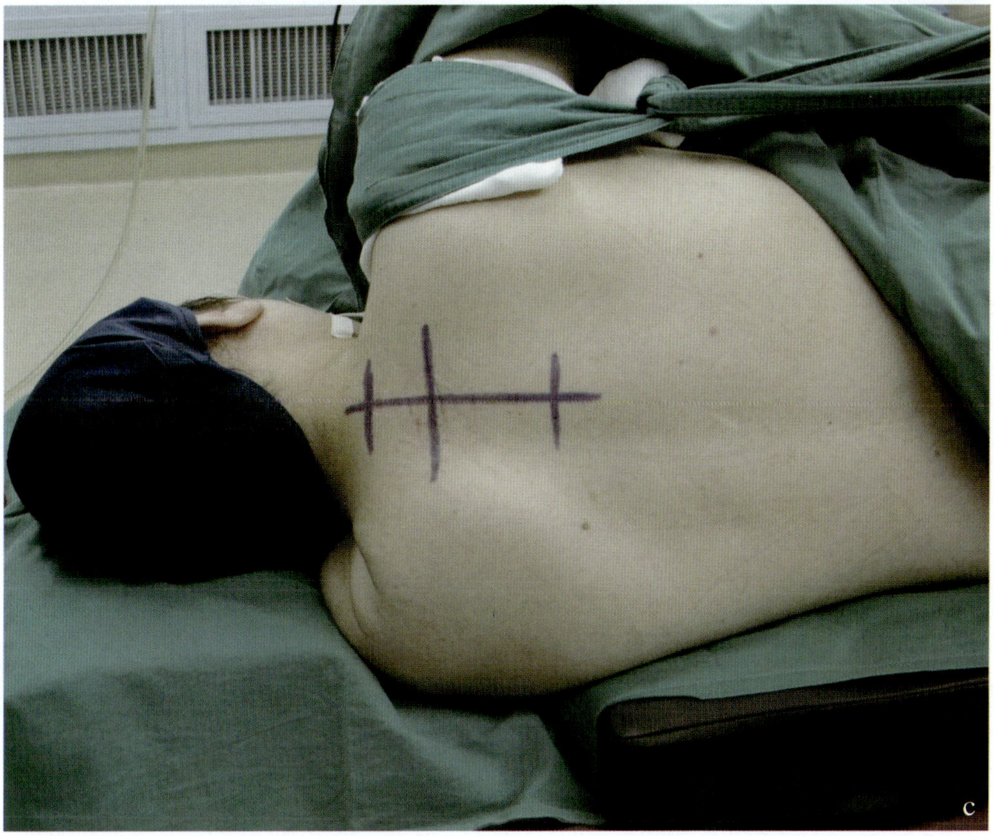

图 5-5 续　b. 轴位 MRI 示肿瘤充满于椎管内，并有骨浸润（红箭头）。c. 行颈胸部后正中入路肿瘤切除术。

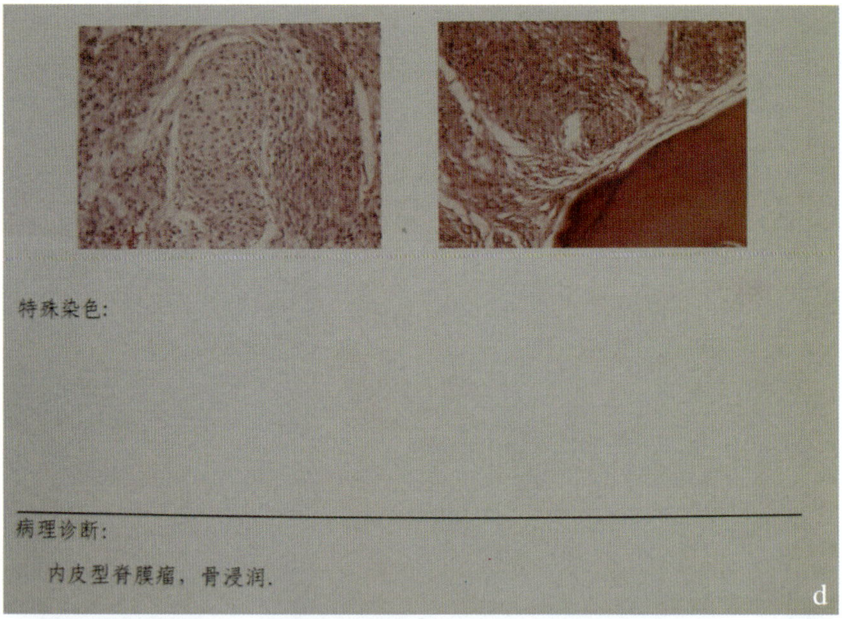
特殊染色:

病理诊断:

内皮型脊膜瘤，骨浸润.

d

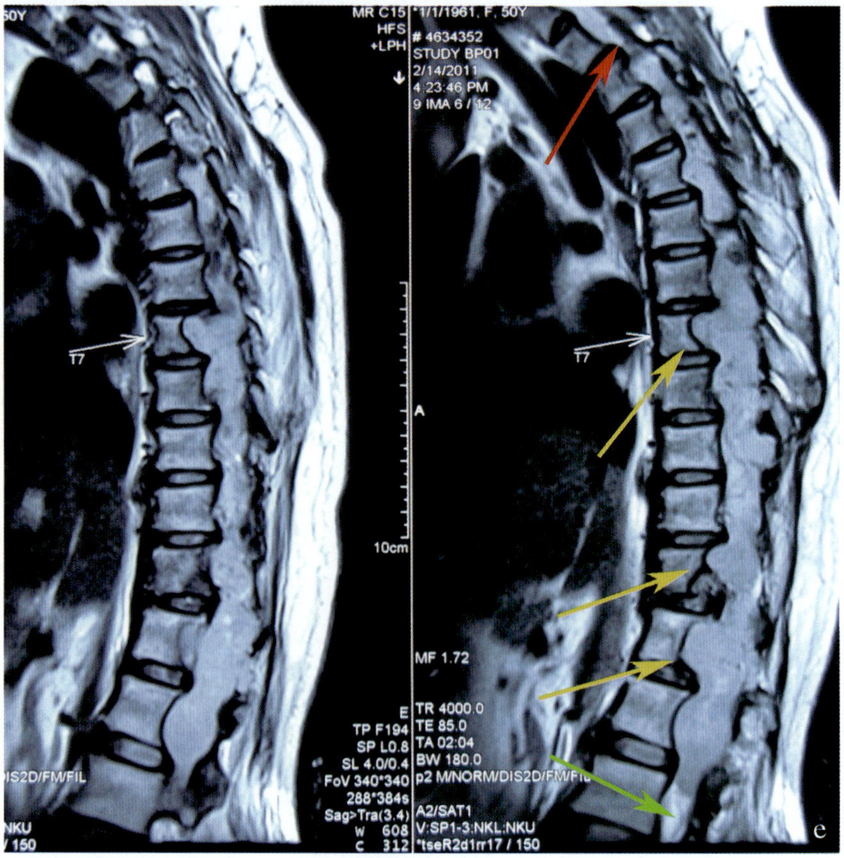

图 5-5 续　d. 病理示：内皮型脊膜瘤，骨浸润。 e. 2011 年 2 月复查 MRI 示：见肿瘤上极（红箭头），肿瘤下极（绿箭头），肿瘤骨浸润加重。

参考文献

1. 桂松柏，李储忠，朴明学，等. 脊膜瘤的显微手术治疗. 中国微侵袭神经外科杂志，2010，15:109-111.

2. 丁学华，胡国汉，潘源，等. 椎管内脊膜瘤的诊断与显微手术治疗. 中国微侵袭神经外科杂志，2010，15:488-490.

3. Gambardella G，Gervasio O，Zaccone C. Approaches and surgical results in the treatment of ventral thoracic meningiomas. Review of our experience with a postero-lateral combined transpedicular-transarticular approach. Acta Neurochir (Wien). 2003，145:385-392.

4. Saito T，Arizono T，Maeda T，et al. A novel technique for surgical resection of spinal meningioma. Spine，2001，26:1805-1808.

6 室管膜瘤

室管膜瘤

临床特点

- 起病时症状较轻，病情进展慢，无特异性症状。病情进展后，多可出现肢体麻木感觉异常、肢体运动障碍、肌肉萎缩等。少数髓内室管膜瘤由于瘤内出血表现为急性起病。

颈胸段室管膜瘤（图 6-1 ~ 图 6-9）

影像学表现

- 脊髓弥漫性增粗，肿瘤呈纵行，中心性生长。在 T1WI 上呈等或低信号，在 T2WI 上呈等或高信号。少数瘤内出血在 T1WI 上可呈高信号。肿瘤头端和尾端多有囊变。增强扫描肿瘤实体部分多较均匀呈腊肠样强化。囊性成分不强化。

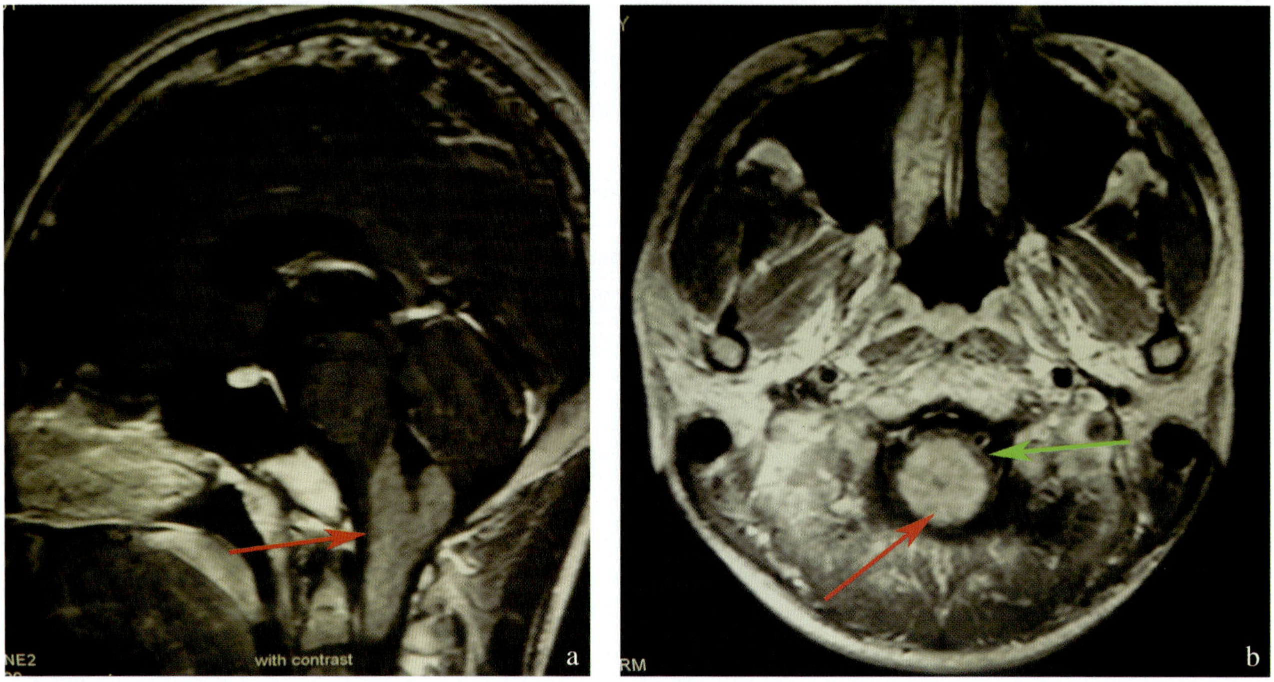

图 6-1 患者，男，23 岁。颈项部疼痛 1 年，吞咽功能下降 6 个月。术前诊断：延颈髓室管膜瘤。a. 术前 MRI 矢状位 T1 增强示：肿瘤强化均匀，位于延髓到 C2 水平（红箭头）。b. 术前轴位（所取截面为 C1 平面）增强示：病变充满于颈髓（红箭头），颈髓组织被挤压菲薄，移向腹侧（绿箭头）。

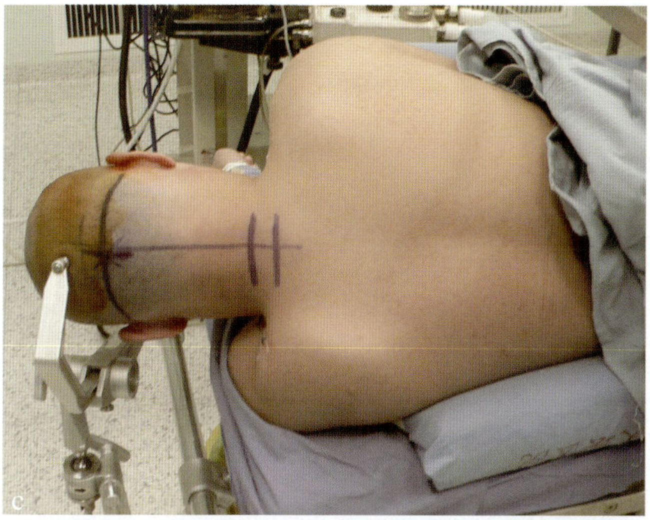

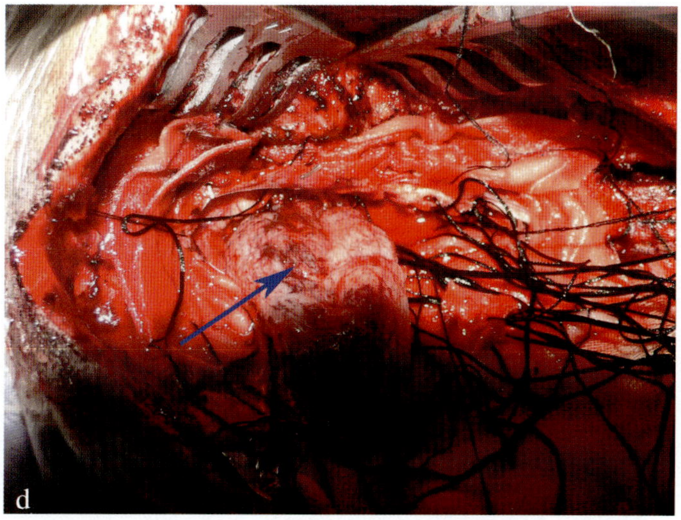

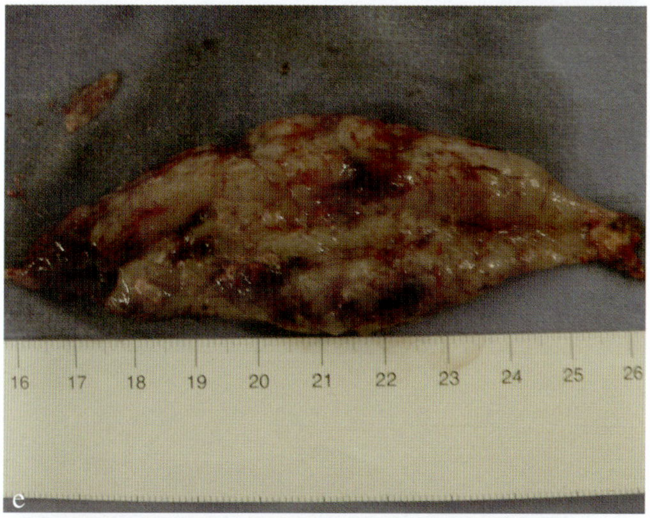

图 6-1 续 c. 取常规左侧卧位，上头架，牵开颈部，枕下后正中切口。d. 术中沿肿瘤与脊髓边界整块切除肿瘤（蓝箭头）。e. 肿瘤长约 10cm。f. 术后半个月 MRI T1 增强示：肿瘤无残留迹象，小片状增强（红箭头）考虑为术后血脑屏障破坏的影响，为手术痕迹。g. 术后 1 周四肢活动正常。

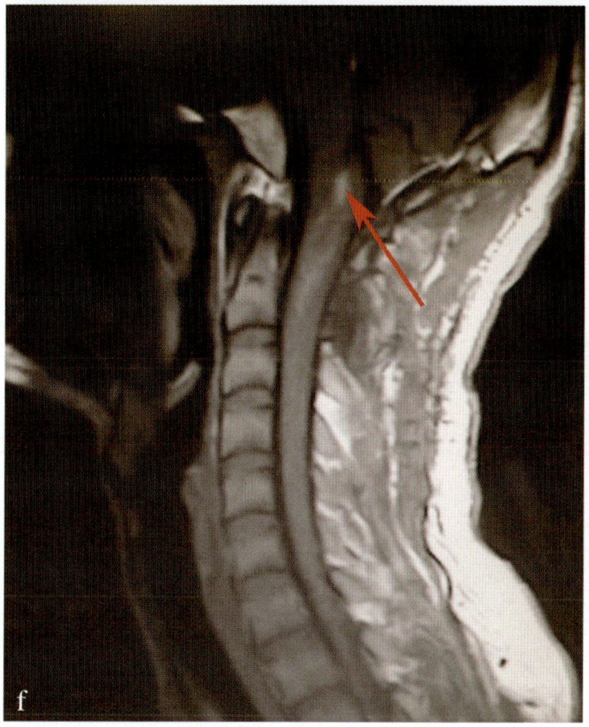

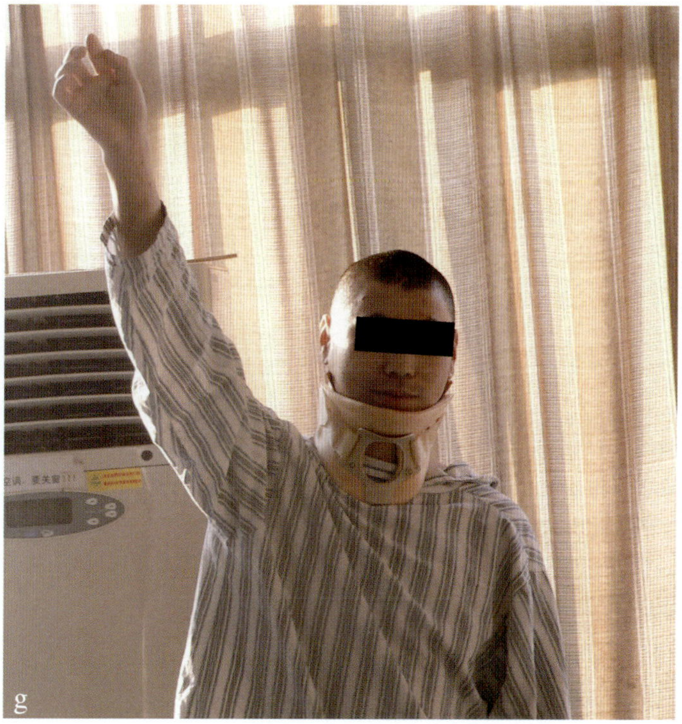

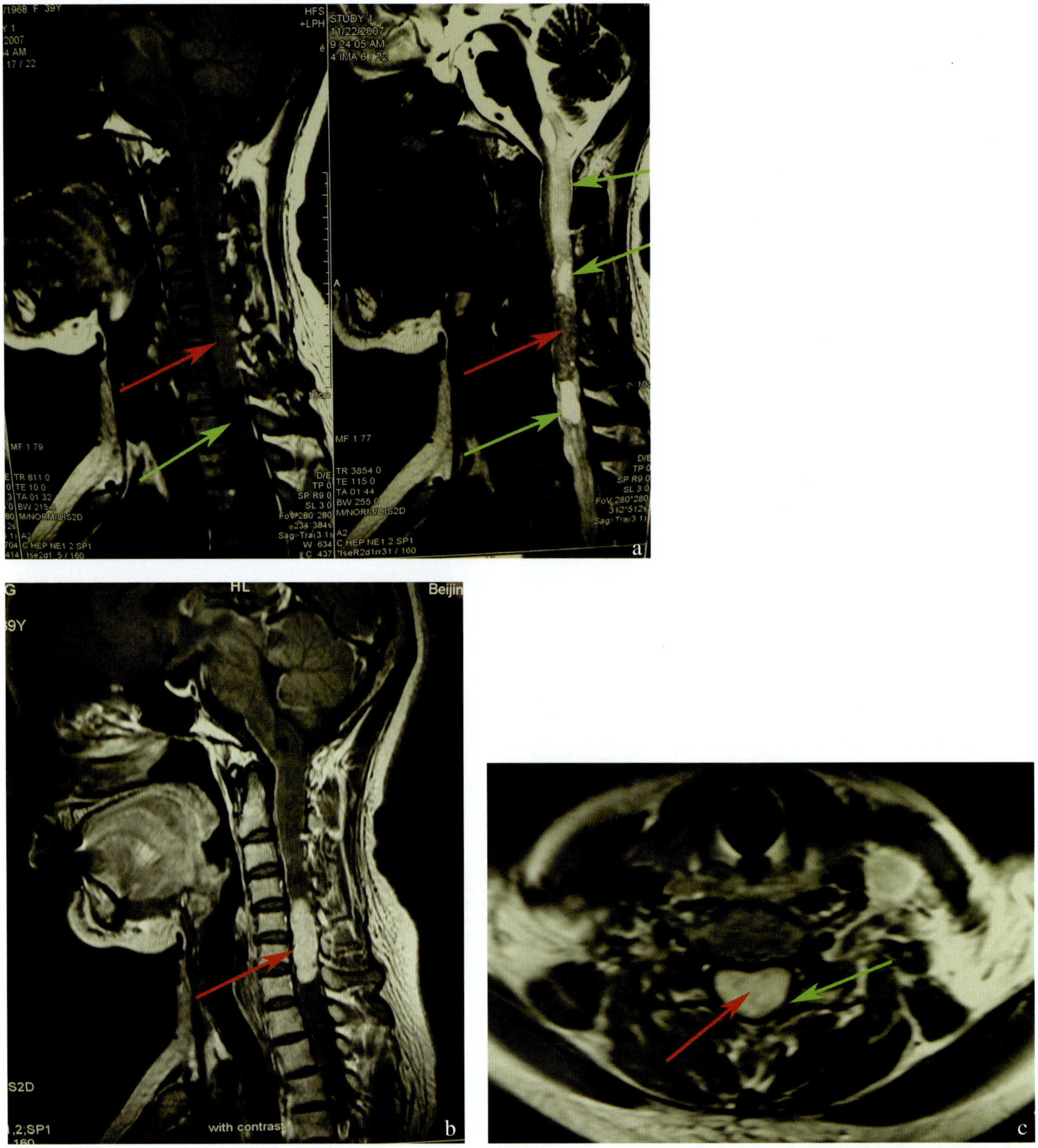

图 6-2 患者，女，39 岁。四肢麻木 7 年，加重伴肢体力弱 4 年。术前诊断：C5 ~ C7 室管膜瘤。a. 术前矢状位 T1T2 像示：肿瘤呈略高 T1T2 信号（红箭头），上下为空洞（绿箭头）。b. T1 增强示：肿瘤实体部分均匀一致强化（红箭头）。c. 轴位增强示：肿瘤（红箭头）向心性生长，充填于椎管内。脊髓组织（绿箭头）被挤成薄片。本病例为典型脊髓室管膜瘤 MRI 表现。

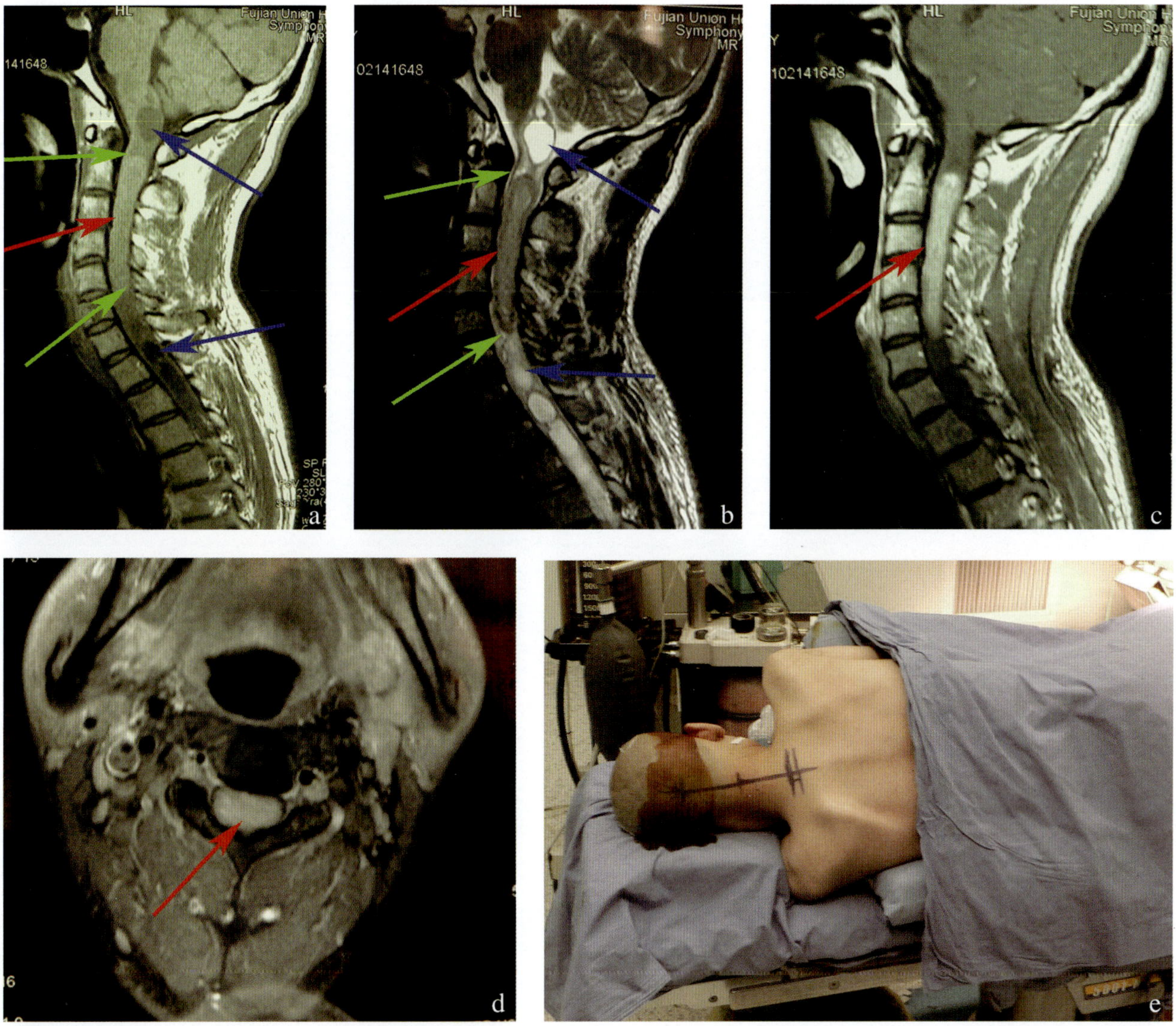

图 6-3 患者，男，37 岁。双上肢麻木，四肢无力加重 1 年。术前诊断：C1 ～ C5 室管膜瘤。a. 术前矢状位 T1 平扫示：肿瘤实体部分呈略高信号（红箭头），似乎可见上下两极（绿箭头），实体周围囊变（蓝箭头）。b. T2 像示：肿瘤实体基本呈等信号（红箭头），上下两极边界显示更清楚（绿箭头），实体周围囊变（蓝箭头）。c. 矢状位 T1 增强示：肿瘤实体成分均匀一致增强（红箭头）。d. T1 轴位增强示：肿瘤均匀增强，充满椎管（红箭头），脊髓显影不清。e. 术中取枕下后正中入路，由于病人颈部较长，预计颈部椎骨暴露不会很困难，所以未上头架。

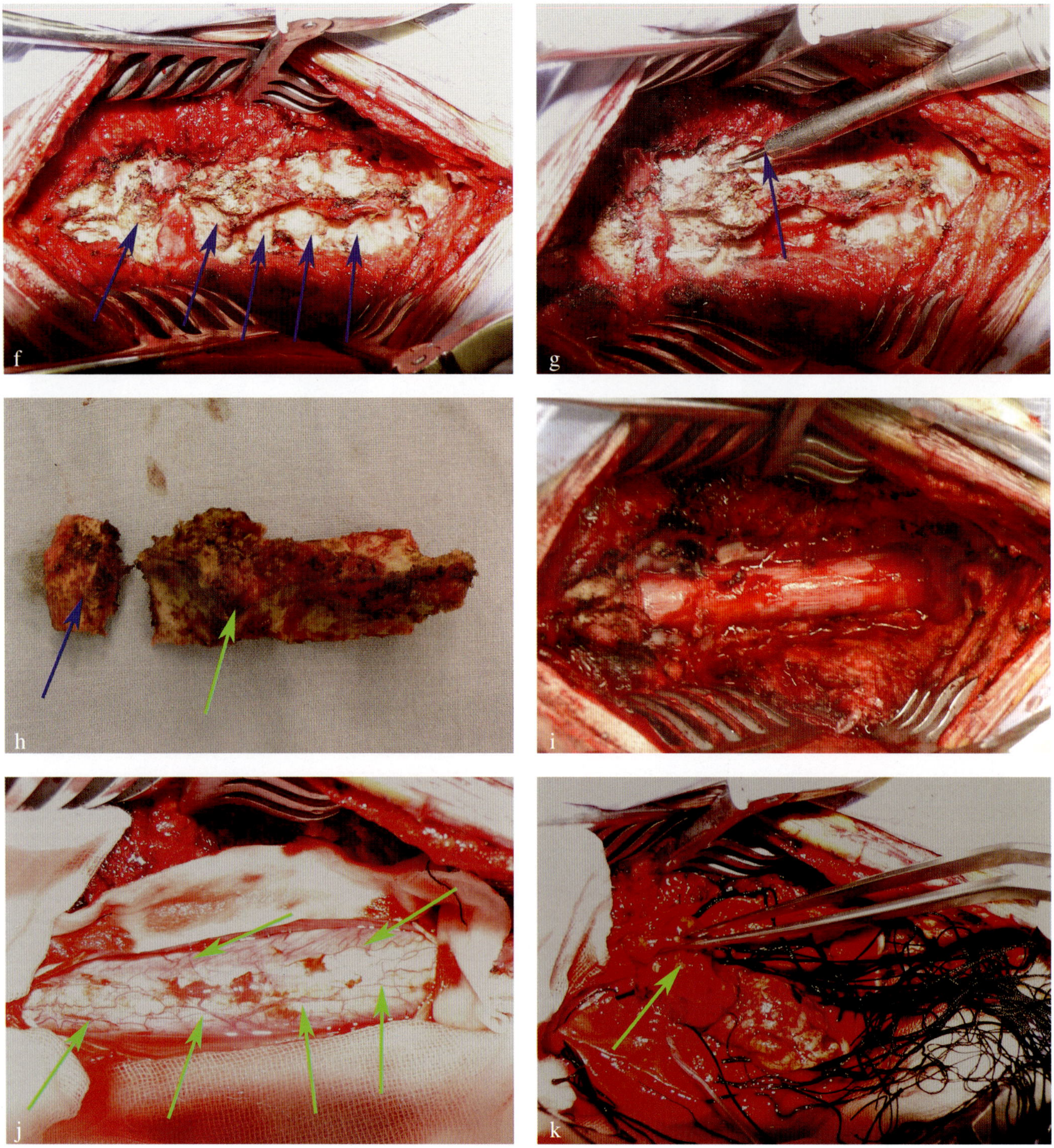

图 6-3 续 f. 术中暴露椎板，从左至右依次为 C1 ~ C5 椎板（蓝箭头）。g. 用切割钻切割下 C1 ~ C5 椎板。h. 见切割下的椎板，C1（蓝箭头），C2 ~ C4（绿箭头）。i. 显露硬脊膜。j. 打开硬脊膜，显露脊髓背侧，见血管增多增粗（绿箭头）。k. 术中沿肿瘤与脊髓边界整块切除肿瘤（绿箭头）。

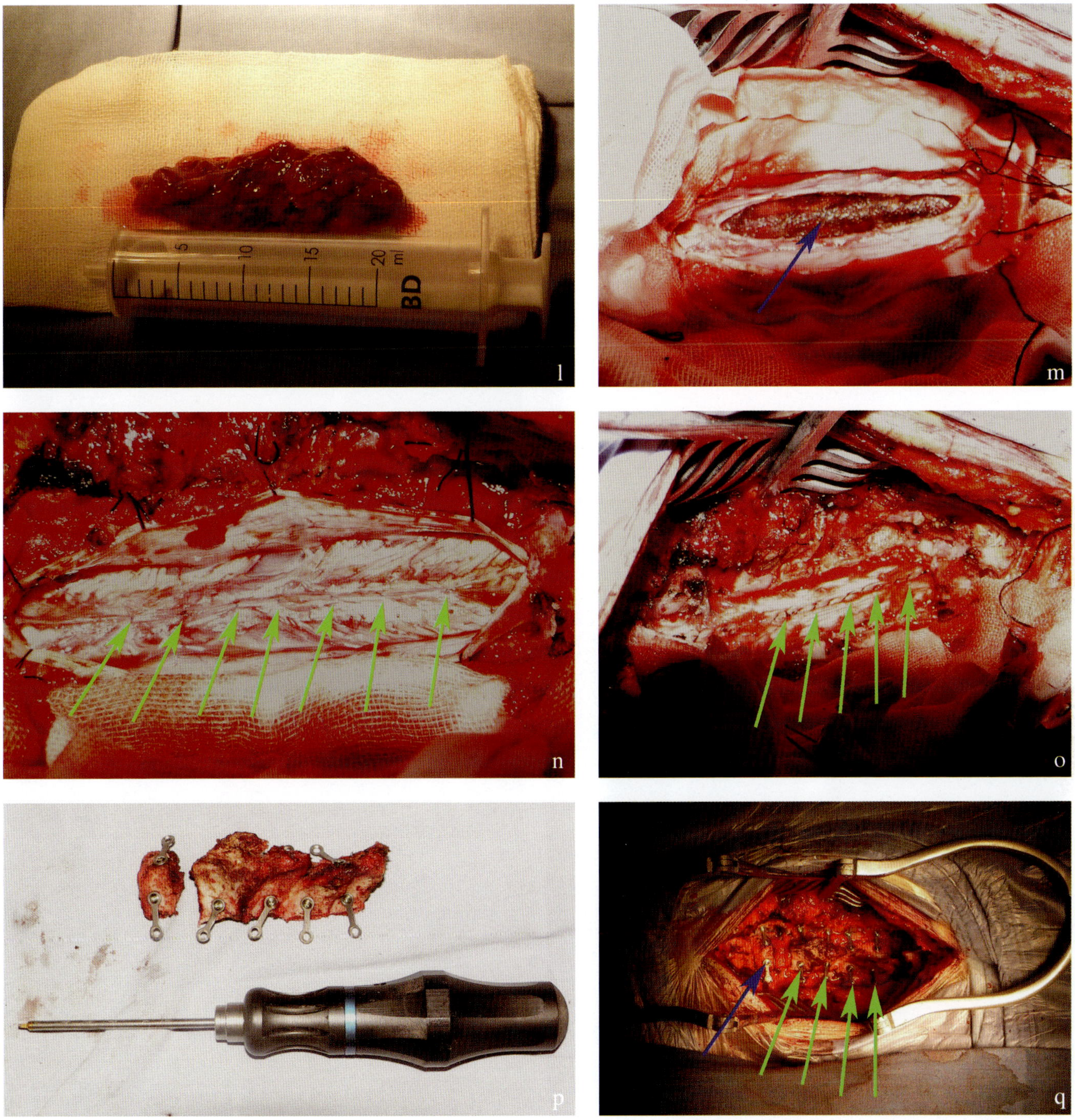

图 6-3 续 l. 整块切除下的肿瘤。m. 肿瘤切除完毕，腹侧创面用速必纱覆盖（蓝箭头）。n. 显微细线（7 个 0）间断缝合软脊膜（绿箭头）。o. 小针细线连续缝合硬脊膜（绿箭头）。p. 钛片钛钉连接椎板。q. 固定椎板，寰椎（蓝箭头），C2 ~ C4（绿箭头）。

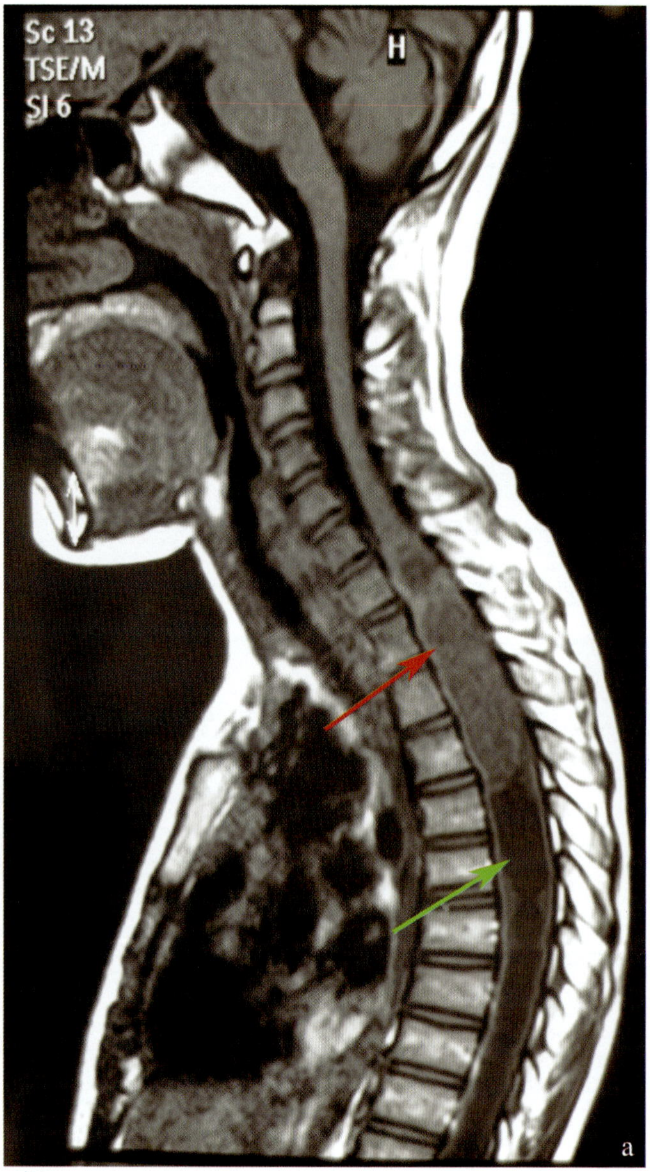

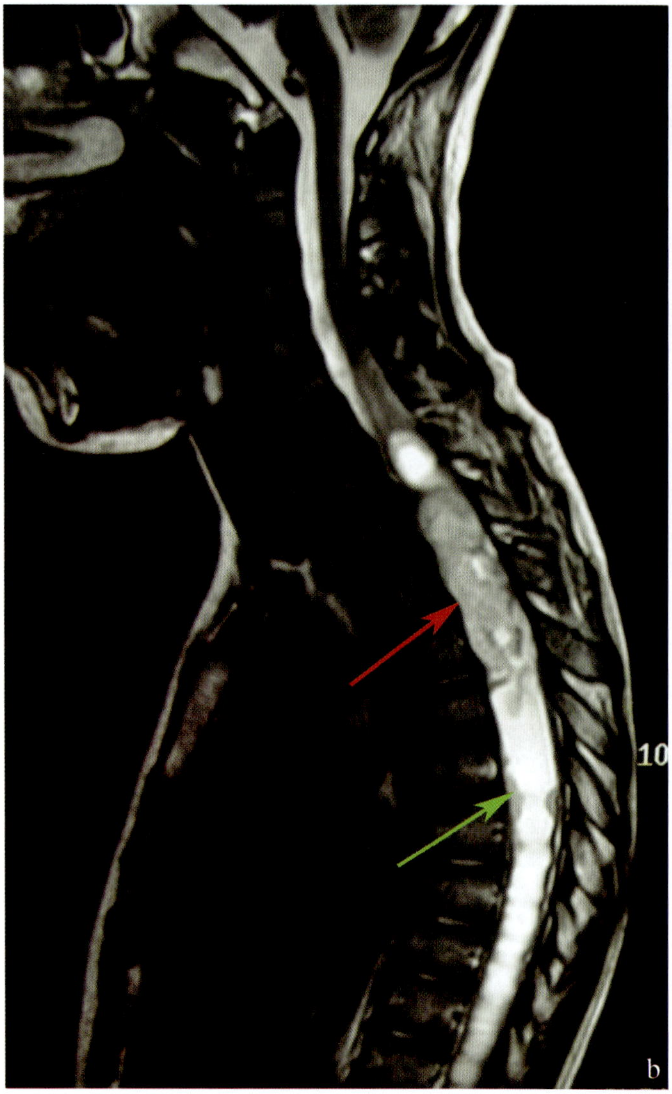

图 6-4 患者，女，11 岁。胸背部疼痛 5 年，双下肢无力半年，二便费力 3 个月。术前诊断：C7 ~ T3 室管膜瘤。a. 术前 MRI 矢状位 T1 平扫示：肿瘤实体（红箭头），囊变（绿箭头）。b. T2 像示：肿瘤实体（红箭头），囊变（绿箭头）。

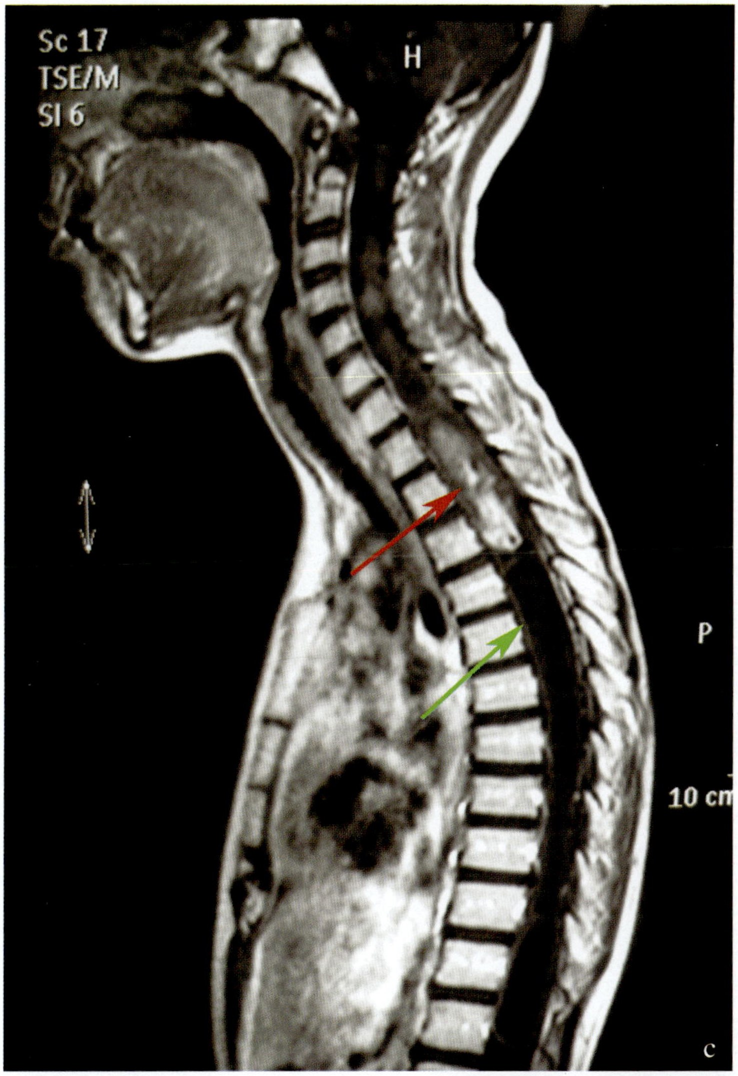

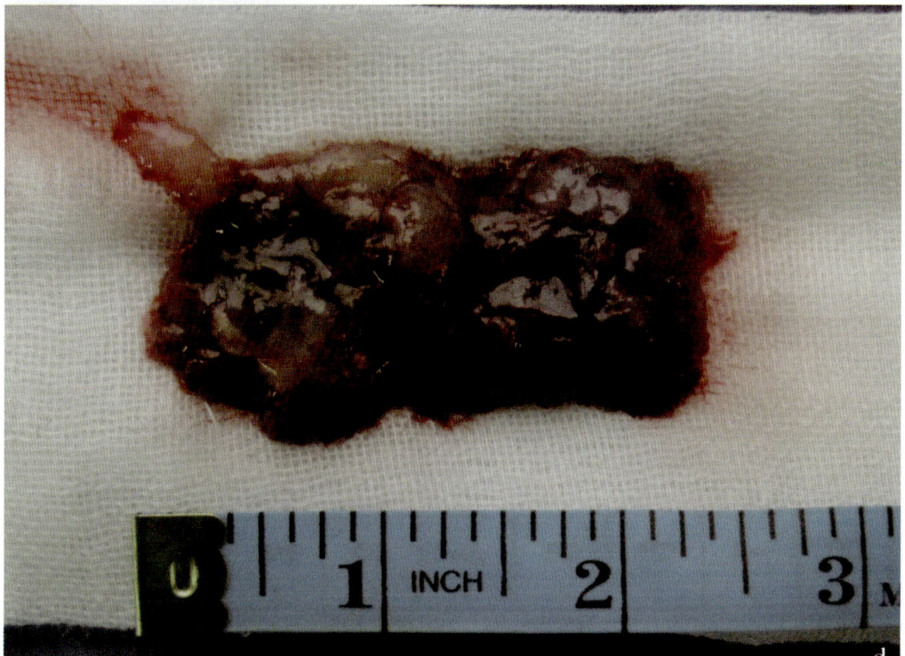

图 6-4 续 c. T1 矢状位增强示：实体部分不均匀增强（红箭头），囊变部分不增强（绿箭头）。d. 整块切下肿瘤。

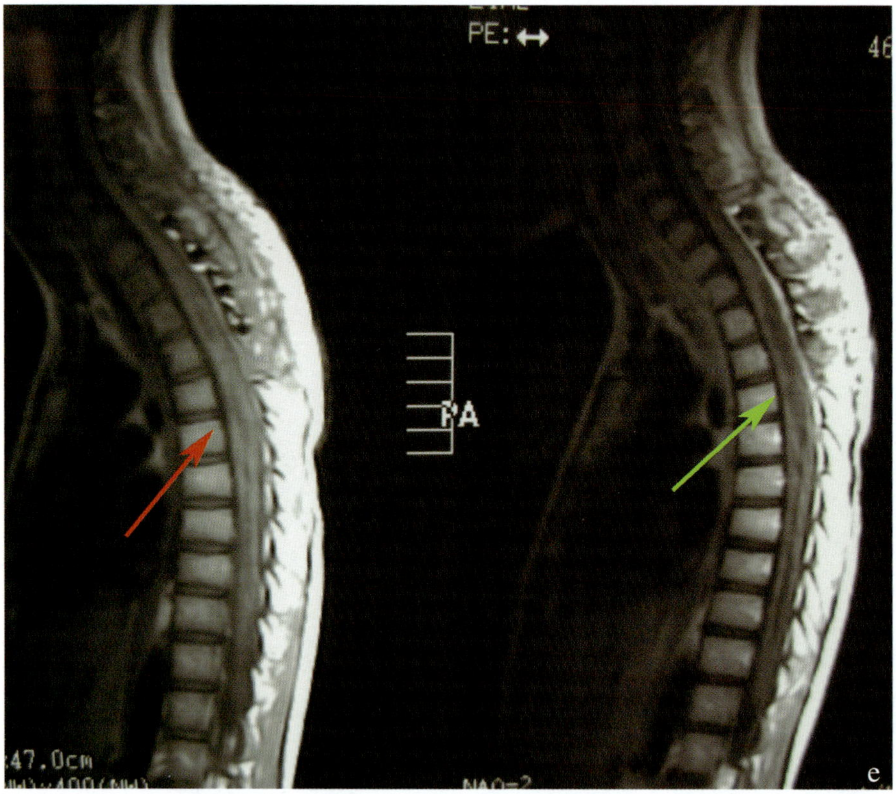

图 6-4 续　e. 术后 10 天 MRI 检查：T1 平扫（红箭头），T1 增强（绿箭头）示无增强信号。

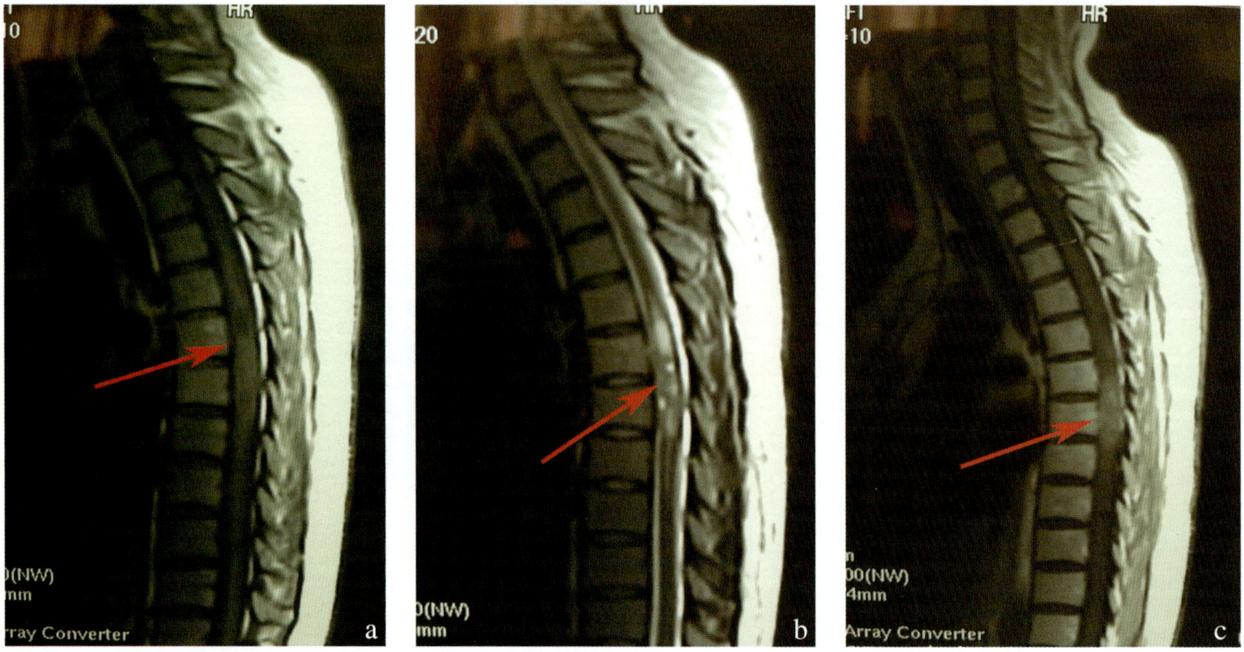

图 6-5　患者，女，35 岁。左下肢无力，双足麻木半年；背部疼痛，小便无力 3 个月。术前诊断：T5 ~ T7 星形细胞瘤可能性大。a. 术前矢状位 T1 平扫示：T5 ~ T7 脊髓节段肿胀，内有小囊变(红箭头)。b. T2 像示：病变略高混杂信号（红箭头）。c. T1 增强示：病变较均匀增强（红箭头），上下囊变不明显。根据上述影像学表现术前考虑星形细胞瘤可能性大。

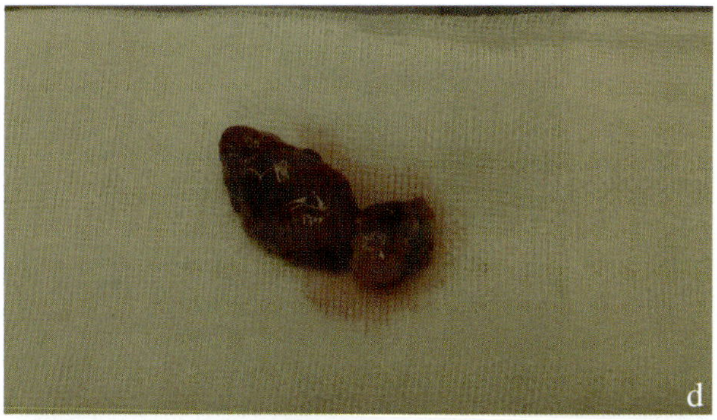

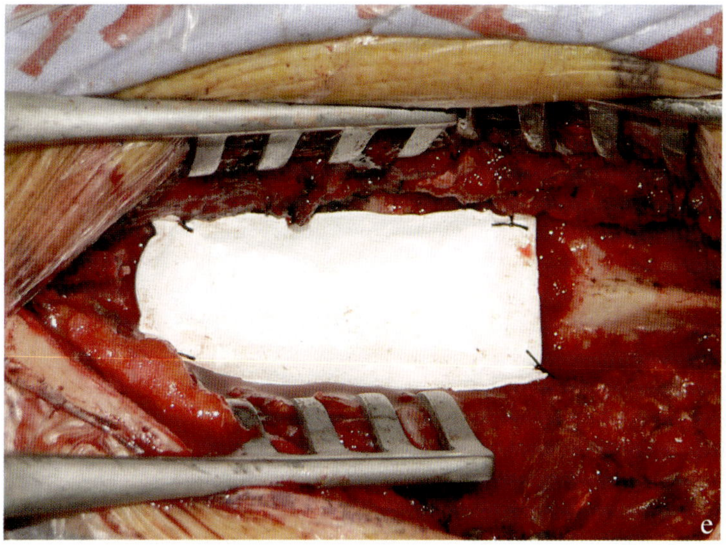

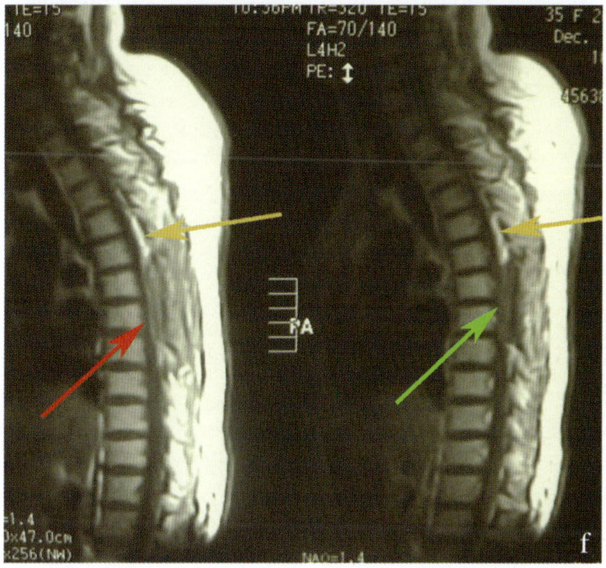

图 6-5 续 d. 术中见肿瘤边界较清楚，色灰红，上下端有较小囊性边界，整块全切。e. 人工硬脊膜减张修补椎管硬脊膜。f. 术后矢状位 T1 平扫（红箭头），T1 增强（绿箭头），未见异常增强影，硬脊膜缘高信号影（黄箭头）考虑为人工硬脊膜影像。

图 6-6 患者，男，11 岁。双上肢麻木无力 2 个月。术前诊断：C4 ～ T2 室管膜瘤。a. 术前矢状位 T1 增强示：肿瘤实体不均匀强化（红箭头），周围有囊变（绿箭头）。b. 打开见脊髓膨隆，搏动差，背侧血管增多（绿箭头），后正中沟难以辨认，根据两侧神经根位置可大概估计后正中沟位置（蓝虚线）。c. 沿肿瘤与脊髓组织之间边界整块切除肿瘤，见脊髓界面无异常组织，无出血（蓝箭头）。

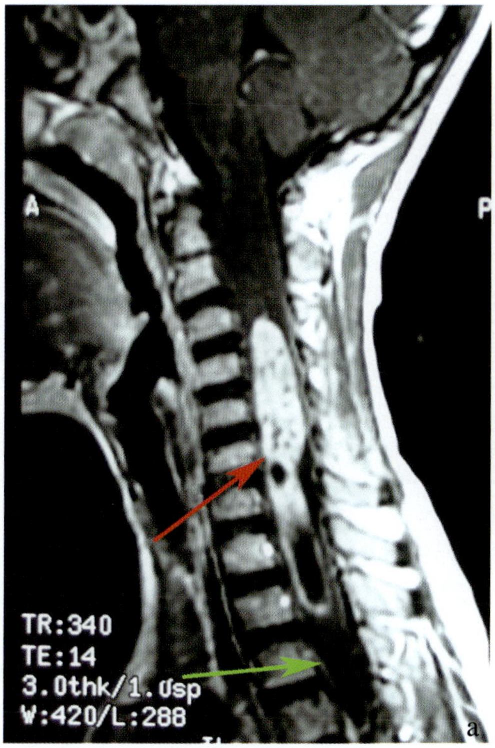

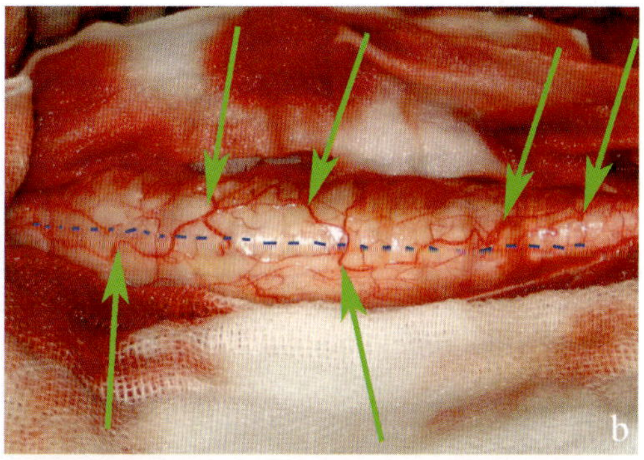

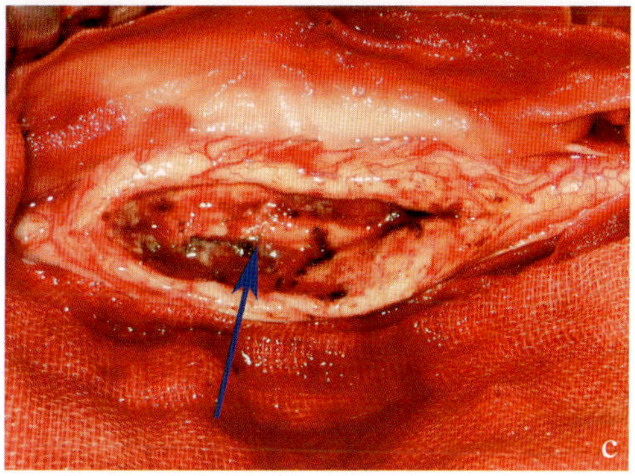

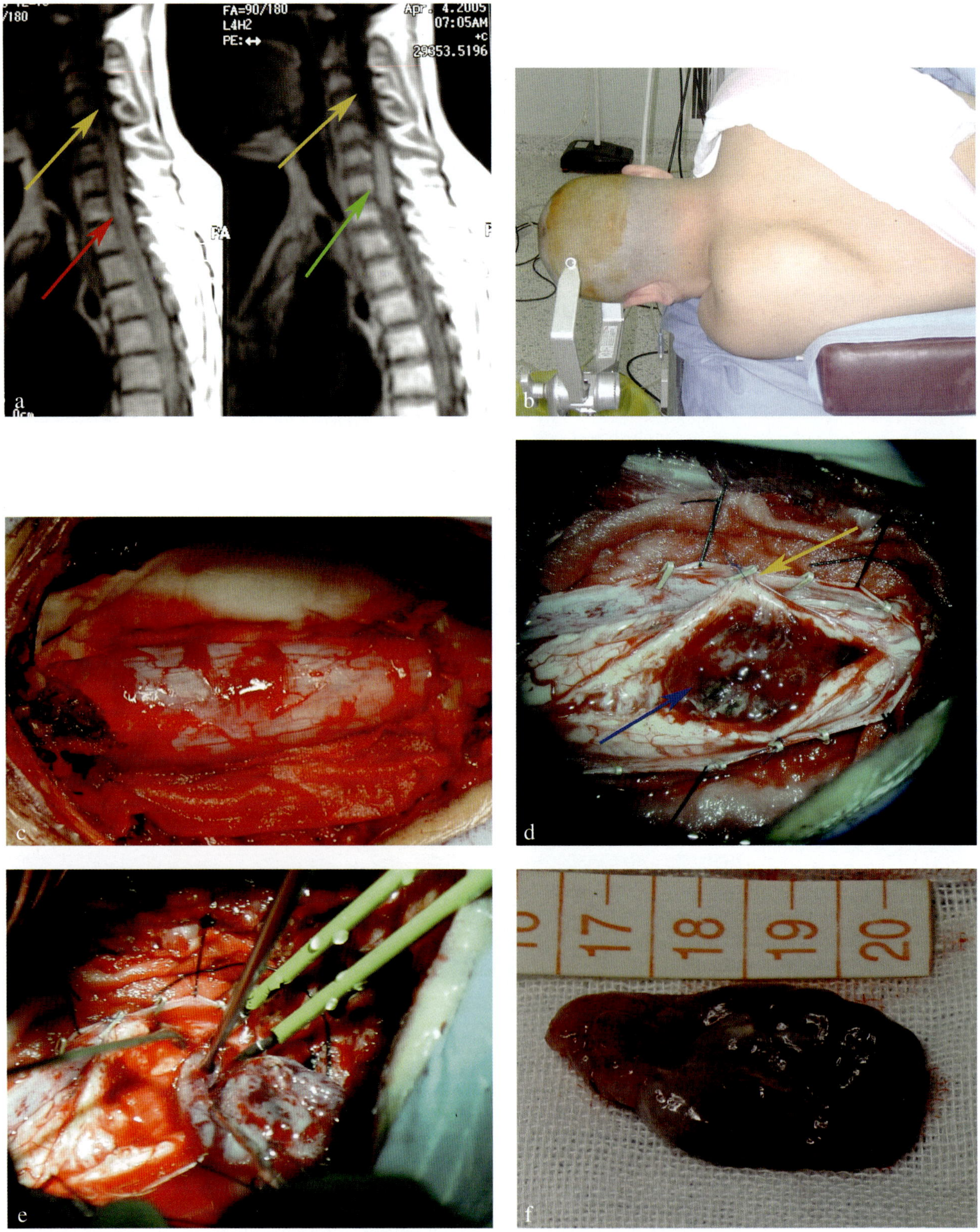

图 6-7 患者，女，44 岁。左手、右脚麻木 3 年，加重伴胸腹部麻木 4 个月。术前诊断：C5 ~ T1 室管膜瘤。a. 术前 MRI 矢状位 T1 平扫及增强示：平扫见脊髓 C5 ~ T1 节段增粗（红箭头），增强见肿瘤实体部分较均匀增强（绿箭头），上极空洞较明显（黄箭头）。b. 手术取左侧卧位，略向前俯。c. 切割下椎板，暴露硬脊膜。d. 沿后正中沟切开脊髓 1 ~ 2mm，见灰红色肿瘤组织（蓝箭头），可用显微细线将蛛网膜及软脊膜悬吊于硬脊膜（黄箭头），有利于暴露肿瘤。e. 沿肿瘤与脊髓边界整块分离肿瘤。f. 肿瘤长约 4cm。

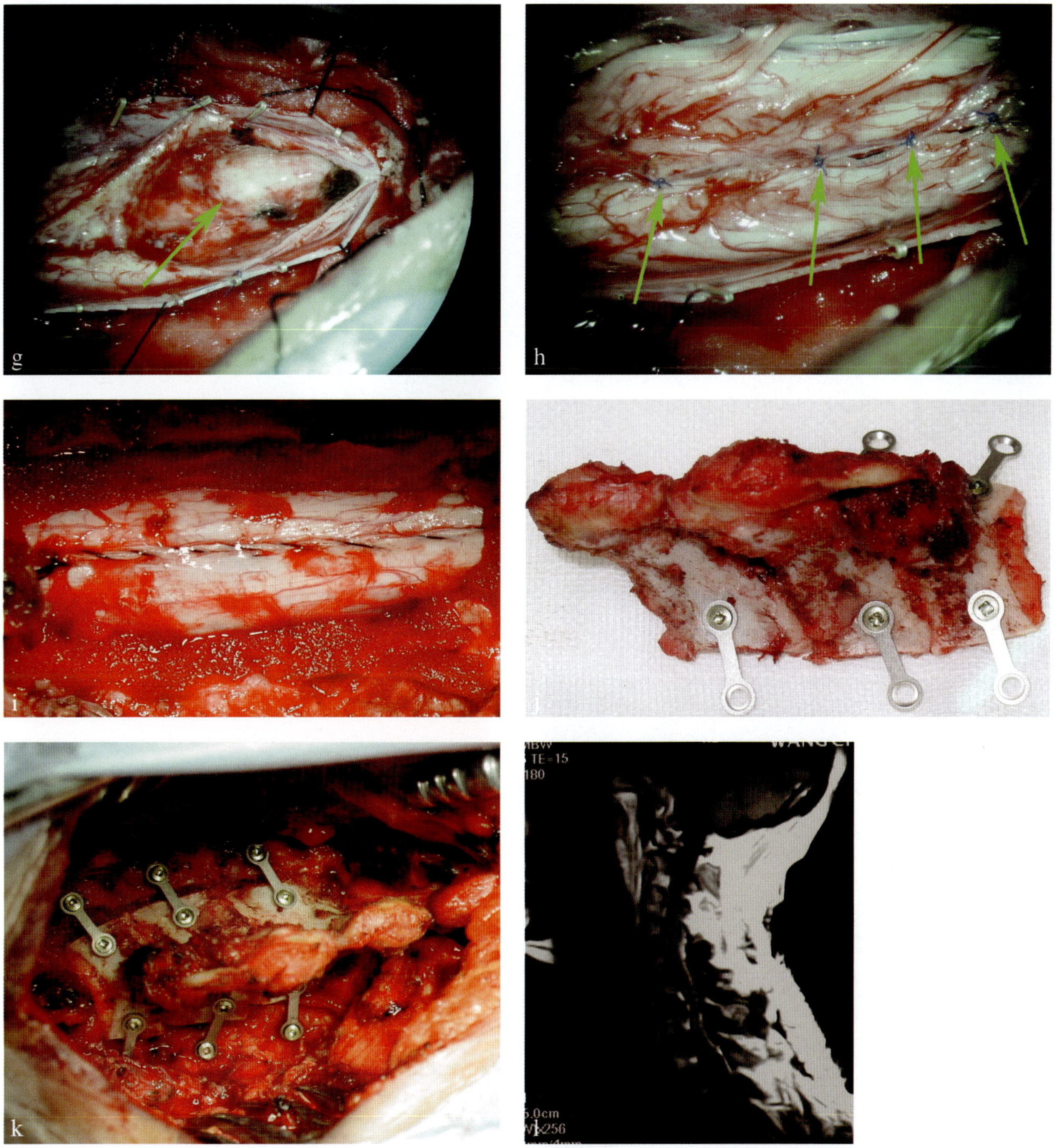

图 6-7 续　g. 肿瘤切除完毕，见肿瘤腹侧脊髓界面无肿瘤残留无渗血（绿箭头）。h. 显微细线间断缝合软脊膜（绿箭头）。i. 小针细线连续缝合硬脊膜。j. 钛片钛钉连接椎板。k. 还纳固定椎板。l. 术后 9 天 MRI T1 增强示：髓内无异常增强信号。

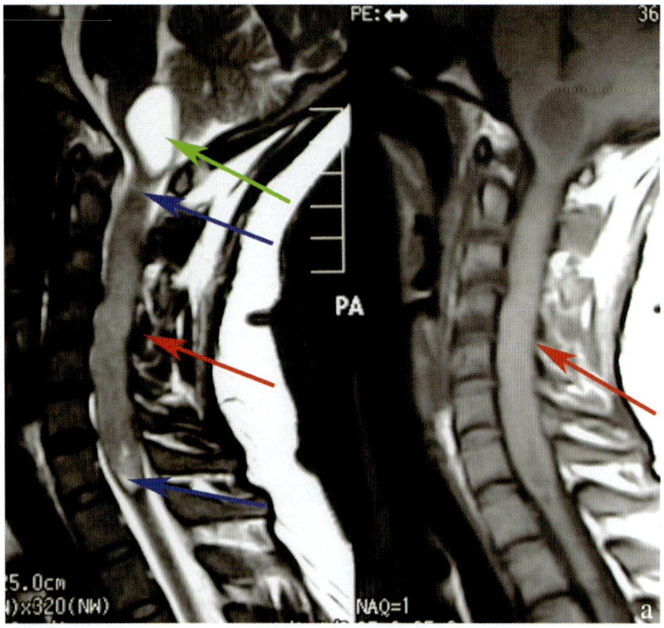

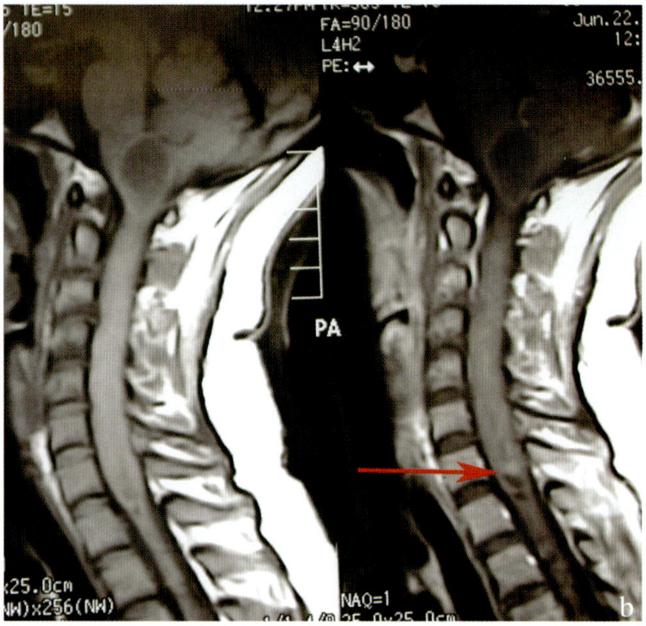

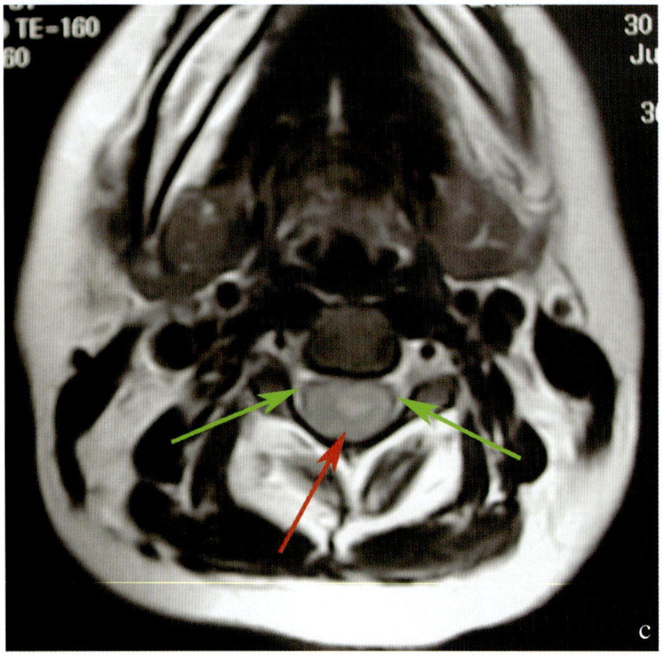

图 6-8 患者，女，30 岁。右肩部酸胀感 2 年，右脚麻木 4 个月。术前诊断：C2 ~ C7 室管膜瘤。a. 术前 MRI 矢状位 T1T2 示：肿瘤呈等或略高信号（红箭头），囊变显示清晰（绿箭头），在 T2 像上肿瘤的两极显示清晰（蓝箭头）。b. T1 平扫及增强对比示：肿瘤实体仅有轻度增强（红箭头）。c. MRI T1 轴位增强示：肿瘤向心性生长，几乎占满椎管（红箭头），脊髓组织被挤向边缘（绿箭头）。

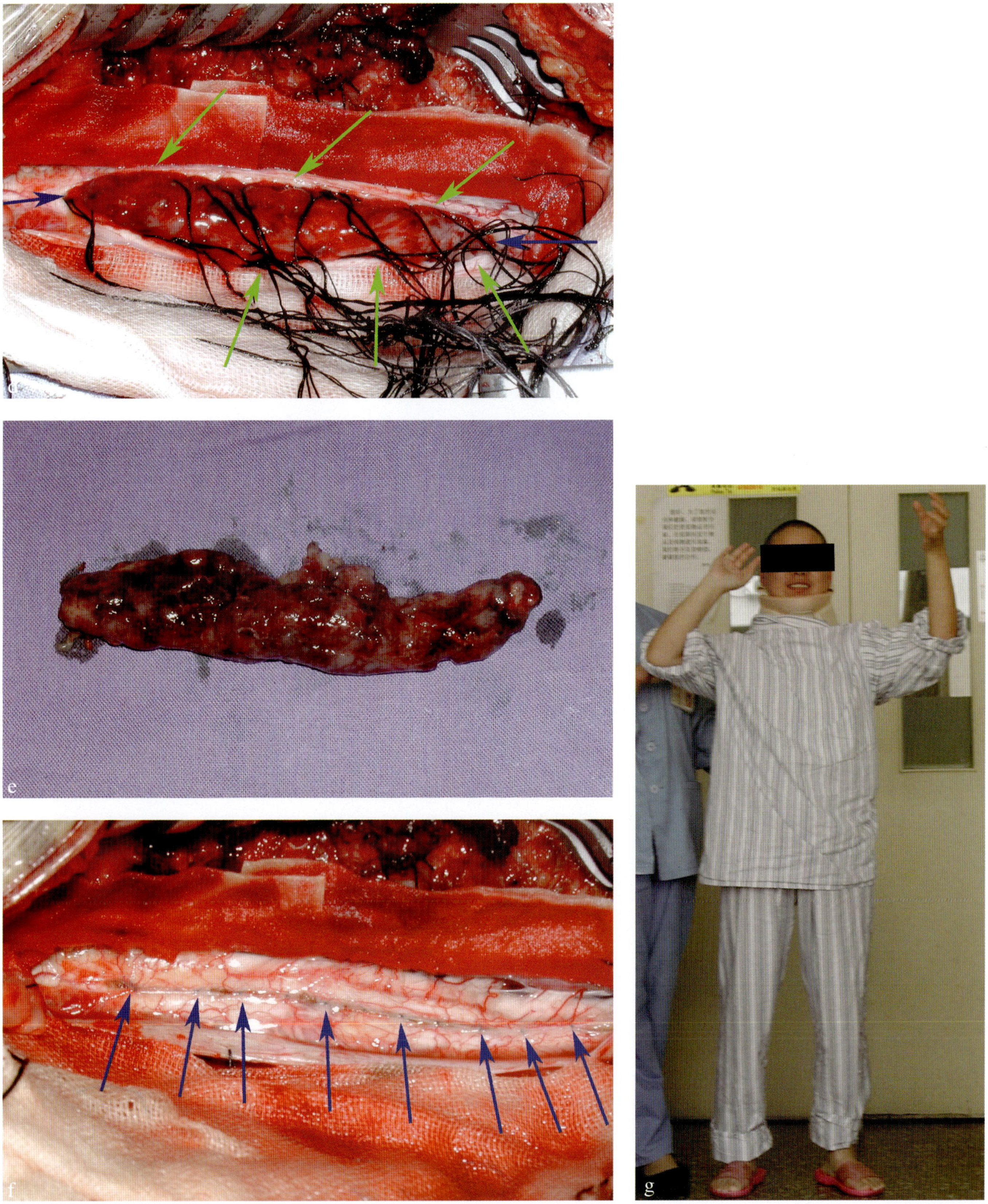

图 6-8 续 d. 沿肿瘤与脊髓组织边界用小棉片将其分离隔离，可见两侧边界（绿箭头）及上下两极边界（蓝箭头）。e. 整块全切肿瘤。f. 显微细线间断缝合软脊膜（蓝箭头）。g. 术后 1 周可在他人轻搀扶下站立，右上肢活动略差。

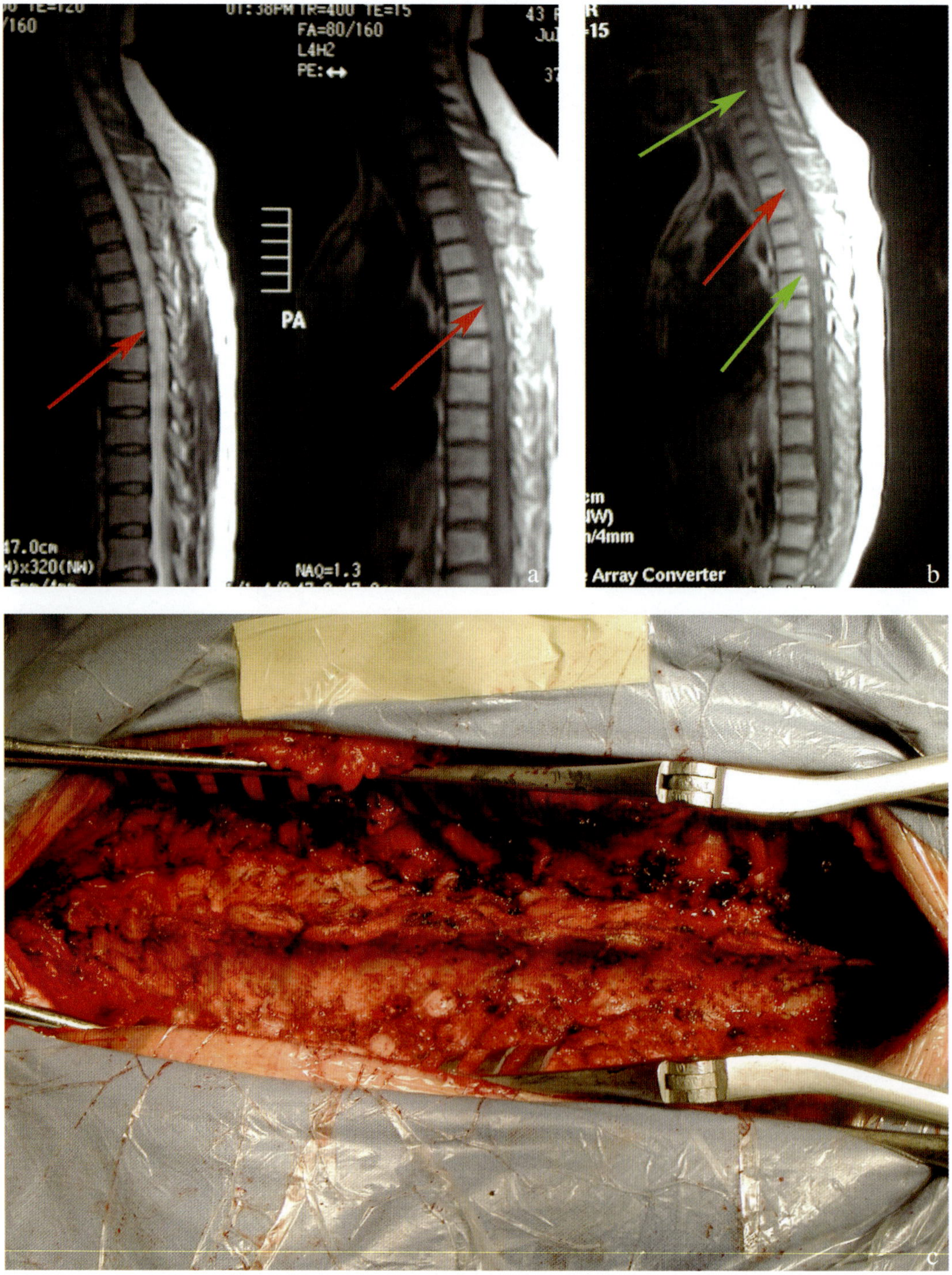

图 6-9 患者，女，43 岁。颈肩部疼痛 2 年，右上肢疼痛麻木 8 个月，双下肢无力 1 个月。术前诊断：C4 ～ T5 室管膜瘤。a. 术前矢状位 T1T2 像示：C4 ～ T5 脊髓肿胀，病变呈等略高信号（红箭头）。b. T1 增强示：病变较均匀增强（红箭头），可见病变上下两极（绿箭头）。c. 术中显露 C4 ～ T5 节段椎板。

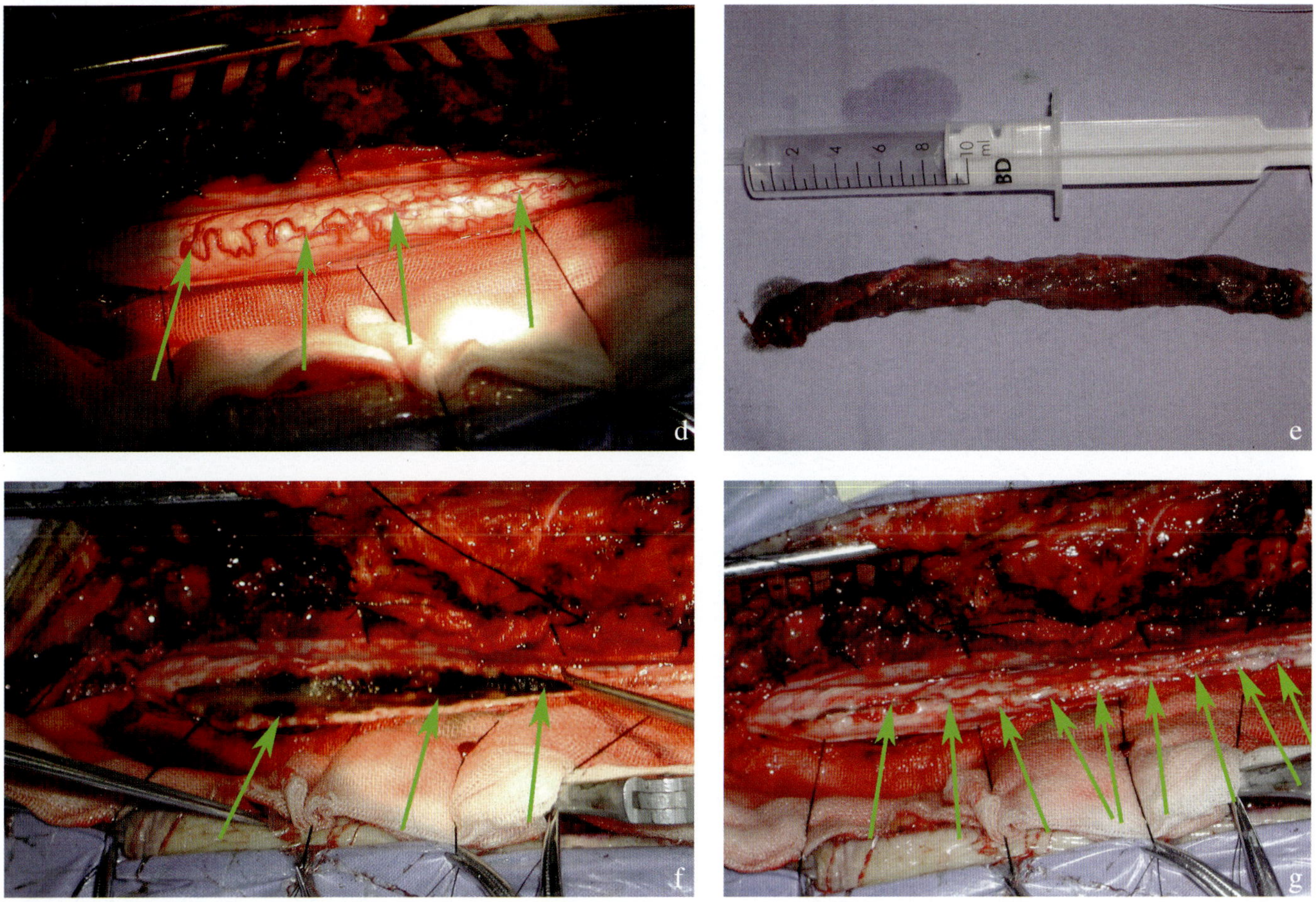

图 6-9 续 d. 见脊髓膨隆，背侧血管明显增多（绿箭头），搏动减弱。e. 整块切除下的肿瘤。f. 肿瘤切除完毕，见脊髓界面保护完好，用速必纱贴附（绿箭头）压迫小的渗血。g. 显微细线间断缝合软脊膜（绿箭头）。

鉴别诊断

- 髓内胶质瘤：有时髓内室管膜瘤为非典型影像学表现，术前可能诊断为髓内胶质瘤。髓内胶质瘤多为偏心性生长，增强扫描后呈片状不均匀轻中度强化，肿瘤头端和尾端多无囊变。
- 出血：病程较短，发病较急，病变无明显强化。随时间推移，血肿吸收，病变在 T1 像上从高信号向低信号逐渐演变。临床过程变现为急性起病，逐渐好转的过程。

手术步骤

步骤 1

- 体位：侧卧位，病变侧在上，若肿瘤基本位于椎管中间位置，取左侧卧位。上方肩部用约束带牵拉固定，避免身体向后方倾倒。

步骤 2

- 根据病人的皮肤下坠程度，取偏中线上方皮肤切口。暴露肌肉后，沿中线用单极电凝分开肌层，暴露棘突及椎板。

步骤 3

- 用切割钻切割开椎板。

步骤 4

- 沿中线剪开硬脊膜，小针细线悬吊硬脊膜，向两侧翻转固定于肌肉。

步骤 5

- 肿瘤位于髓内，打开硬脊膜后无法见到肿瘤。多数情况下脊髓搏动减弱。打开蛛网膜，释放部分脑脊液，可以更好地观察脊髓后部结构。

步骤 6

- 由于脊髓张力高，无法见到后正中沟。根据两侧神经根出脊髓的位置判断后正中沟位置（图 6-6）。用小功率电凝（4 ～ 6W）轻灼后正中沟，显微剪刀剪开脊髓组织。

步骤 7

- 脊髓背面组织多有静脉明显迂曲增粗。）剪开脊髓组织后向下 1 ～ 2mm 即可见肿瘤组织，肿瘤多呈灰红色。

步骤 8

- 分离肿瘤：术者左手持显微剥离子，右手持显微剪刀；助手位于术者左侧，左手持显微剥离子，右手持显微吸引器。从肿瘤与脊髓组织上界开始分离，取分界最明显位置，术者左手用剥离子剥离肿瘤组织，助手左手用剥离子剥离脊髓组织，找出边界。术者用右手持显微剪刀向肿瘤上极方向继续分离边界，助手用用右手持吸引器吸出肿瘤渗血，随术者移动。术者的剥离子、显微剪刀和助手的剥离子、显微吸引器交替配合。若分离边界过程中肿瘤或脊髓界面有渗血，尽量用海绵或小棉片压迫止血，不能止住血再用小功率双极（4 ～ 6W）轻灼出血点。从肿瘤上界向肿瘤上极逐步移动 (病人侧卧位，肿瘤在髓内。肿瘤头端指上极，尾端指下极；肿瘤的上方与脊髓的边界为上界，肿瘤的下方与脊髓的边界为下界)。分离处的边界用小棉片填压，既有止血作用，又有分离界面作用。接近肿瘤上极处，多可见清亮脑脊液流出，即证明已到肿瘤上极界面。按相同操作分离肿瘤下界和下级。将肿瘤与脊髓组织四周界面完全分离后，从下极至上极沿肿瘤腹侧界面，将肿瘤整块托起，完整切除。创面可用速必纱覆盖（图 6-1、图 6-3、图 6-7）。

步骤 9

- 切除肿瘤后，脊髓搏动明显，7 ～ 10 个零的显微细线间断缝合软脊膜（图 6-8、图 6-9）。

步骤 10

- 小针细线间断缝合硬脊膜。

步骤 11

- 钛钉钛片还纳椎板。

步骤 12

- 依次缝合椎旁肌、皮下、皮肤。

手术要点

- 术中肿瘤瘤腔小动脉出血以小功率电凝止血，脊髓组织出血，尽量用棉片或明胶海绵或速必纱压迫止血。
- 部分室管膜瘤与脊髓组织边界不清，无法整块分离，只能分块切除。
- 部分室管膜瘤向腹侧已接近穿透脊髓组织，这种情况分离时注意不要穿透脊髓。

圆锥部室管膜瘤（图 6–10）

- 主要位于下胸段上腰段，病变多均匀一致增强，上下无空洞，有时与圆锥部神经鞘瘤、神经纤维瘤术前不易鉴别，需病理证实。

手术步骤

步骤 1

- 体位：侧卧位，病变侧在上，若肿瘤基本位于椎管中间位置，取左侧卧位。

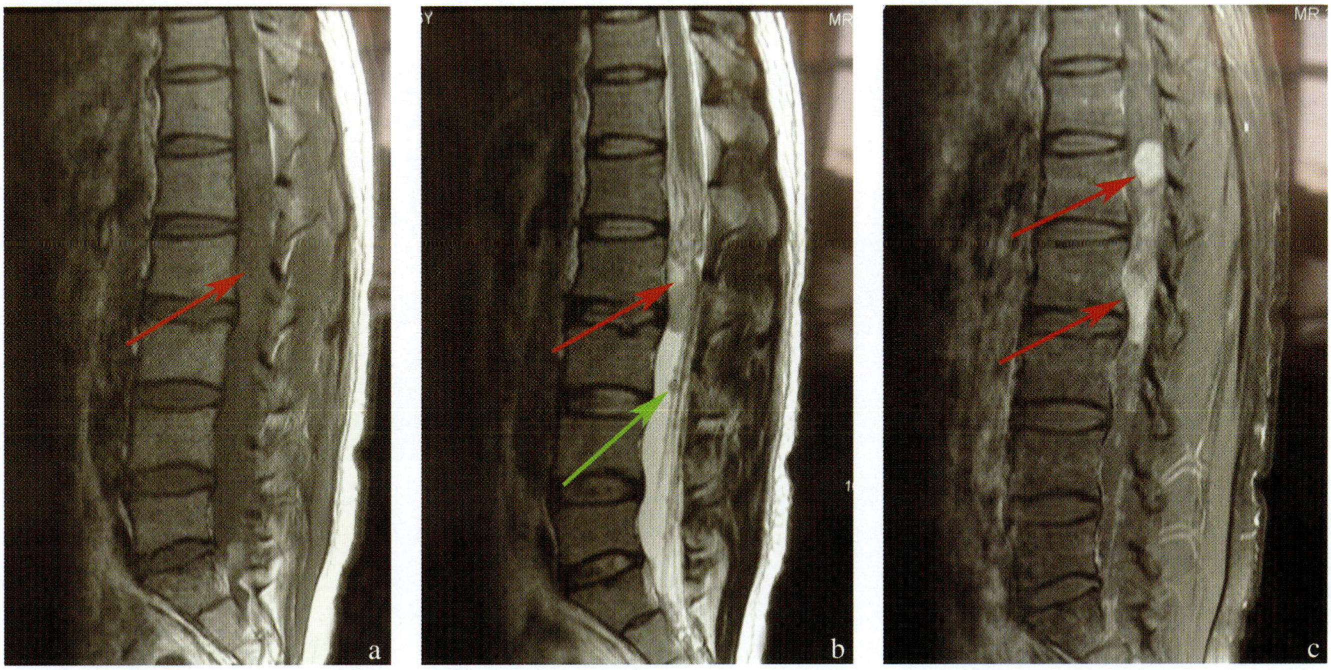

图 6-10 患者，男，36 岁。腰部疼痛 1 个半月。术前诊断：腰椎管内多发占位 神经纤维瘤病 骶管囊肿。a. 术前矢状位 MRI T1 平扫示：腰段脊髓肿胀（红箭头）。b. T2 示：L1 ～ L2 节段有等信号不规则病变（红箭头），L3 节段与马尾神经根相连似乎有小结节样病变（绿箭头）。c. T1 增强示：病变不规则增强（红箭头）。

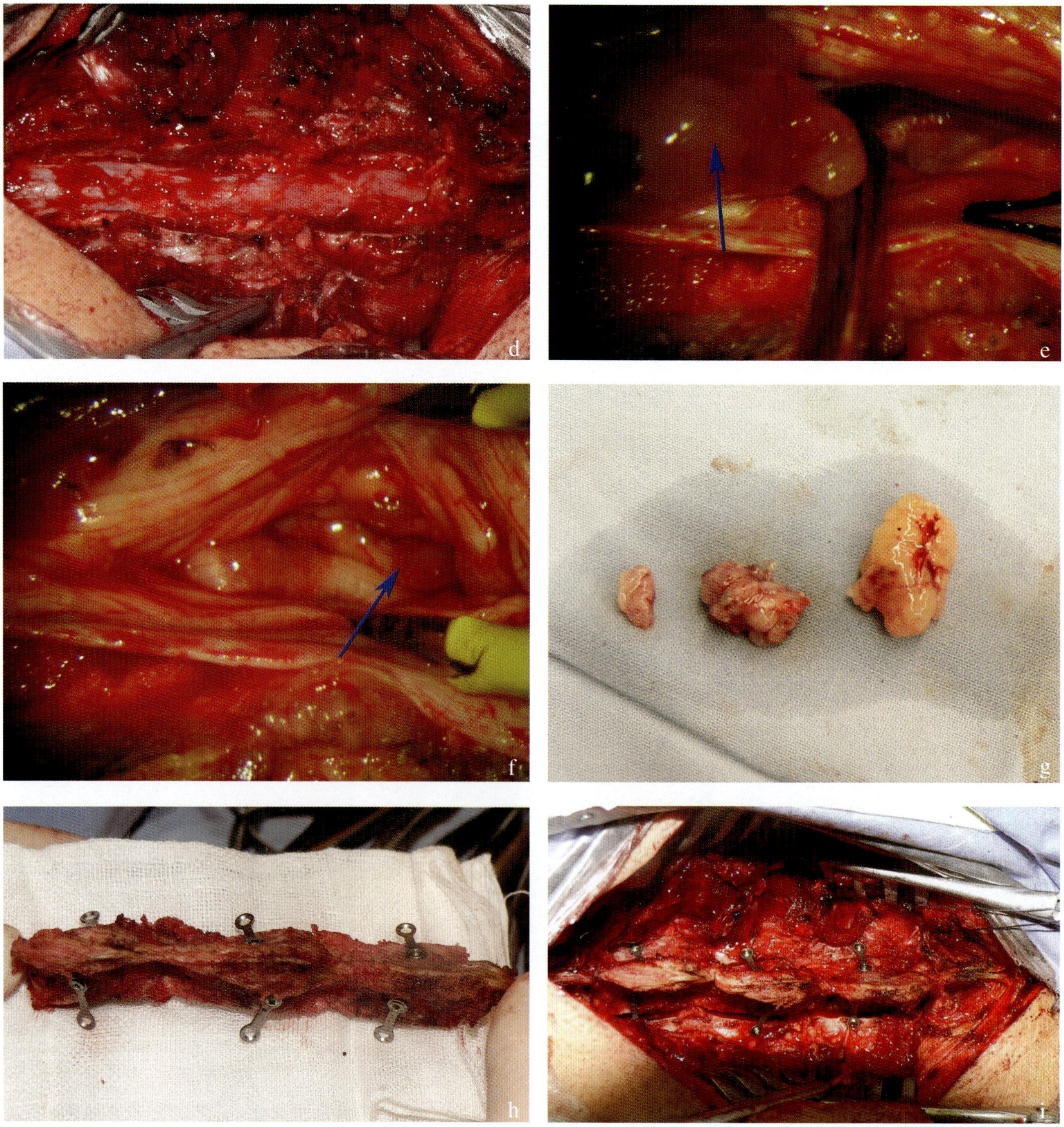

图 6-10 续 d. 切割下椎板，显露硬脊膜。e. 术中见马尾神经上分布大小不等的占位 20 ～ 30 个，小到仅在神经根表面呈红黄色微隆起；大的有两处，一个位于 T11 ～ L1，约 1.5cm × 2cm × 2cm 大小，偏左，将圆锥马尾挤向右侧，一个位于马尾神经内，L1 ～ L3 腹侧面，居中，约 2cm × 2cm × 4cm 大小，呈灰红色，质软，血供中等。将它们分离、切除。又将分布于各神经根上突起或中央膨胀性生长之占位切除 5 个。将仅隆起于神经根表面的占位烧灼处理。切除后上下脑脊液流动通畅。见 T11 ～ L1 处占位（蓝箭头）。f. 见 L1 ～ L3 处占位（蓝箭头）。g. 切除下的 3 个较大占位。h. 钛片钛钉连接椎板。i. 复位椎板。

图 6-10 续 j. 病理示：室管膜瘤，生长活跃，WHO Ⅱ～Ⅲ级。k. 术后 6 天 MRI，未见腰段椎管内未见异常强化影。

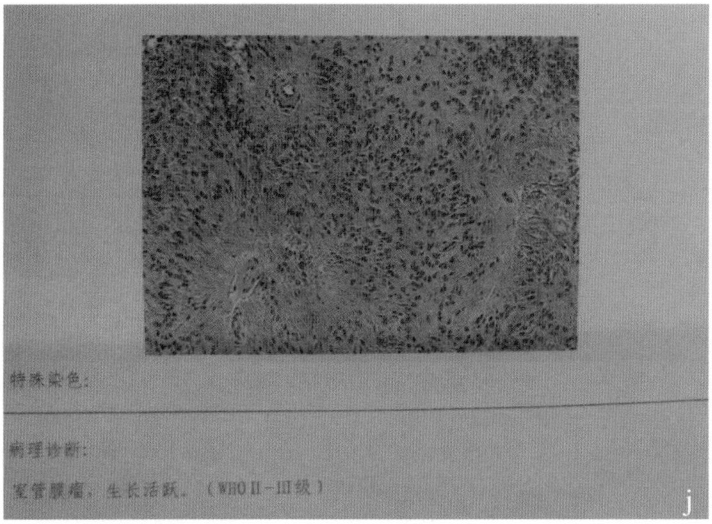

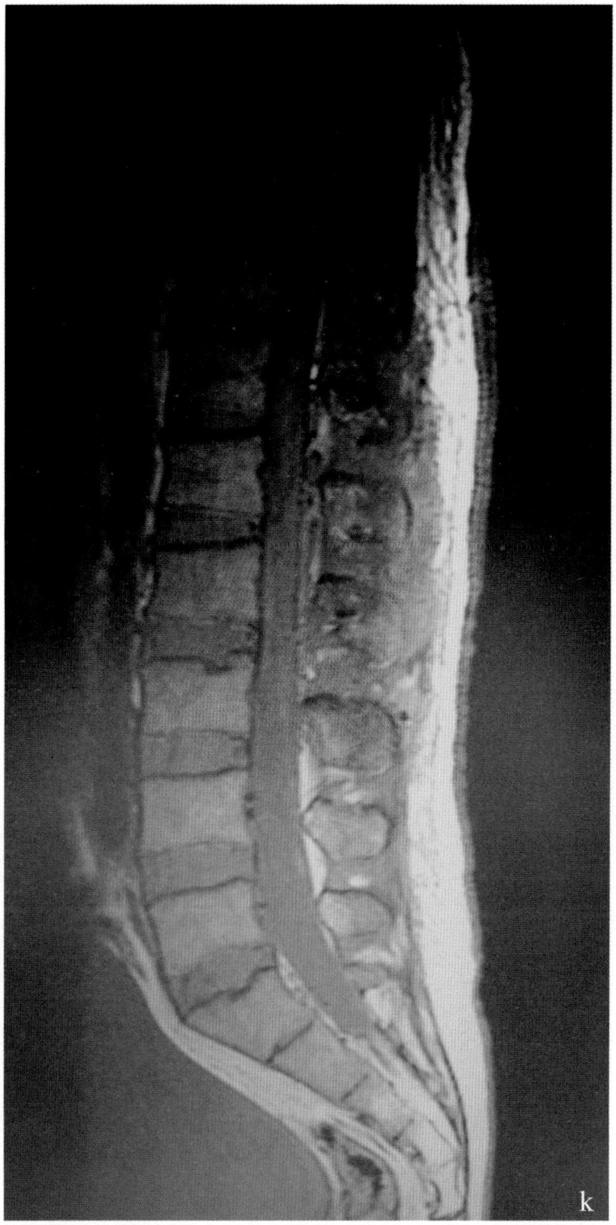

- 上方肩部用约束带牵拉固定，避免身体向后方倾倒。

步骤 2

- 根据病人的皮肤下坠程度，取偏中线上方皮肤切口。暴露肌肉后，沿中线用单极电凝分开肌层，暴露棘突及椎板。

步骤 3

- 用切割钻切割开椎板。

步骤 4

- 沿中线剪开硬脊膜，小针细线悬吊硬脊膜，向两侧翻转固定于肌肉。

步骤 5

- 翻开硬脊膜后，见灰红色肿瘤与脊髓末端及马尾神经粘连，肿瘤无明显边界，在神经根间隙之间用双极和吸引器或显微剪刀分块切除肿瘤。由于肿瘤与马尾神经粘连紧密，很难做到全切。

室管膜瘤椎管内种植

- 脑内室管膜瘤为中度恶性肿瘤，可向神经系统其他部位种植播散。种植播散离原发病灶发现时间可能较长。治疗原则根据病人的具体情况而定，如果脊髓的占位症状明显，病人身体状态较好，可以选择手术切除；如果原发病灶又有复发，脊髓又出现占位病变，病人状态较差，可以选择单纯减压或保守治疗（图 6-11）。

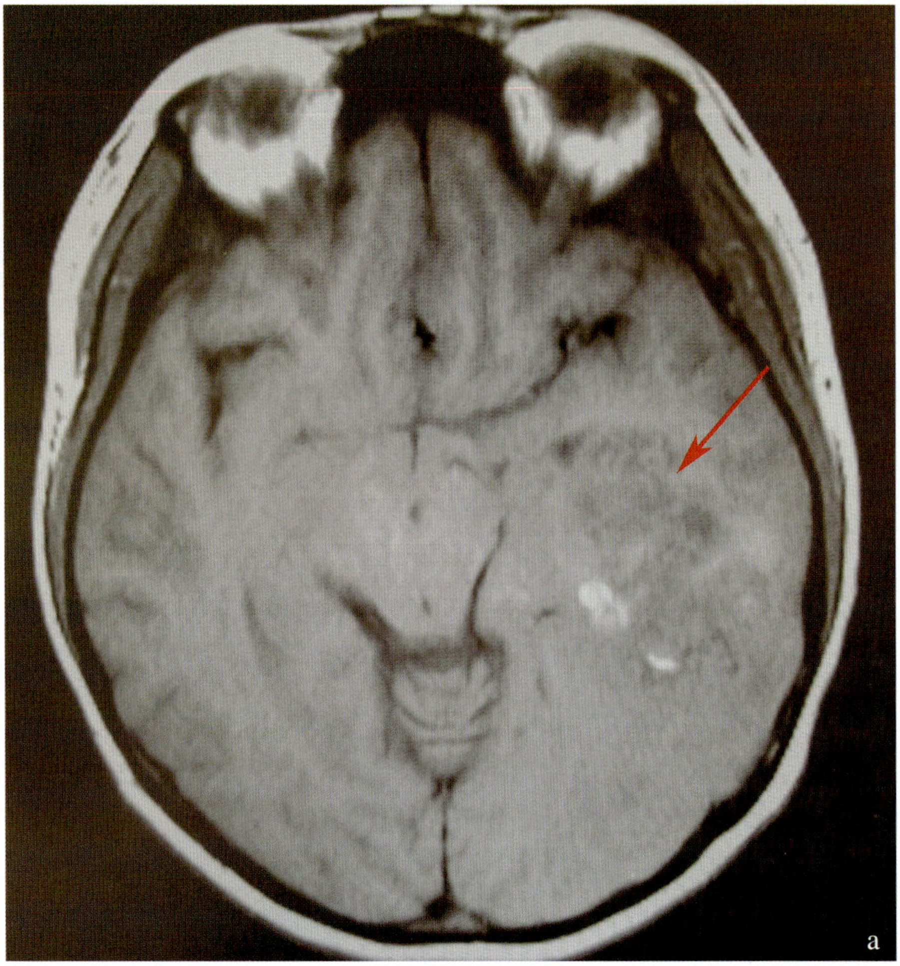

图 6-11 患者，女，32 岁。2005 年 10 月因头部头部疼痛，言语不利发现颅内左颞枕占位。行左颞枕开颅病变切除术，病理示：室管膜瘤。2007 年 12 月因腰骶部疼痛，大便不畅行腰骶部 MRI 检查示：L5 节段椎管内占位。行手术切除，病理示：室管膜瘤。 a. 2005 年 10 月术前 T1 平扫示：病变呈高低混杂信号，以低信号为主（红箭头）。

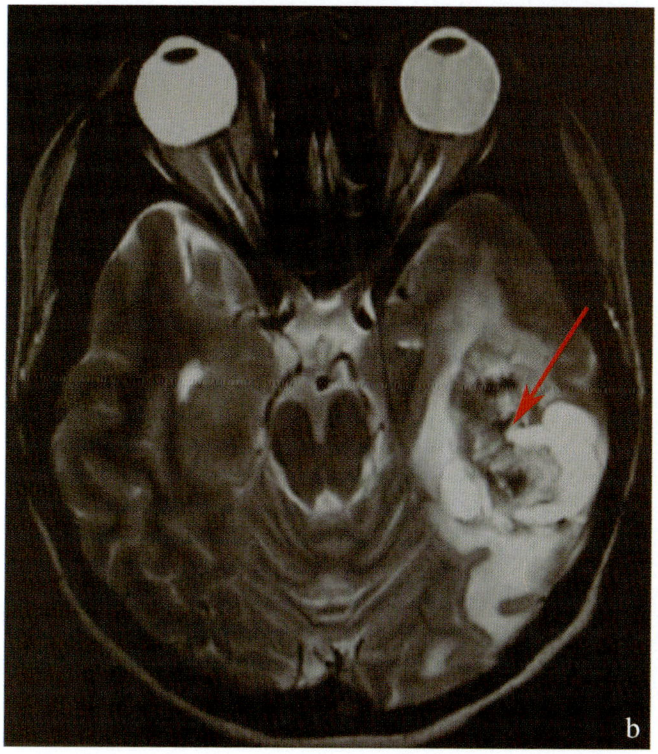

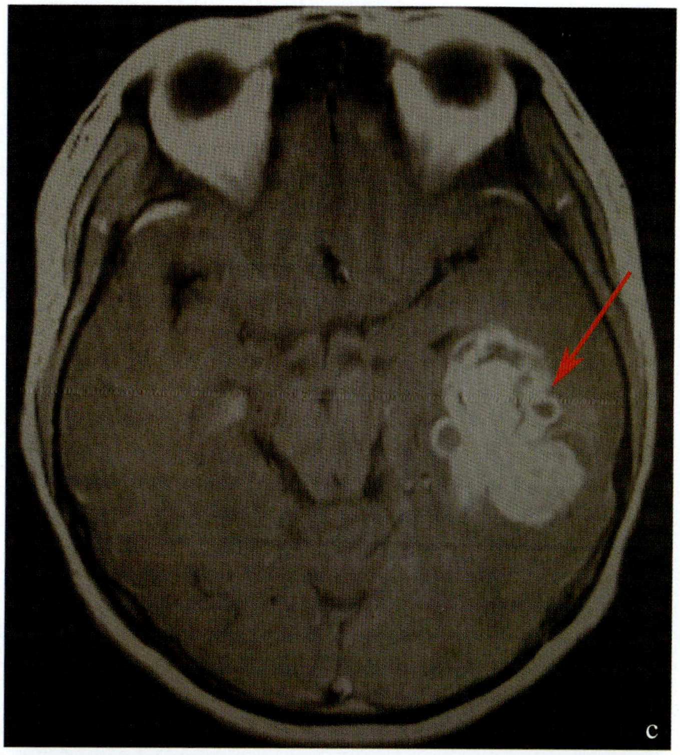

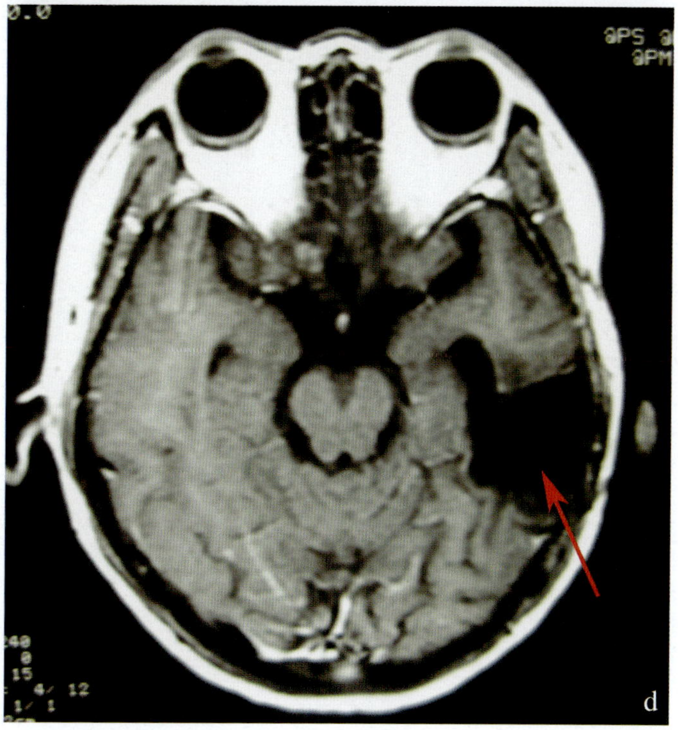

图6-11续 b. T2像呈混杂信号(红箭头)。c. T1增强示：病变呈花环样增强（红箭头）。行左颞枕开颅病变切除术，术中见肿瘤色灰黄，质地软，有散在钙化，血供丰富。d. 2007年11月头部MRI轴位T1增强示：术区无强化灶，术后软化灶形成（红箭头）。

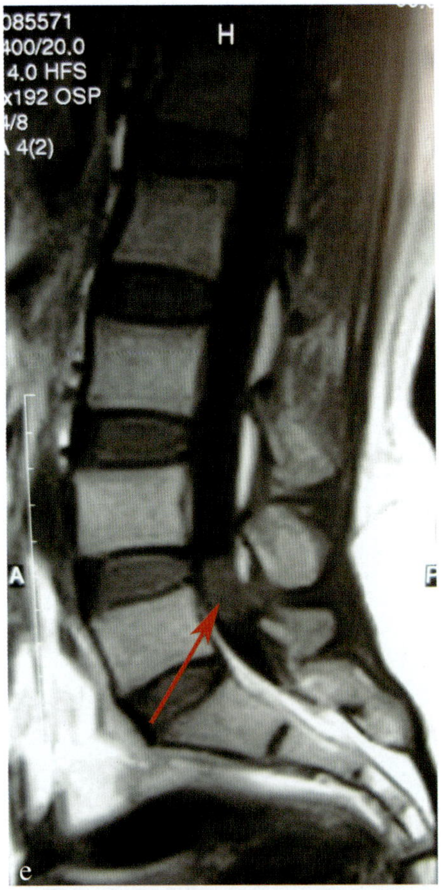

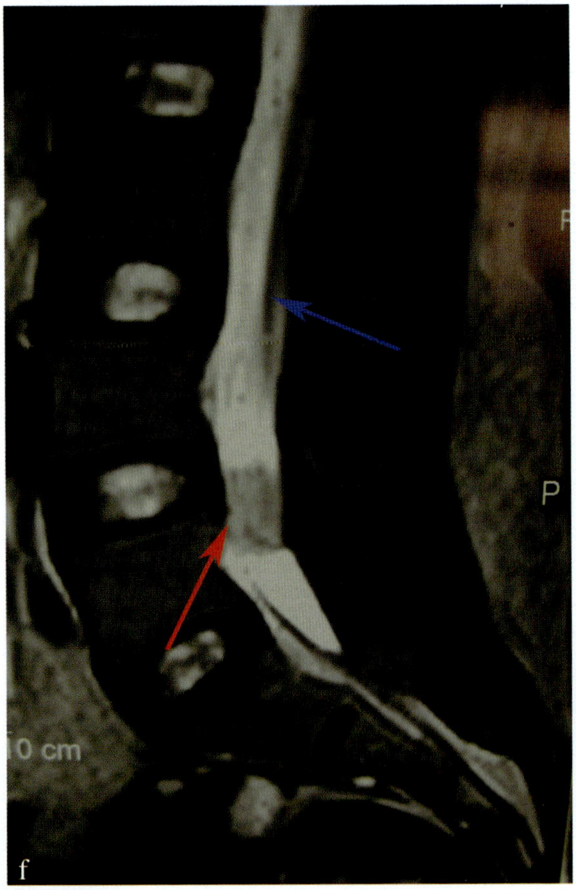

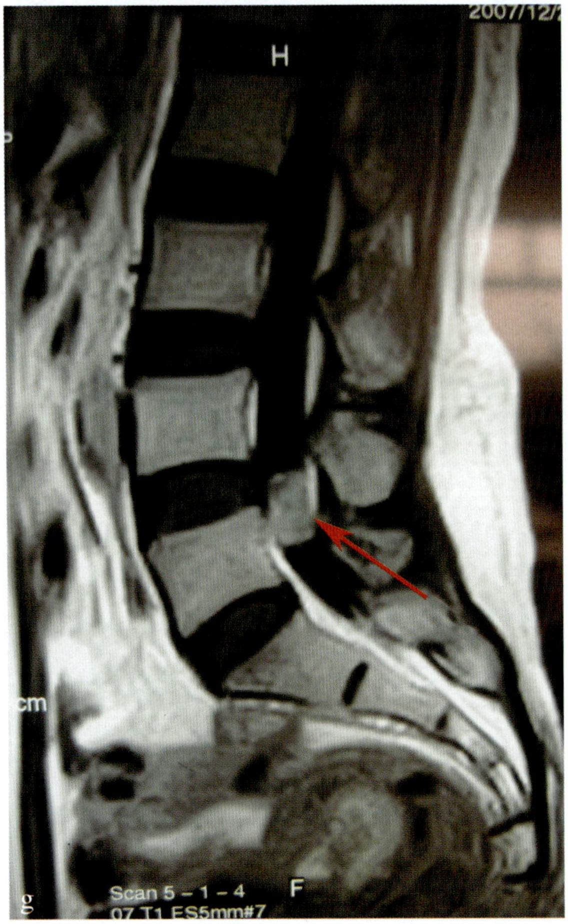

图 6-11 续　e. 2007 年 12 腰段 MRIT1 平扫示：L5 节段等信号病变（红箭头）。f. T2 示：L5 节段略高信号病变（红箭头），脊髓末端位于 L3 ~ L4 节段（蓝箭头）。 g. T1 增强示：病变无明显增强（红箭头）。

7 髓内胶质瘤

临床特点

- 髓内胶质瘤可发生于任何年龄。可发生在任何脊髓节段，以颈胸段多见。多以肢体麻木、无力、疼痛起病。病例性质以低级别星形细胞瘤为主，间变星形细胞瘤及胶质母细胞瘤占较少比例。对于边界清楚的低级别星形细胞瘤，应尽可能手术全切肿瘤；对于边界不清的高级别恶性胶质瘤，可选择部分切除或活检，术后辅以放疗。

MRI 表现

- 肿瘤呈偏心性生长，边界不清，上下极多无囊变。病变呈长 T1 长 T2 信号，瘤腔内可有囊变，增强呈不均匀强化，部分病例可合并出血。

手术技术（图 7-1 ～图 7-5）

步骤 1 ～ 6

- 步骤同室管膜瘤手术技术。

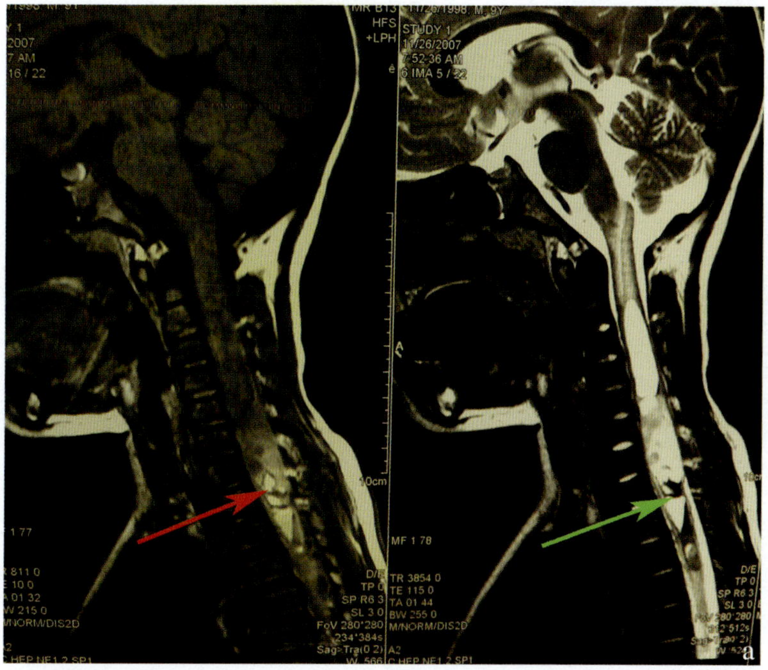

图 7-1 患者，男，9 岁。颈部疼痛 20 天。术前诊断：C3 ～ T4 占位，胶质瘤可能性大。a. 术前矢状位 T1 平扫 T2 像示：肿瘤实体主要位于 C7 ～ T2 节段，T1 平扫呈略高混杂信号（红箭头），T2 呈明显低信号（绿箭头），考虑肿瘤合并出血。

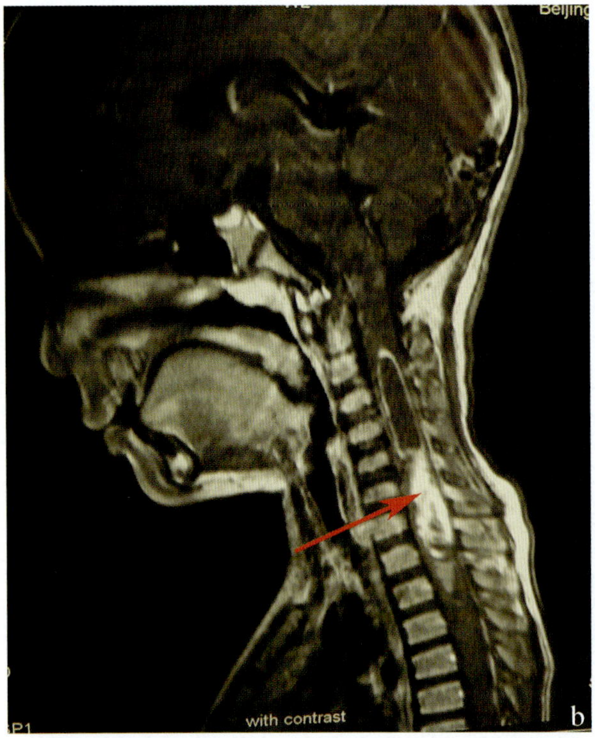

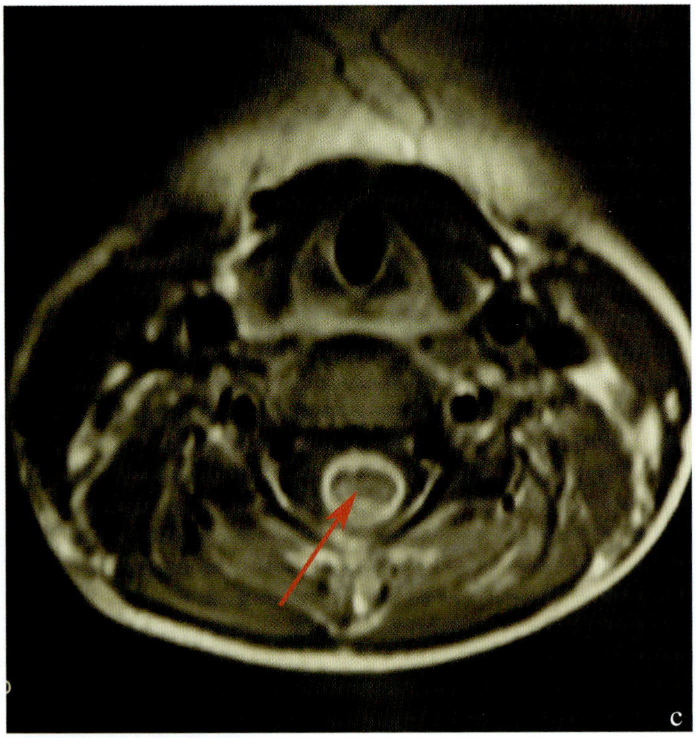

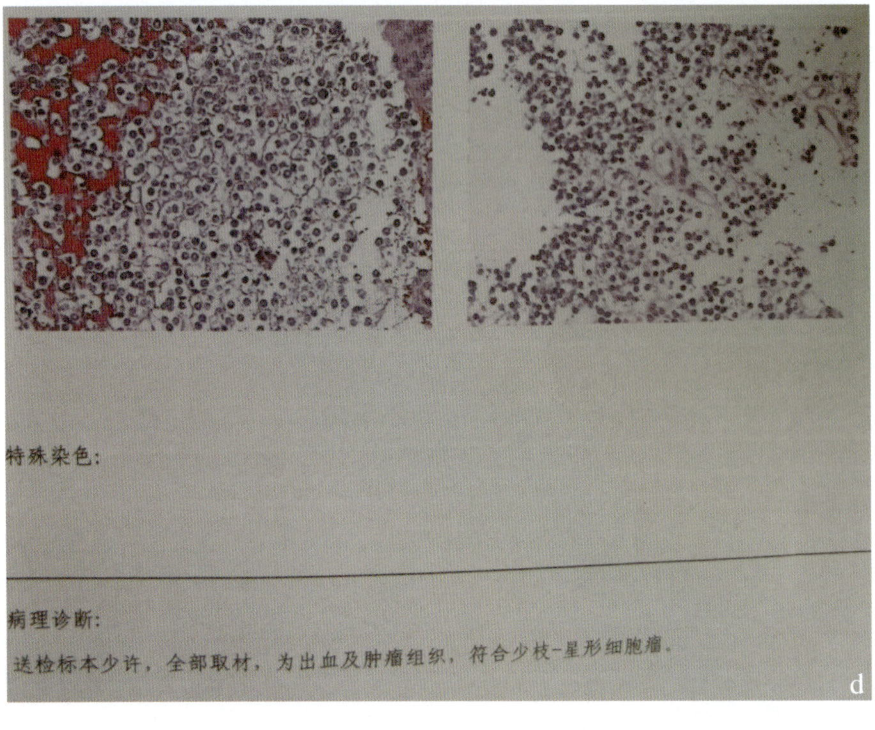

图 7-1 续 b. 术前矢状位 T1 增强示：病变实性部分强化明显（红箭头）。c. 术前轴位 T1 增强示：肿瘤不均匀增强（红箭头），基本属于向心性生长。d. 病理示：少枝 - 星形细胞瘤。

步骤 7

- 髓内胶质瘤多呈灰红色或灰黄色，边界多数不清，少数与脊髓组织有一定边界。对于边界较清楚肿瘤，可按照切除室管膜瘤的方法，分离出肿瘤的上下两极和左右两侧的边界，从肿瘤腹侧将肿瘤完整切除。对于边界不清的肿瘤，只能分块切除。上下两侧争取见脑脊液流出，腹侧多无明显边界，为避免加重脊髓损伤，肿瘤的腹侧切除程度不要过多。对明显出血可用弱电凝止血，应靠近肿瘤侧电凝，并同时用冲洗器冲洗，配合显微吸引器，将高温度的水及时吸走，术中强调术者和助手的熟练配合（图 7-2）。如肿瘤切除较彻底，脊髓塌陷明显，搏动明显恢复。

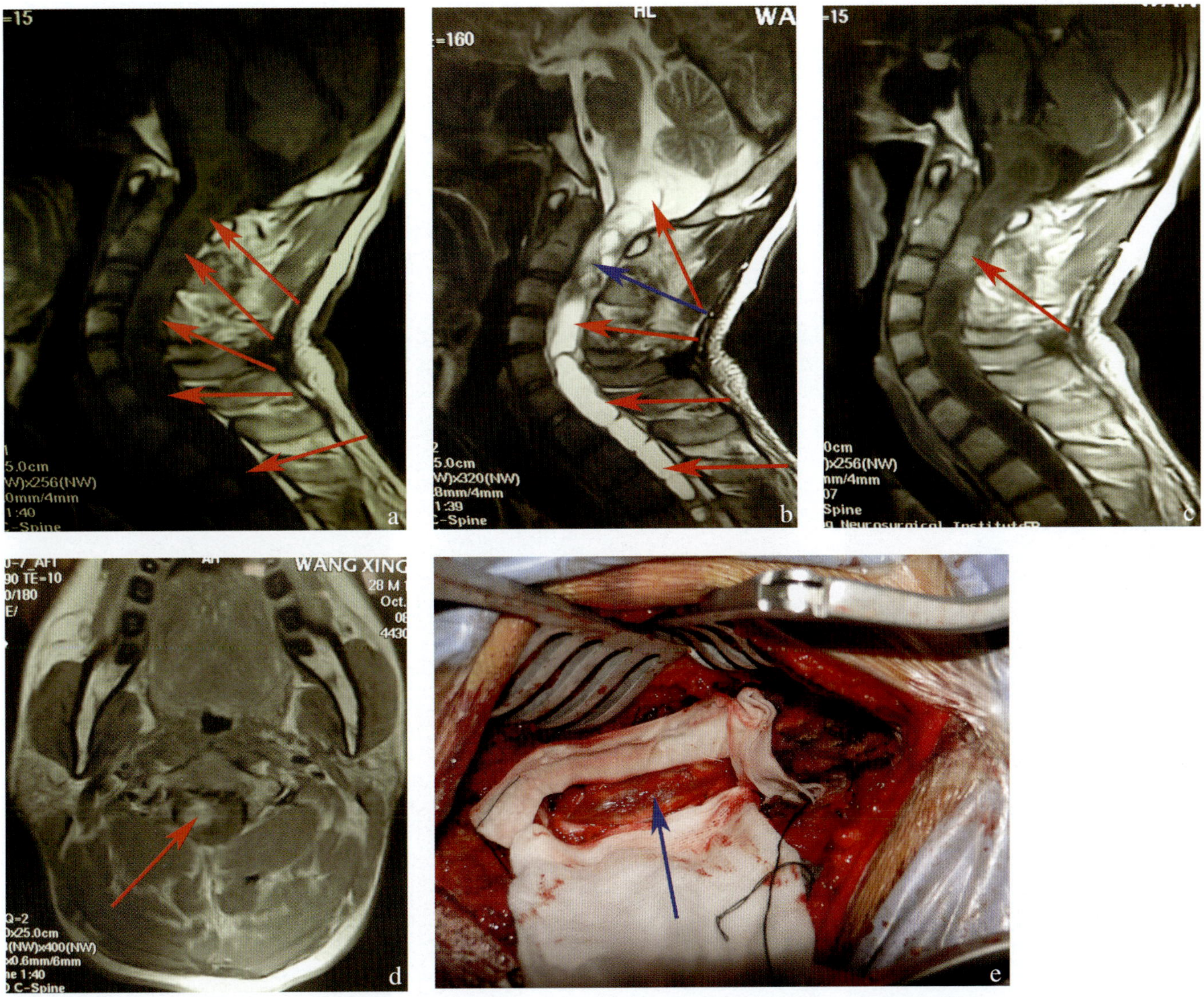

图 7-2 患者，男，28 岁。右侧肢体麻木无力 7 ~ 8 年，左侧肢体无力 2 年，行走不能 1 个月。术前诊断：C2 ~ C3 占位，室管膜瘤可能性大。a. 术前矢状位 T1 平扫示：多发囊变，脊髓弥漫性肿胀（红箭头）。b. 术前矢状位 T2 示：多发囊变（红箭头），实体部分（蓝箭头）。c. 矢状位 T1 增强示：实体部分明显增强（红箭头）。d. 轴位 T1 增强示：病变呈偏心性增强（红箭头）。e. 打开硬脊膜后，见脊髓背侧呈灰红色，肿胀（蓝箭头）。

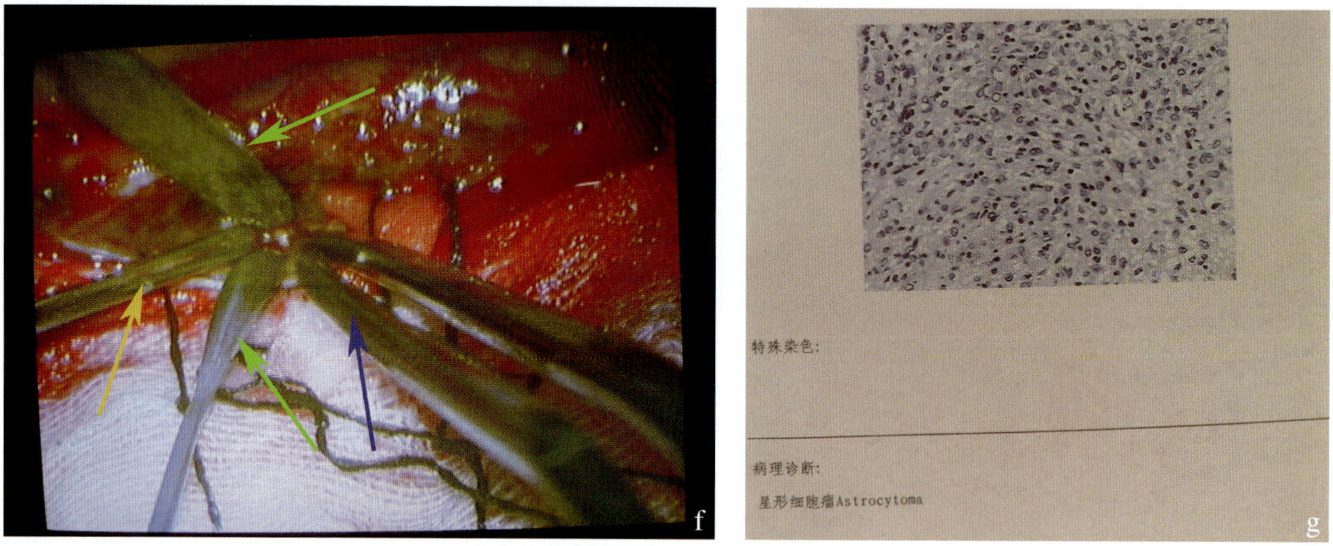

图 7-2 续 f. 术中术者与助手紧密配合，分离肿瘤边界。见双极电凝（蓝箭头），显微剥离子（绿箭头），显微吸引器（黄箭头）。g. 病理示：星形细胞瘤。

步骤 8

- 肿瘤切除完毕，如脊髓搏动良好，显微细线间断缝合软脊膜，连续缝合硬脊膜，还纳椎板。如肿瘤边界不清，部分切除，可不缝合软脊膜，硬脊膜减张缝合，去椎板减压（图 7-3，图 7-5）。

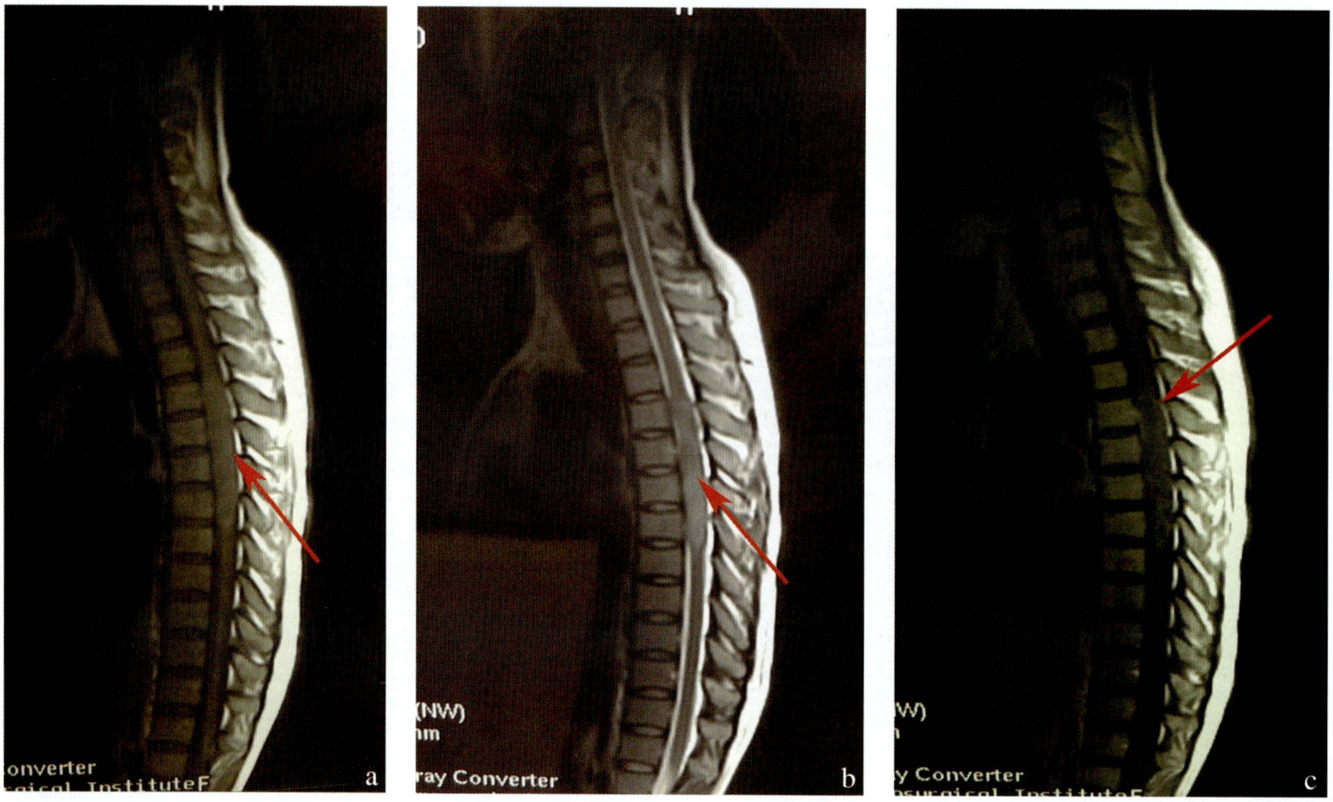

图 7-3 患者，女，38 岁。双下肢麻木无力 5 个月，加重 2 个月。术前诊断：T4 ~ T 7 髓内占位，星形细胞瘤可能性大。 a. 术前矢状位 T1 平扫示：脊髓弥漫性肿胀，病变呈等信号（红箭头）。b. 术前矢状位 T2 示：脊髓弥漫性肿胀，病变呈略高信号（红箭头）。c. 矢状位 T1 增强示：病变边缘轻度强化（红箭头）。

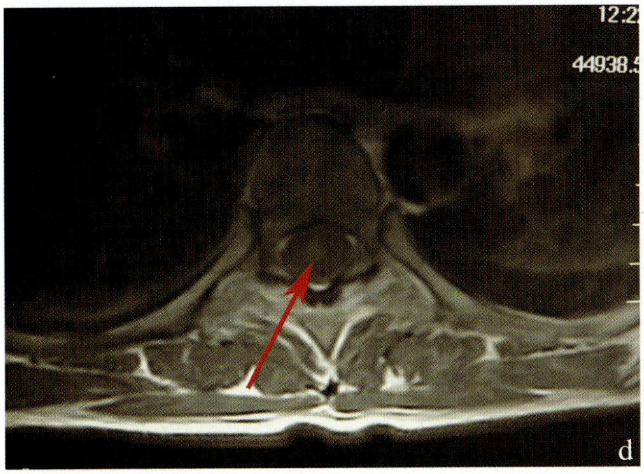

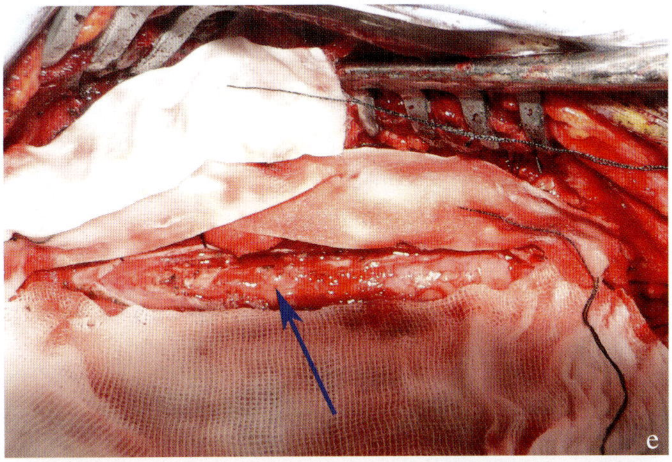

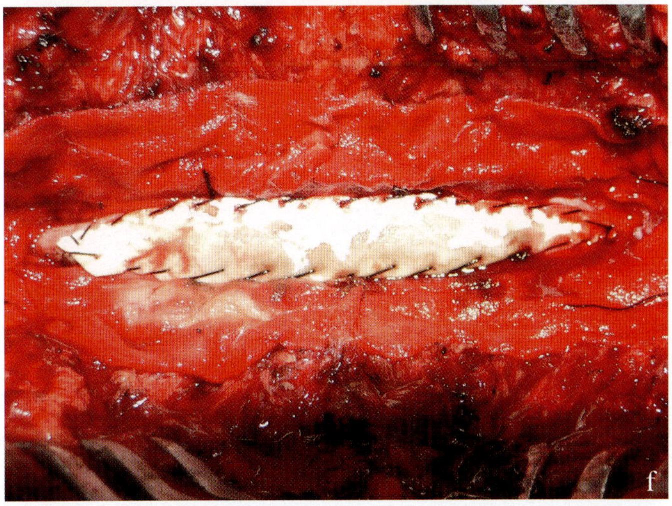

图 7-3 续 d. 轴位 T1 增强示：病变呈片状不均匀增强（红箭头）。e. 术中切开脊髓背侧组织后，见灰红色肿物，边界不清（蓝箭头）。f. 肿瘤切除完毕后，人工硬脊膜减张缝合硬脊膜。

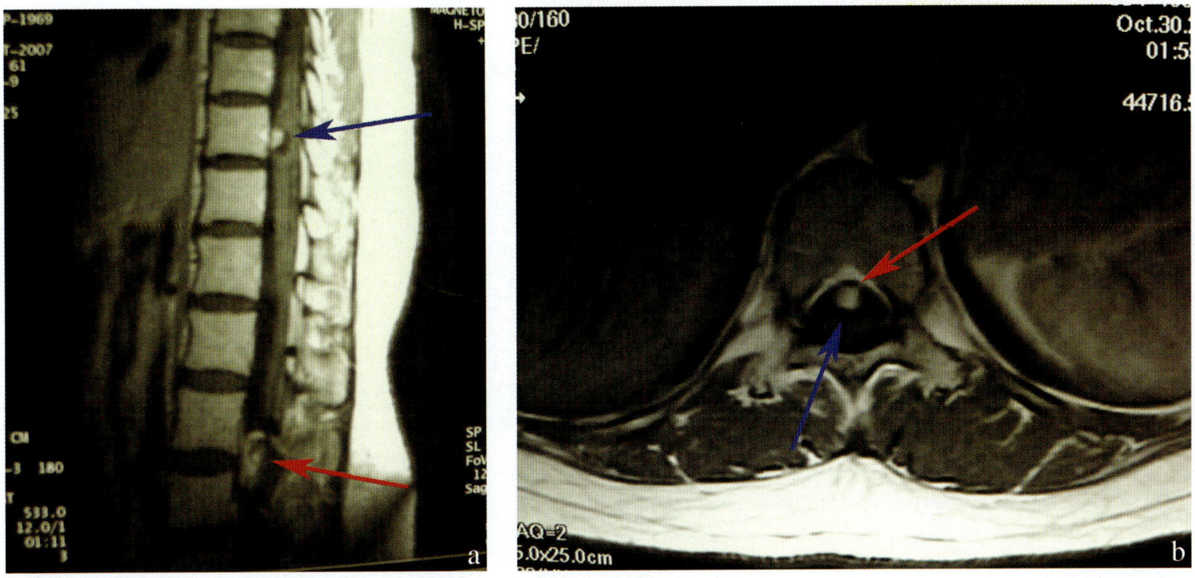

图 7-4 患者，女，33 岁。左臀左下肢肌肉萎缩 12 年，左臀左大腿疼痛 4 年余。术前诊断：T11 ～ T12 髓内占位 血管网织细胞瘤？胶质瘤？ L3 ～ L4 神经鞘瘤。a. 术前矢状位 T1 增强示：L3 ～ 4 髓外占位，脊髓受压，病变较均匀增强，考虑为神经鞘瘤；T11 ～ T12 占位，脊髓肿胀，考虑髓内病变，病变较均匀增强。b. T11 ～ T12 轴位 T1 增强示：病变为髓内病变，增强较均匀，背侧有囊变。考虑血管网织细胞瘤或胶质瘤。

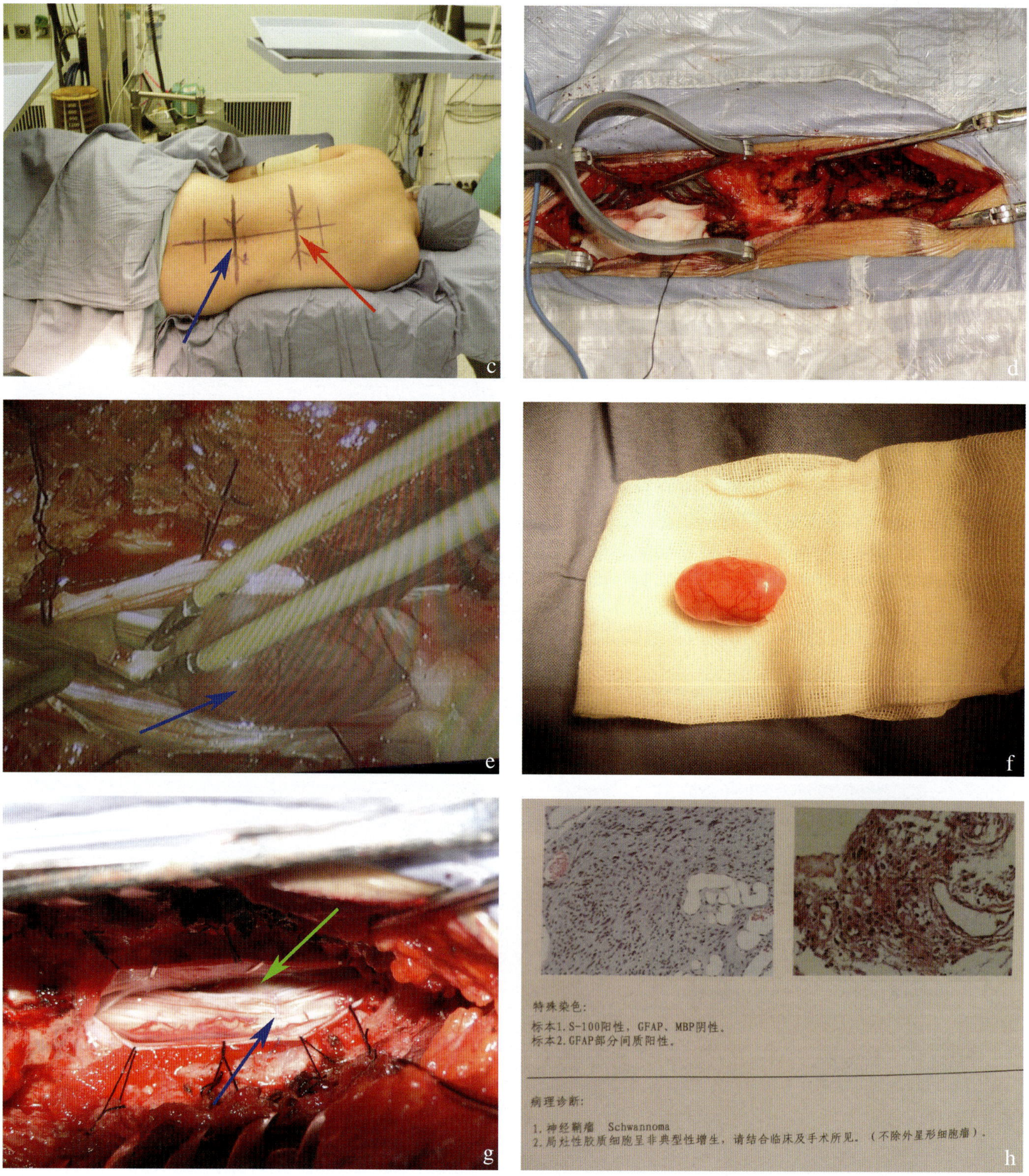

图 7-4 续 c. 术中取右侧卧位，使肿瘤侧在上。较长直切口，红箭头示 T11 ~ T12 处，蓝箭头示 L3 ~ L4 处。d. 术中分别暴露 T11 ~ T12 及 L3 ~ L4 椎板及棘突，中间部位椎旁肌可不必分开。e. 术中整块切除 L3 ~ L4 处肿瘤，为典型神经鞘瘤表现。f. 切除下的肿瘤，为典型神经鞘瘤。g. 暴露 T11 ~ T12 处肿瘤，显微细线（蓝箭头）悬吊齿状韧带，将脊髓轻拉向一侧，暴露 T11 ~ T12 处腹侧肿瘤（绿箭头），切除过程中见肿瘤囊实性，灰黄色，质地脆，与脊髓分界不清，分块近全切除。h. 病理示：神经鞘瘤，星形细胞瘤。

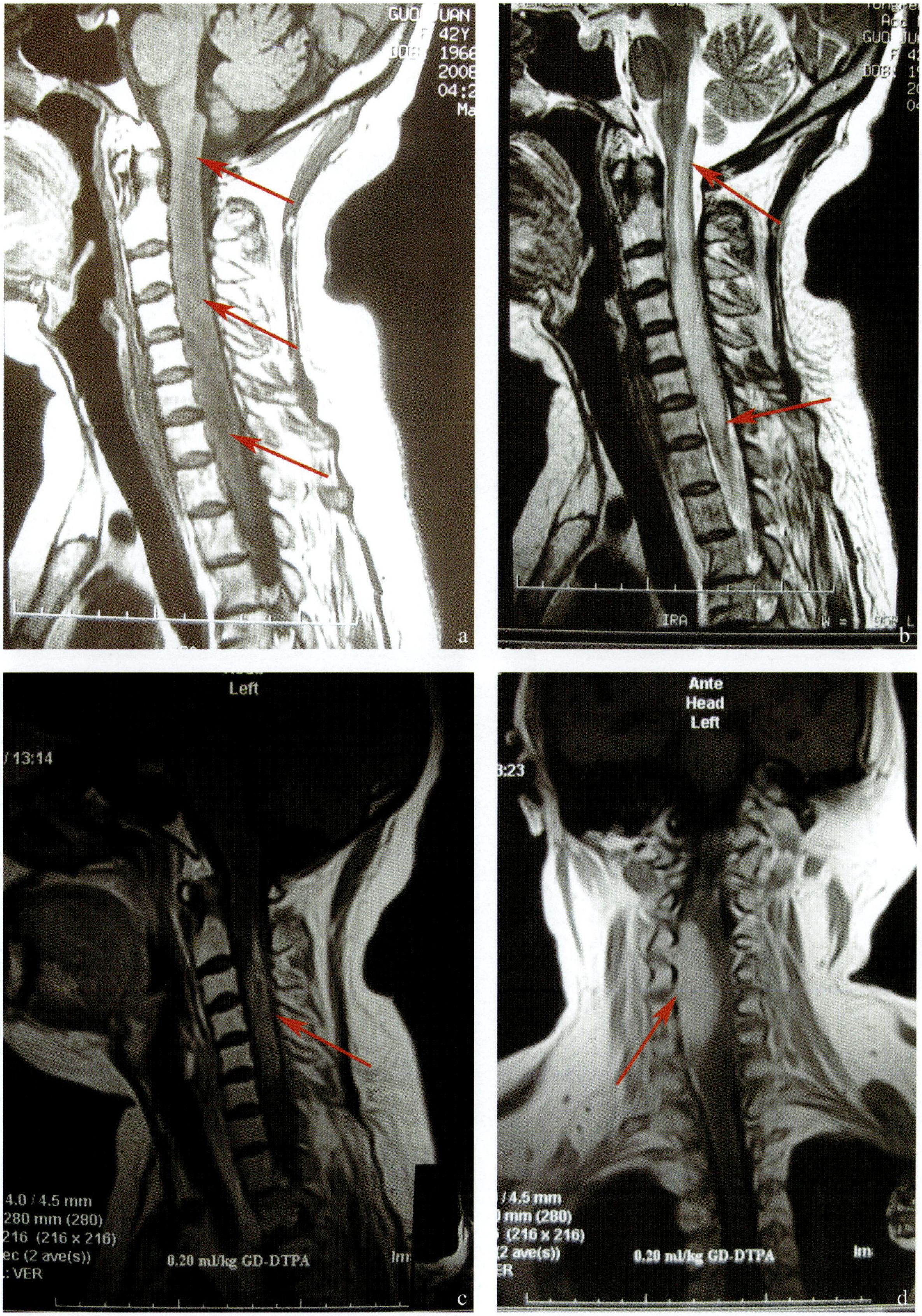

图 7-5 患者，女，42 岁。双上肢无力 2 年，加重 1 个月。术前诊断：延颈髓占位 胶质瘤？ 转移瘤？ a. 术前 T1 矢状位平扫示：下延髓至颈髓略低信号病变（红箭头）。b. T2 矢状位示：下延髓至颈 7 平面略高信号病变（红箭头）。c. 矢状位 T1 增强示：C2 ~ C5 节段病变不均匀增强（红箭头）。d. 冠状位增强示：病变明显偏向右侧（红箭头）。

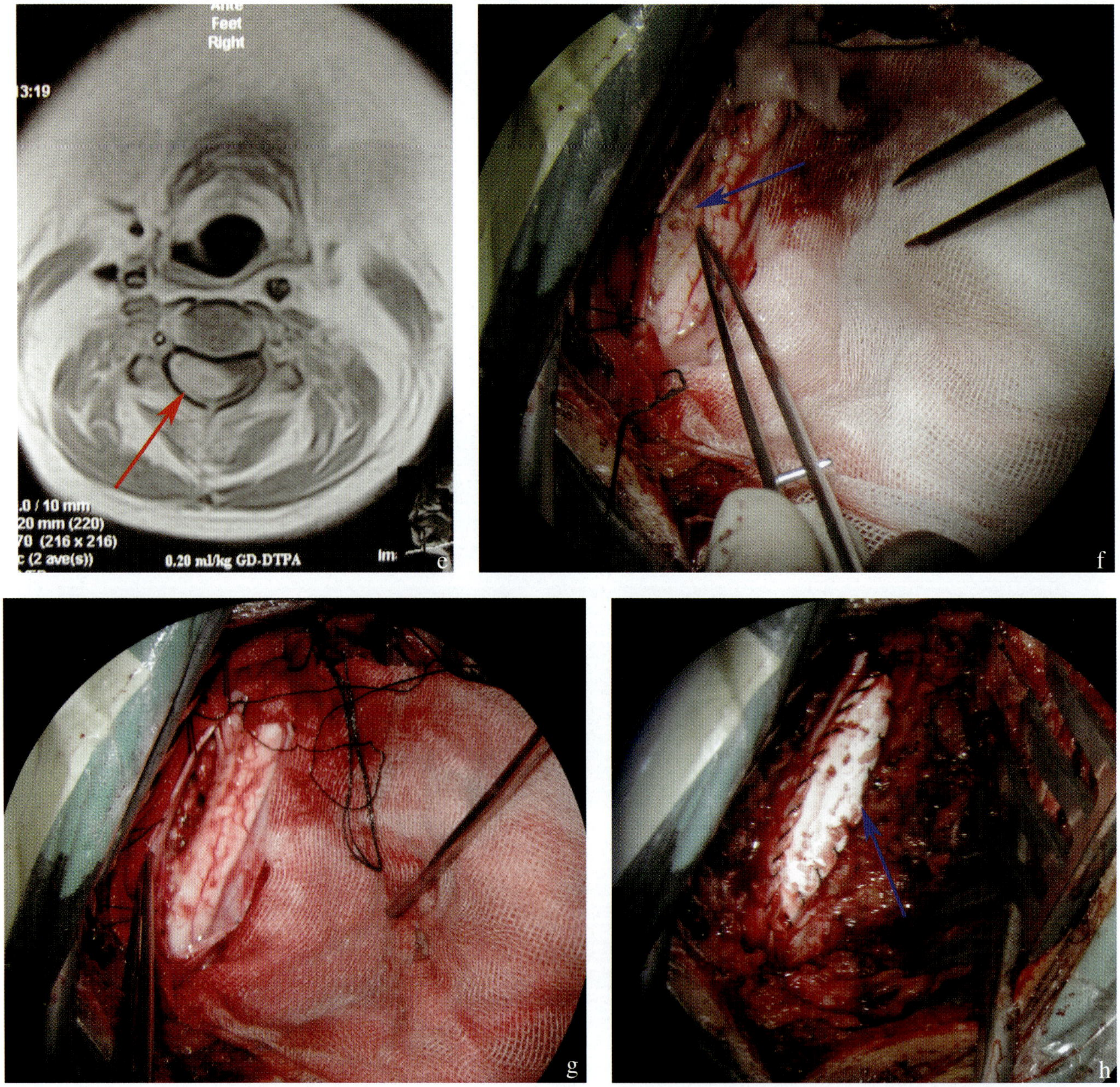

图 7-5 续 e. 轴位增强示：病变偏向右侧（红箭头），表面似有一层菲薄脊髓组织。f. 术中见肿瘤（蓝箭头）位于脊髓右侧腹侧方，质地韧，色灰白，与脊髓边界不清。g. 分块部分切除肿瘤后，及脊髓保护完好。h. 人工硬脊膜减张缝合硬脊膜，去椎板减压。

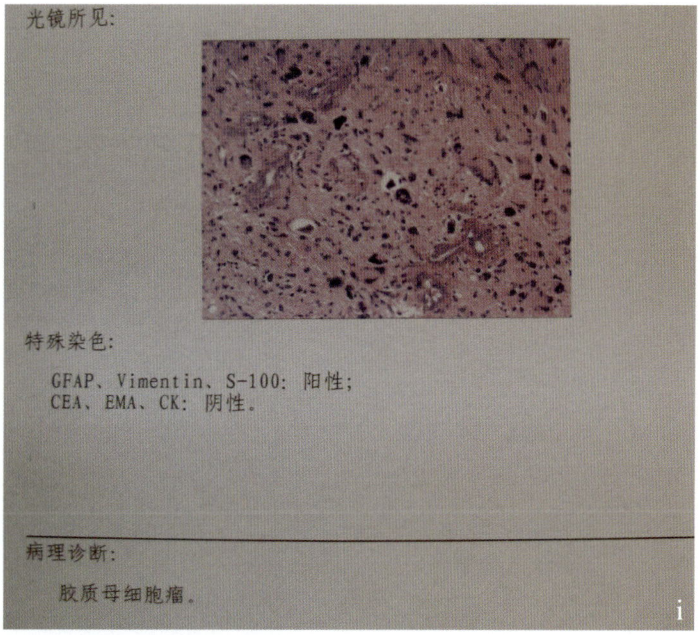
光镜所见：

特殊染色：

GFAP、Vimentin、S-100：阳性；
CEA、EMA、CK：阴性。

病理诊断：

胶质母细胞瘤。

i

图 7-5 续 i. 病理示：胶质母细胞瘤。

争议

- 有文献报道术中用超声手术吸引器（CUSA）或激光有助于切除肿瘤。笔者不建议使用。脊髓肿瘤与脑肿瘤不同，质地不会很硬，且体积不大，使用 CUSA 只会加重正常脊髓组织损伤的概率，不利于手术。低功率双极的正确使用；术者与助手的配合；小棉片、明胶海绵的适当应用是切除脊髓髓内胶质瘤的简单有效的办法。

圆锥部胶质瘤

临床及影像学特征

- 圆锥部胶质瘤多表现为双下肢运动感觉障碍及二便障碍，部分病人伴有腰痛。影像学上多表现为圆锥部脊髓膨胀性增粗，等 T1 等 T2 或混杂信号，不均匀增强，影像学上与圆锥部神经鞘瘤、室管膜瘤较难鉴别 (图 7-6，图 7-7)。

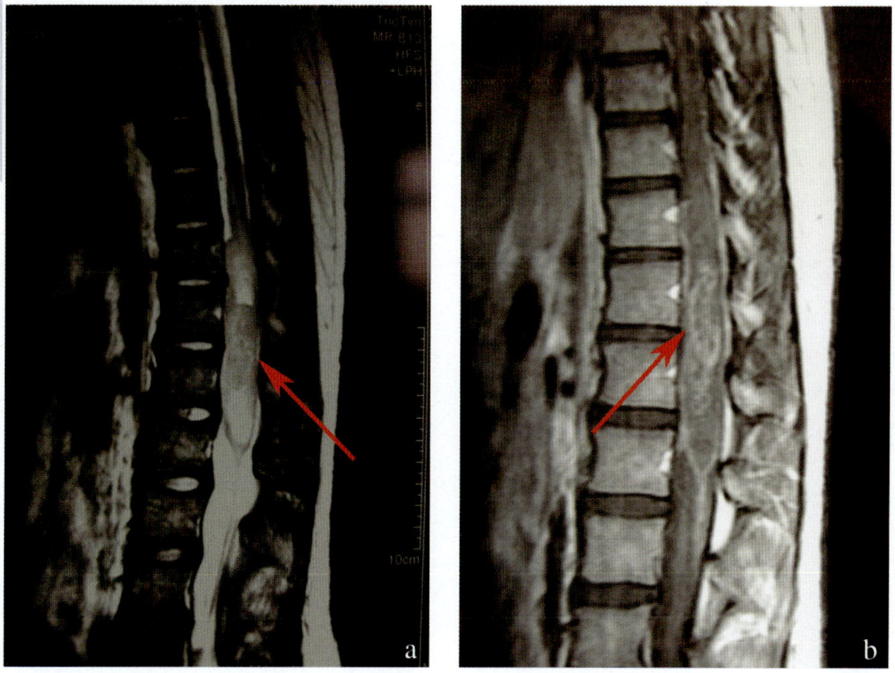

图 7-6 患者，女，13 岁。左下肢无力 4 个月，加重伴右下肢感觉障碍及大小便障碍 1 个月。术前诊断：T11 ~ L2 占位，室管膜瘤可能性大。a. 术前矢状位 T2 示：T11 ~ L2 略高信号病变（红箭头）。b. T1 矢状位增强示：病变不均匀增强（红箭头）。

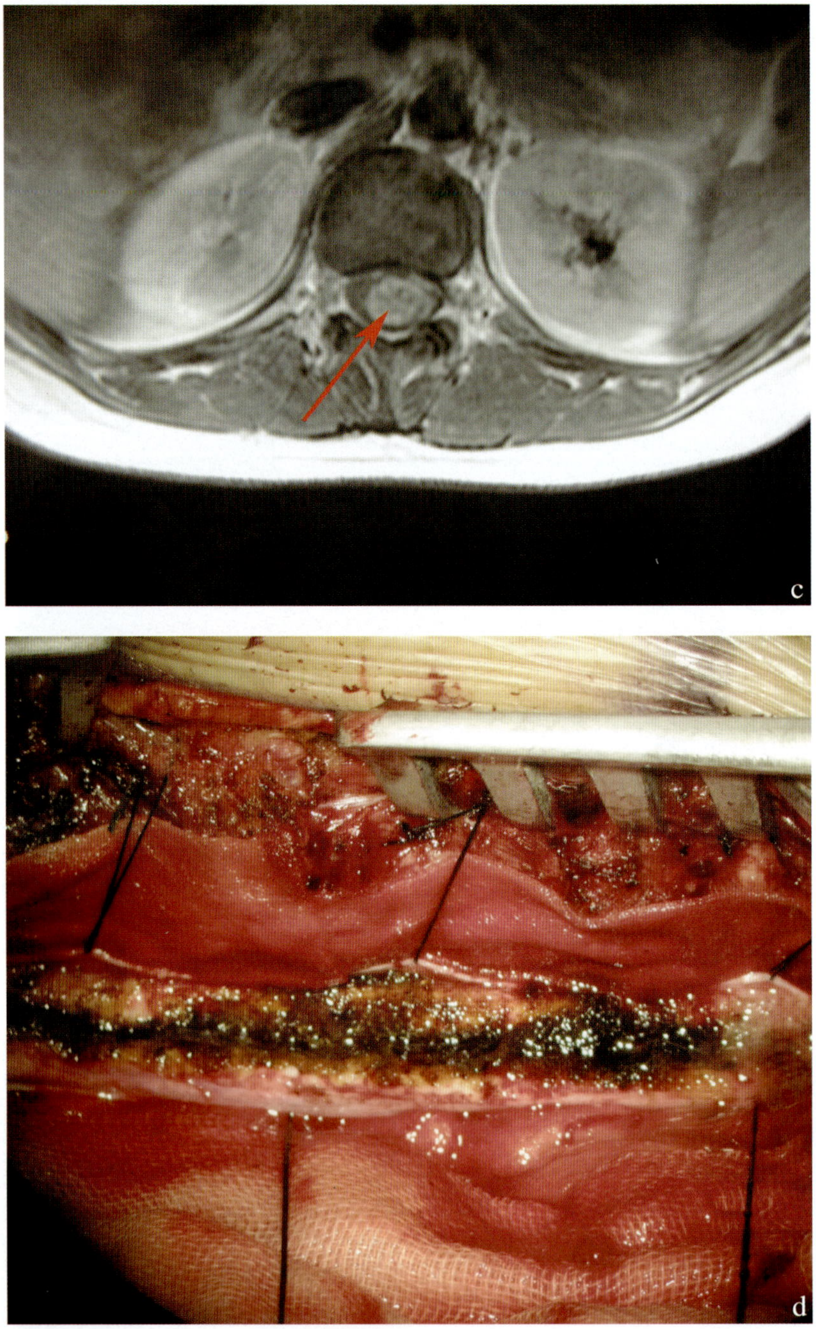

图 7-6 续 c. T1 轴位增强示：病变位于髓内（红箭头）。d. 术中切开圆锥组织后 1 ~ 2mm 见肿瘤组织，灰紫色无包膜，界限不清，呈实质性，血运丰富，质脆，T11 节段肿瘤伸向脊髓腹侧，行分块大部切除。肿瘤切除完毕后速必纱贴附脊髓创面。

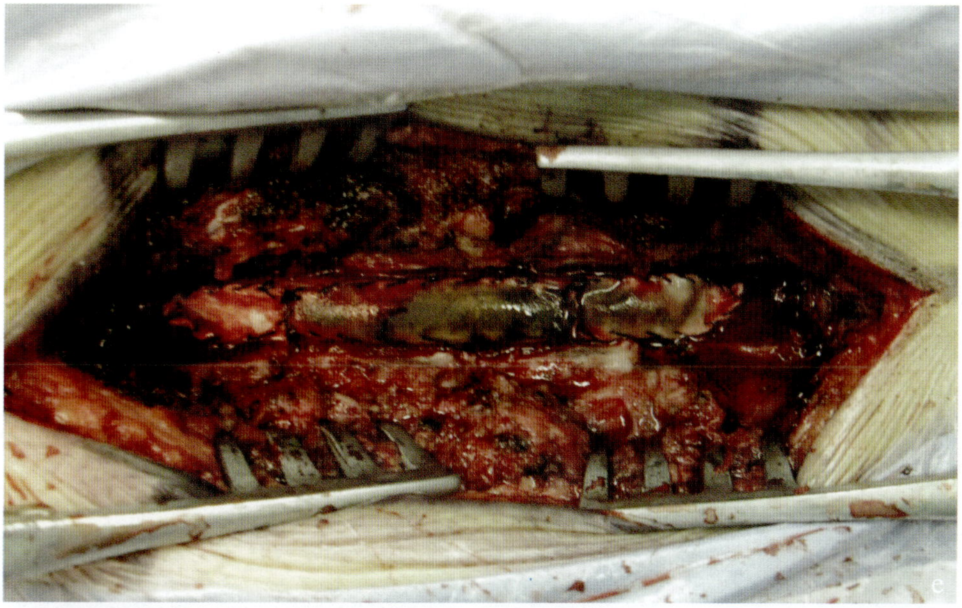

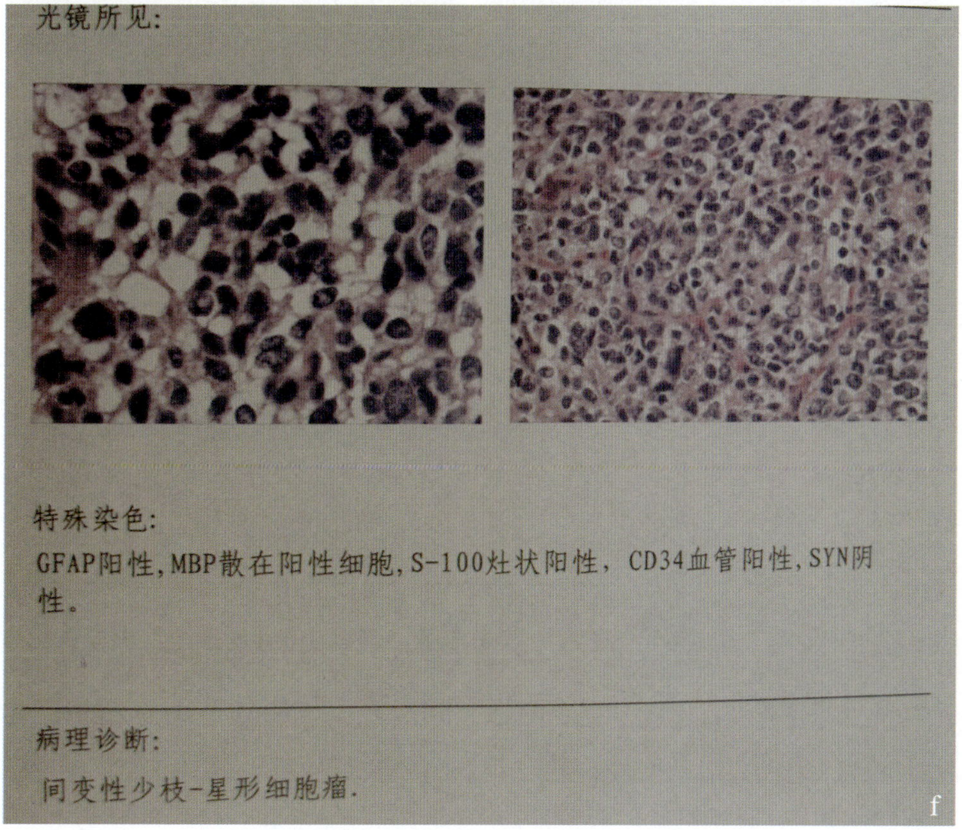
光镜所见：

特殊染色：

GFAP阳性，MBP散在阳性细胞，S-100灶状阳性，CD34血管阳性，SYN阴性。

病理诊断：

间变性少枝-星形细胞瘤.

图 7-6 续　e. 人工硬脊膜减张缝合硬脊膜。f. 病理示：间变性少枝 - 星形细胞瘤。

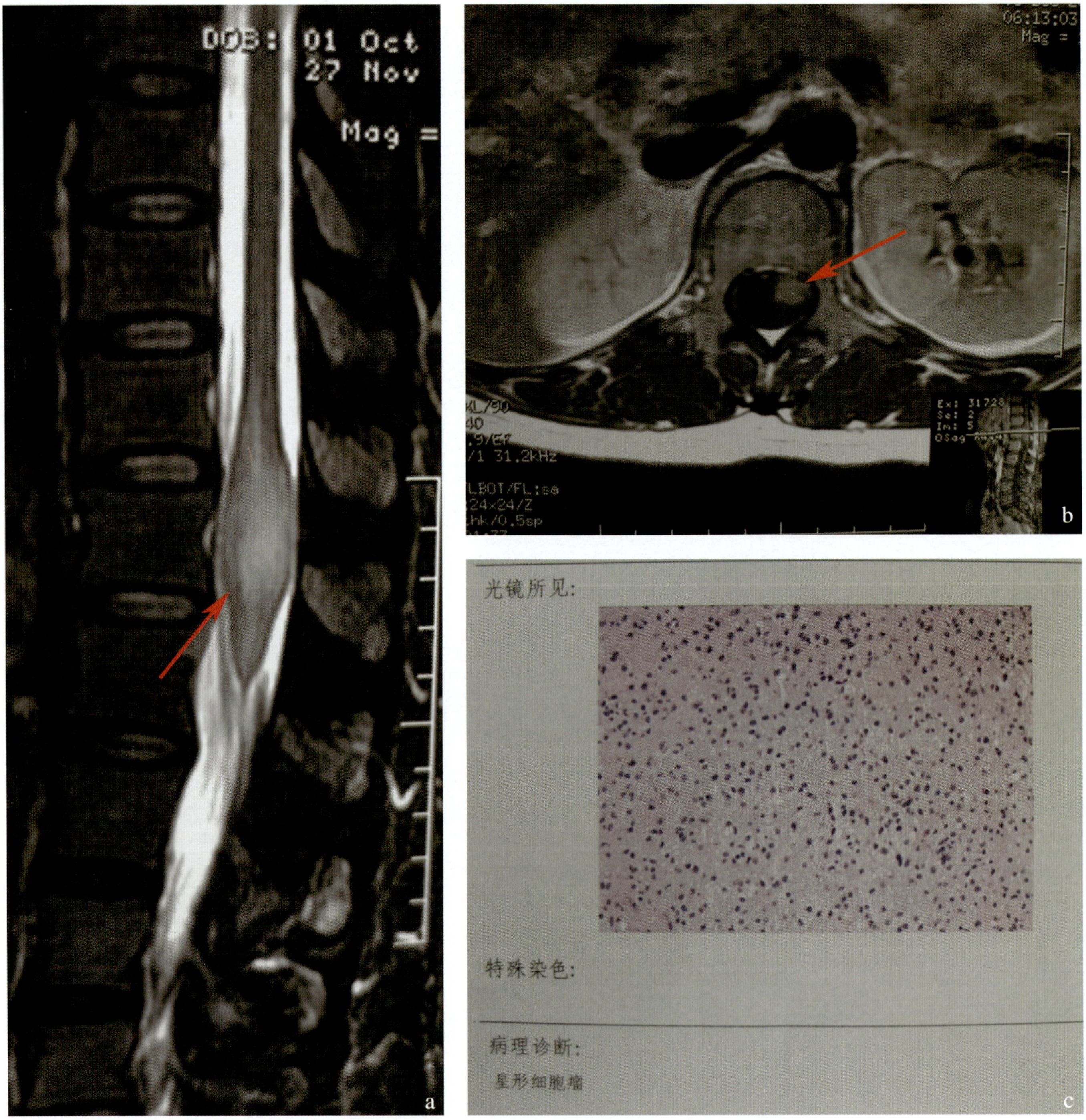

图 7-7 患者，女，37 岁。左下肢无力、胀痛 3 个月。术前诊断：T11 ～ L1 胶质瘤。a. 术前 T2 示：圆锥部位弥漫增粗，内有高信号（红箭头）。b. 术中轴位 T1 增强示：病变位于脊髓腹侧偏左，片状增强（红箭头）。 c. 病理示：星形细胞瘤。

手术技术

- 手术入路同常规部位髓内胶质瘤，暴露肿瘤后，由于肿瘤与脊髓末端圆锥部位及马尾神经粘连紧密，只能分块切除。由于部分肿瘤与马尾神经完全包绕，很难做到全切。

参考文献

1．朴明学，王贵怀，杨俊．脊髓髓内星形细胞瘤的显微外科治疗．中国微侵袭神经外科杂志，2010，15:106-108.

2．王振宇．脊髓髓内星形细胞瘤诊断与手术治疗．中国微侵袭神经外科杂志，2010，15:491-493.

3．Tovar Martín MI，López Ramírez E，Saura Rojas E，et al. Spinal cord astrocytoma：multidisciplinary experience. Clin Transl Oncol，2011，13:185-188.

8 血管母细胞瘤

临床特点

- 表现为病变节段以下运动感觉障碍及根性疼痛。病变以颈胸段多见，腰骶段少见。

影像学特点

- MRI 上表现为髓内病变，病变多位于脊髓背侧，少数位于侧方或腹侧方。T1 像为等信号或低等混杂信号，T2 像呈高信号。部分伴有血管流空影。多数伴有脊髓空洞在肿瘤上下极。增强均匀一致增强，边界明显（图 8-1 至图 8-3）。瘤内无囊变。
- 椎动脉造影显示一根或多根脊髓前、后动脉供血，一根或几根静脉引流，肿瘤染色明显，造影剂在瘤内有滞留。

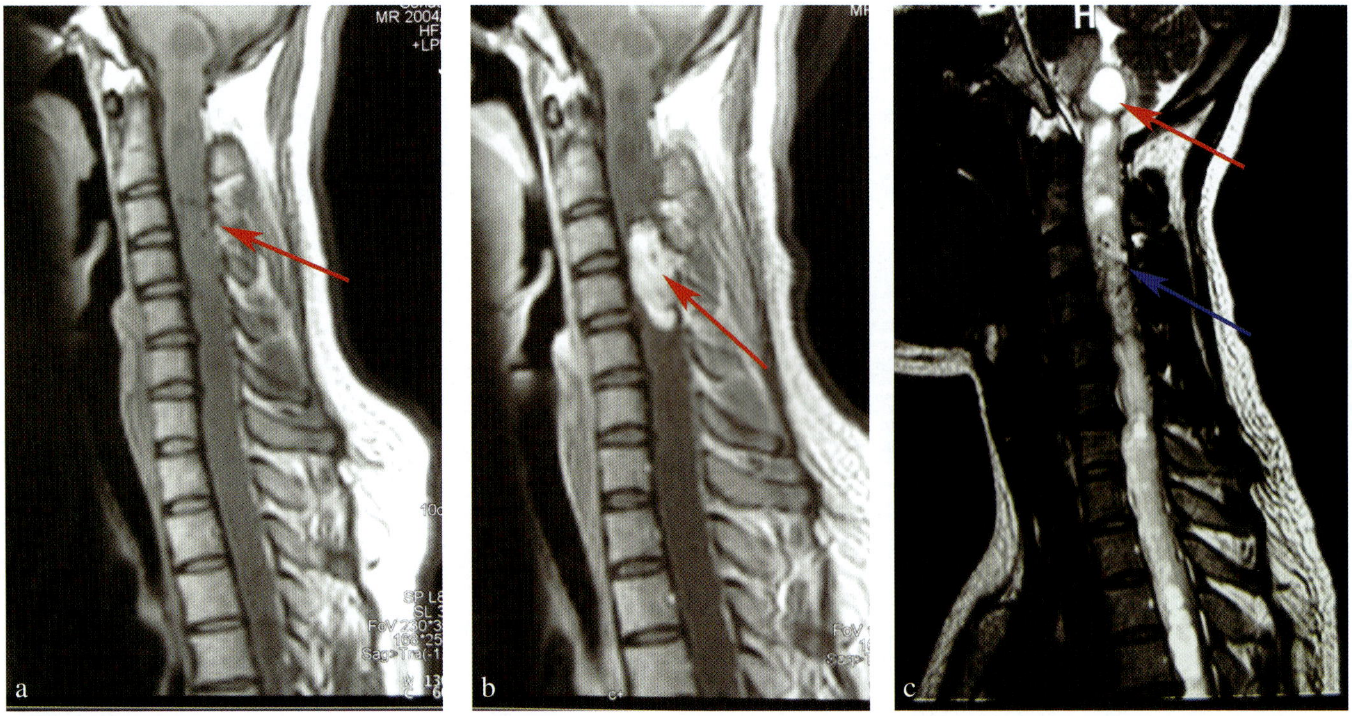

图 8-1 患者，女，23 岁。左上肢麻木无力 2 年余，伴右侧肢体麻木 1 个月。术前诊断：C3 ~ C5 髓内占位 室管膜瘤？血管母细胞瘤？ a. 术前 T1 矢状位平扫示：颈部脊髓肿瘤，内有低信号病变，有流空信号（红箭头）。b. 术前 T1 矢状位增强示：病变实体成分明显增强（红箭头）。c. 术前 T2 矢状位示：上极囊变至延髓（红箭头），病变实体成分内有流空信号（蓝箭头）。

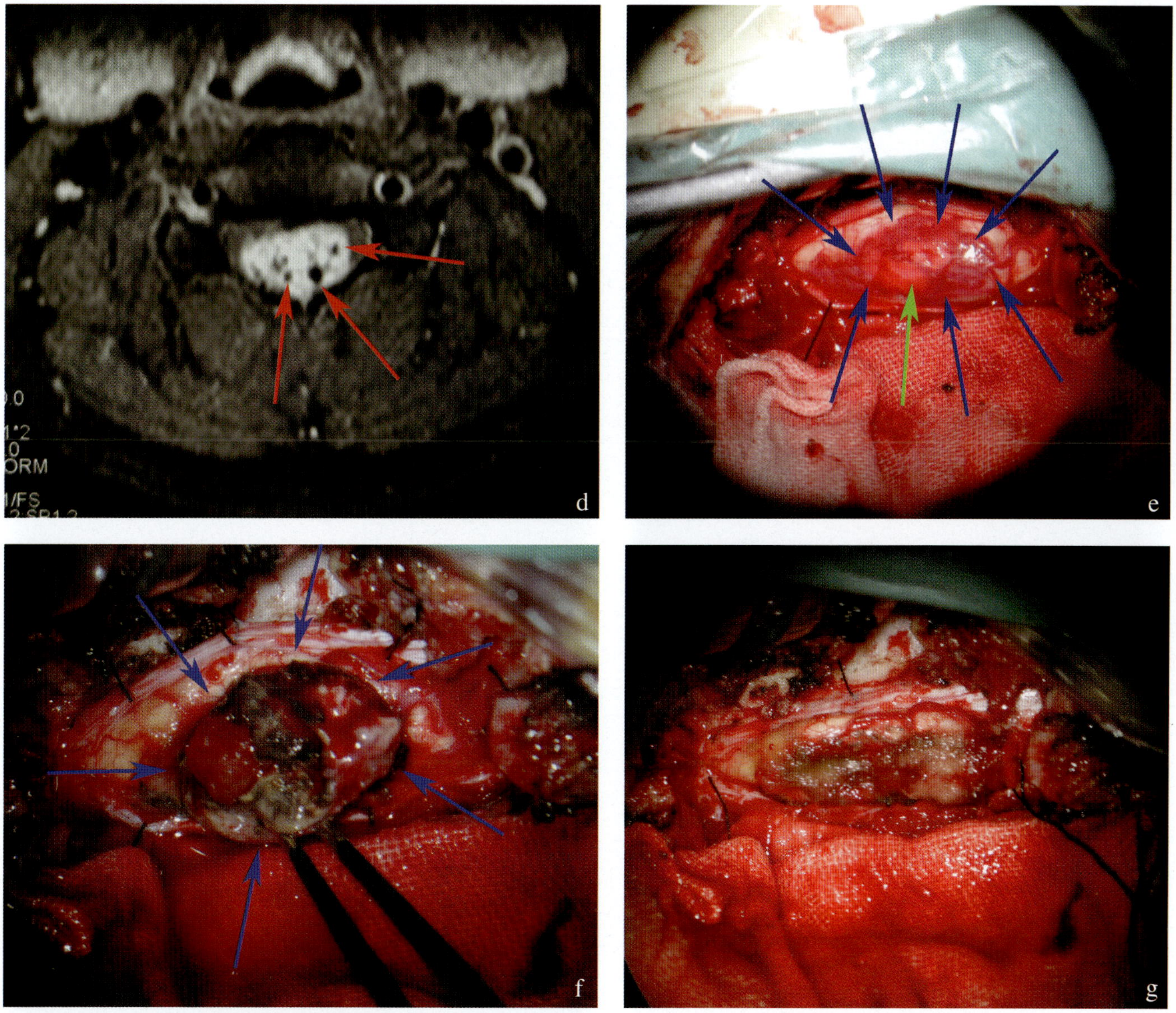

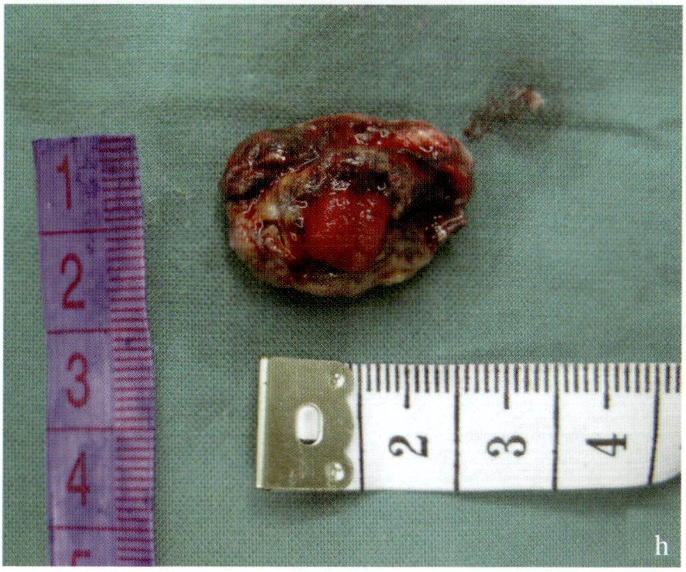

图 8-1 续 d. 术前轴位 T1 增强示：病变位于脊髓背侧，内有明显流空信号（红箭头）。e. 术中见病变周围较多血管增生（蓝箭头），中心为实体病变（绿箭头）。f. 离断实体病变周围血管，沿病变与脊髓边界（蓝箭头）整块分离。g. 肿瘤切除完毕，速必纱覆盖术野。h. 肿瘤大小约 2cm × 1.5cm。

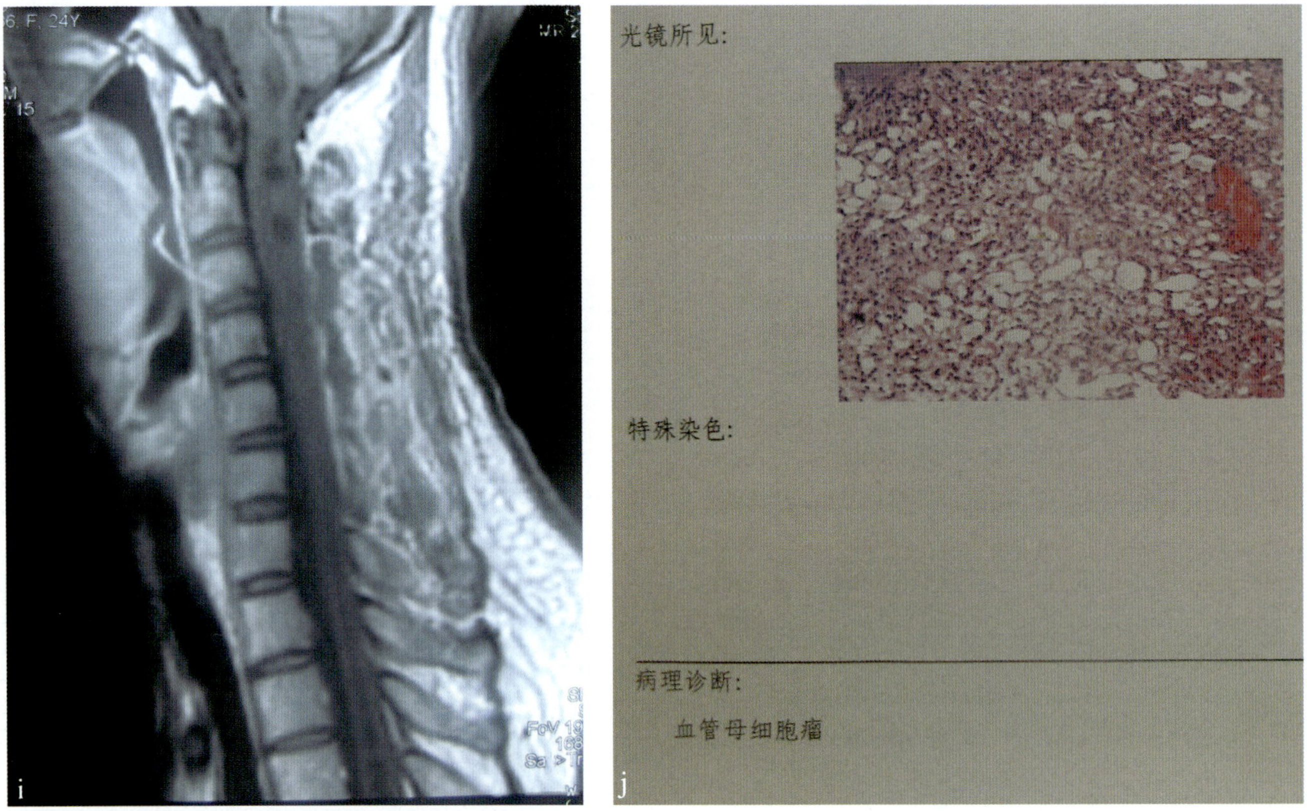

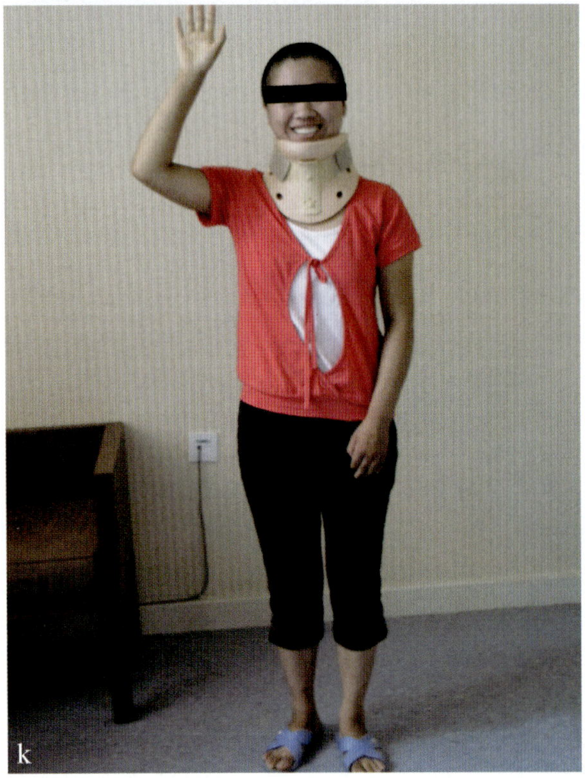

图 8-1 续　i. 术后 10 天矢状位 T1 增强 MRI 示：肿瘤切除完整，无残留。j. 病理示：血管母细胞瘤。k. 术后 1 周下床，自主活动良好。

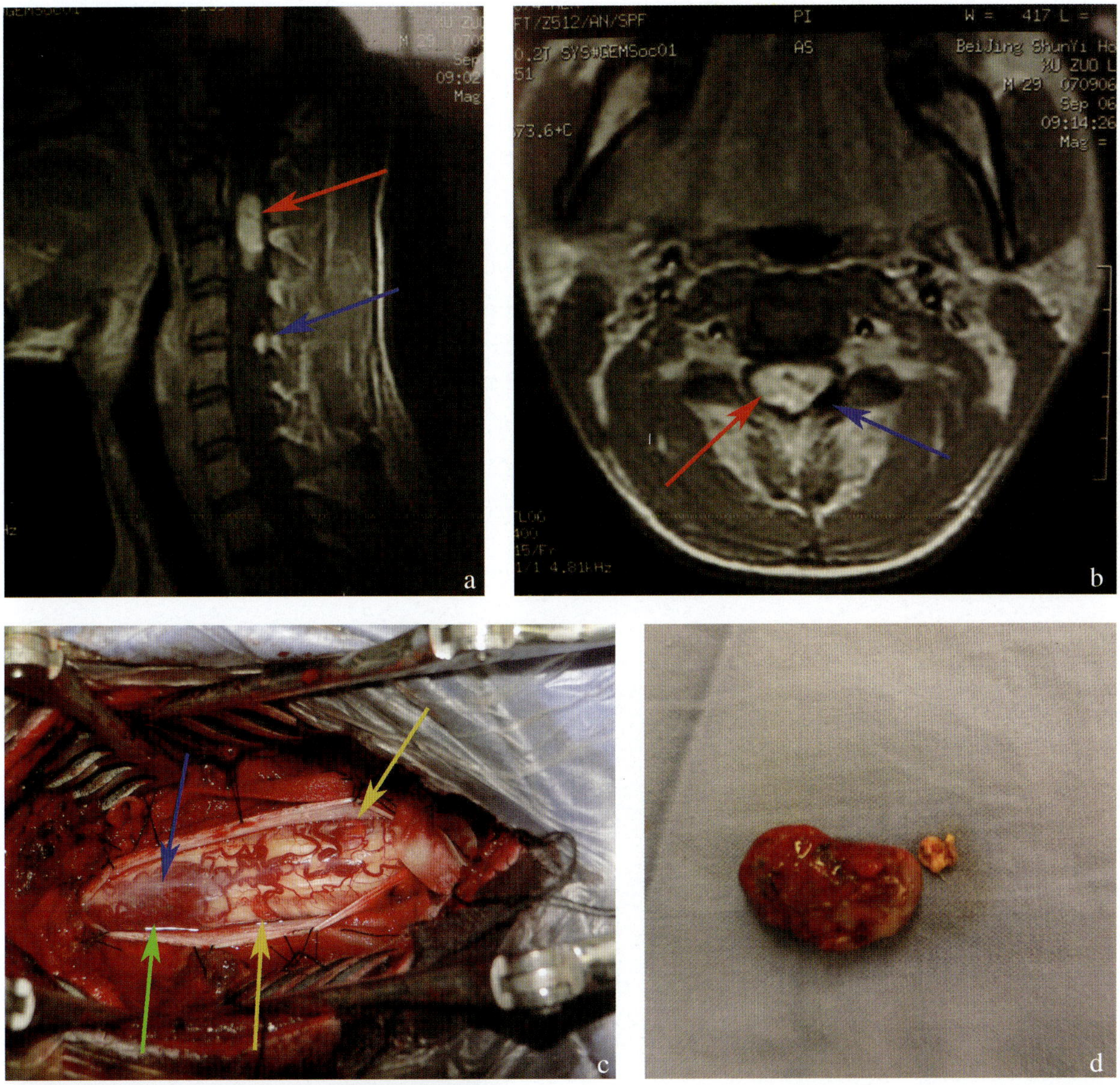

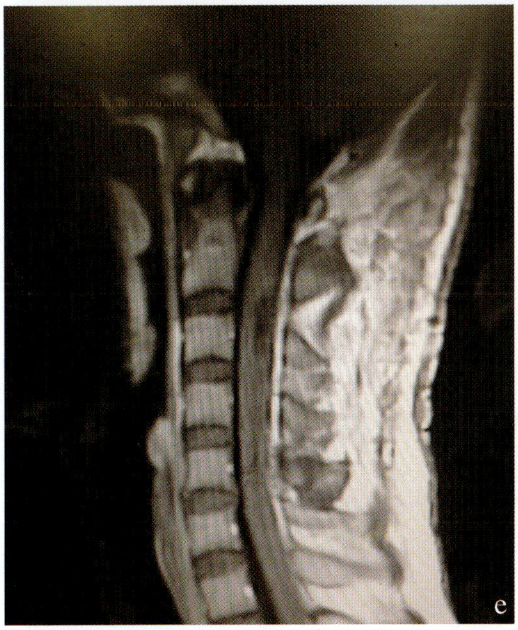

图 8-2 患者，男，29 岁。颈部疼痛 2 年，右侧下肢进行性麻木 1 年，加重 1 个月。术前诊断：颈部多发血管母细胞瘤。a. 术前 T1 矢状位增强 MRI 示：C2 ~ C3（红箭头）、C4 ~ C5（蓝箭头）处两处明显增强病变。b. 术前 T1 轴位增强示：肿瘤（红箭头），仔细阅片可发现病变左侧明显流空影像（蓝箭头）。c. 病人取左侧卧位，术中见 C2 ~ C4 水平一较大占位（蓝箭头），表面明显增粗血管，左侧有粗大血管引流（绿箭头），与术前轴位所示流空影像吻合。C4 左侧及 C5 右侧见两处小肿瘤（黄箭头）。离断肿瘤周围血管，有时供血动脉及引流动脉较难区分，沿肿瘤与脊髓组织边界完整分离肿瘤。d. 整块切下肿瘤。e. 术后 8 天 T1 增强示：肿瘤切除彻底，无残留。

手术要点

- 术中有时供血动脉和引流静脉难以区分，先离断引流静脉后会出现术区肿胀，局部张力增高，对脊髓压迫明显。此时应加快手术进度，尽快切除肿瘤，减轻对脊髓的压迫。术中荧光造影会对辨认脊髓供血动脉有较大帮助。
- 血管母细胞瘤应整块切除，最重要的是找到肿瘤与脊髓的边界，但有时边界不明显，需仔细地在显微镜下寻找，总会有相对容易分离的界面，从此界面开始，剥离肿瘤。

手术技术

步骤 1

- 病变暴露采用后正中入路椎板成形术。

步骤 2

- 暴露脊髓组织后，有时可见肿瘤组织位于脊髓背面。肿瘤周围均有明显异常增生血管。有时看不到肿瘤，沿脊髓表面隆起最高处切开脊髓软脊膜，可见肿瘤。仔细辨认肿瘤边界，寻找肿瘤与脊髓组织相对明显的边界（图 8-3）。在此过程中需离断肿瘤周围的血管，有时动、静脉很难鉴别。若在分离瘤体时破裂出血，可采用小棉片或小海绵卷轻轻压迫。使用小功率双极电凝。术中力求完整切除肿瘤，禁忌分块切除。

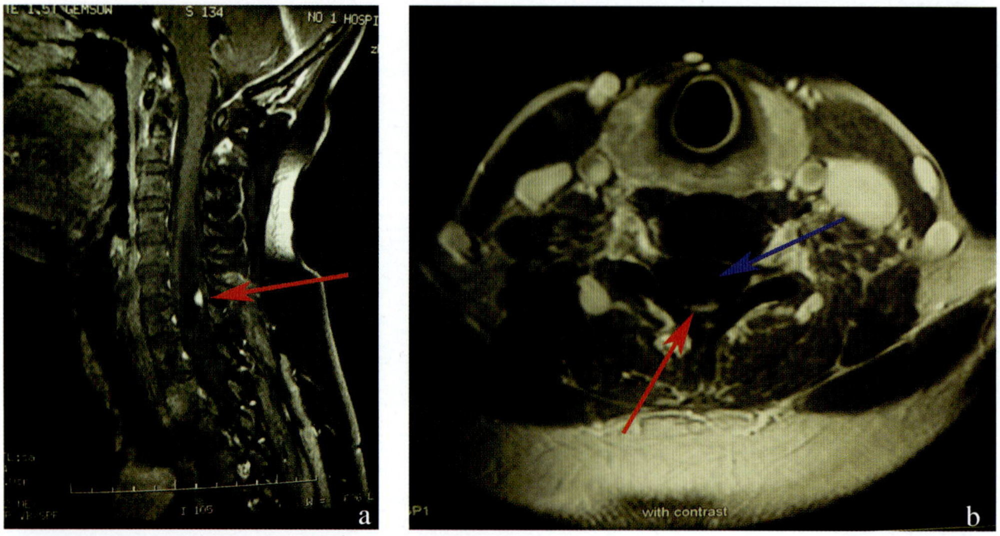

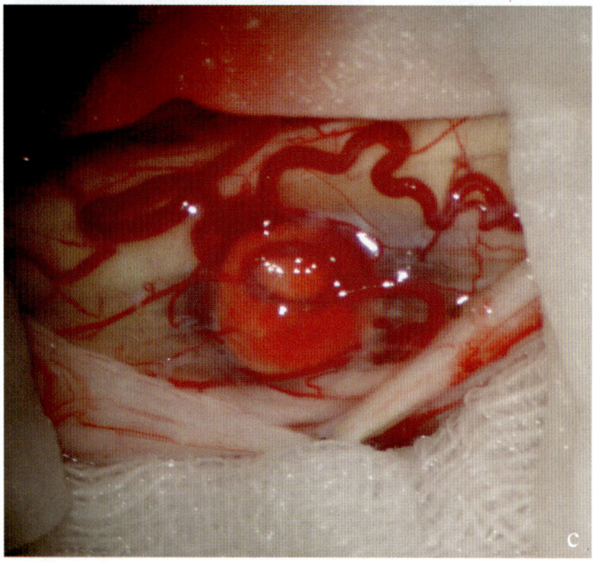

图 8-3 患者，女，50 岁。左侧背痛 4 年，左侧胸痛 2 年，左前臂疼痛 1 年。术前诊断：C6 ～ C7 椎管内占位 血管母细胞瘤。a. 术前矢状位 T1 增强示：C6 ～ C7 节段明显增强小团块状占位（红箭头），周围囊变明显。b. 周围增强示：实体病变位于背侧（红箭头），囊变位于腹侧（蓝箭头）。c. 见脊髓背侧一橘黄色肿物，周围较多异常增生血管。

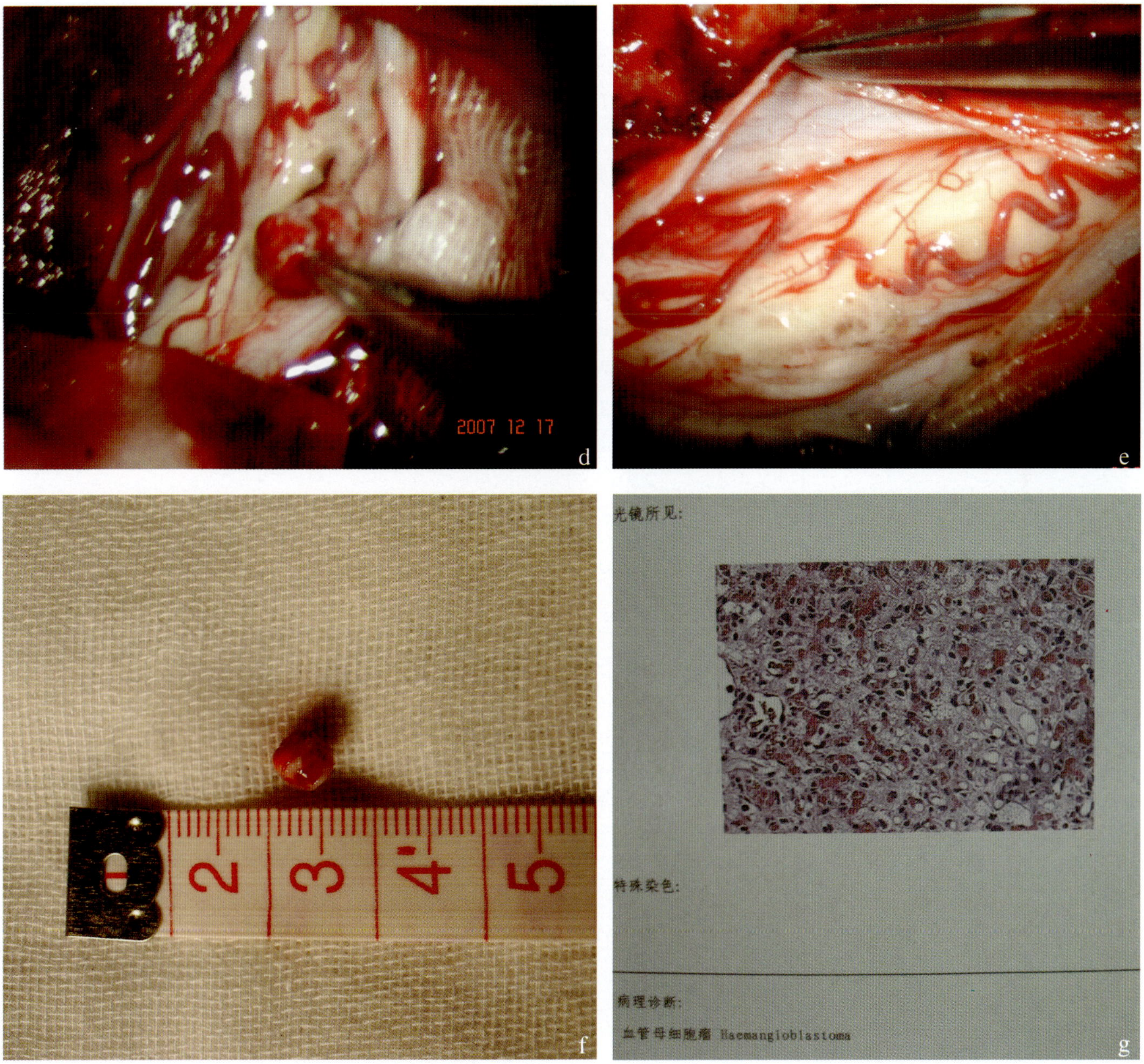

图 8-3 续 d. 离断肿瘤周围血管，沿肿瘤与脊髓边界完整分离肿瘤。e. 肿瘤切除完毕，见脊髓组织保护完好。f. 肿瘤直径大小约 0.5cm。g. 病理示：血管母细胞瘤。

争议

- 有文献强调术前栓塞的必要性，笔者认为术前栓塞并不是必须的。娴熟的显微神经外科技巧是决定治疗效果的关键。

步骤 3

- 术后如脊髓搏动良好，塌陷明显，则连续缝合硬脊膜。还纳椎板。如脊髓张力较高，可减张缝合硬脊膜，去椎板减压。

参考文献

1. 贾文清，杨俊，王贵怀．脊髓血管母细胞瘤的显微手术治疗．中国微侵袭神经外科杂志，2010，15:115-117.
2. 徐庚，何川，白晓欣，等．脊髓血管网织细胞瘤的影像学特征．中国脑血管病杂志，2004，1:76-78.
3. 王兴文，菅凤增，袁庆国，等．脊髓血管母细胞瘤的微创手术治疗．中华医学杂志，2005，85:229-231.
4. Boström A，Hans FJ，Reinacher PC，et al. Intramedullary hemangioblastomas: timing of surgery, microsurgical technique and follow-up in 23 patients. Eur Spine J，2008，17:882-886.
5. Shin DA，Kim SH，Kim KN，et al. Surgical management of spinal cord haemangioblastoma. Acta Neurochir（Wien），2008，150:215-220.

9 椎管内转移瘤

临床特点

- 病人主要表现为颈、背、腰、骶部疼痛，可伴有放射痛、病理反射、感觉异常、下肢乏力或截瘫等。少数无上述临床表现，因其他原因做影像学检查偶然发现。常见原发病为肺癌、乳腺癌(图 9-1)、鼻咽癌、前列腺癌、白血病（图 9-2）等，部分病例术前无明确原发病史（图 9-3）常见转移部位为胸椎、腰椎、骶椎。

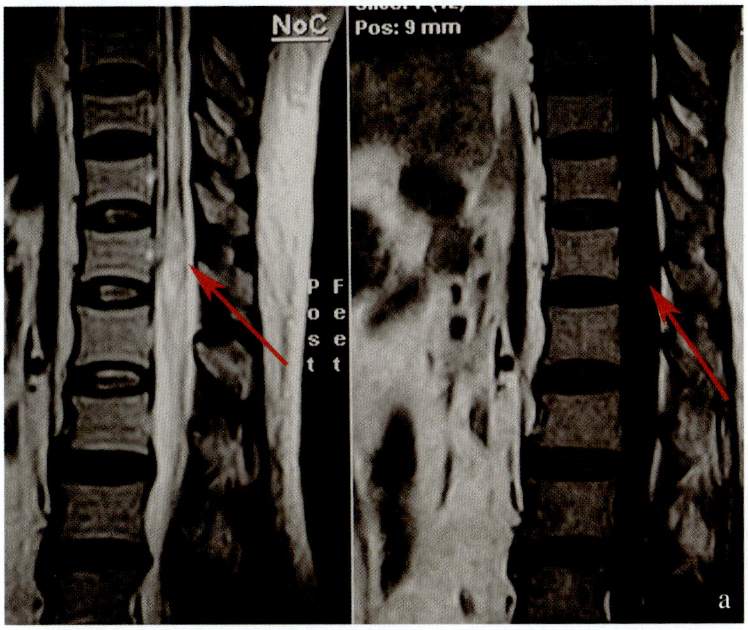

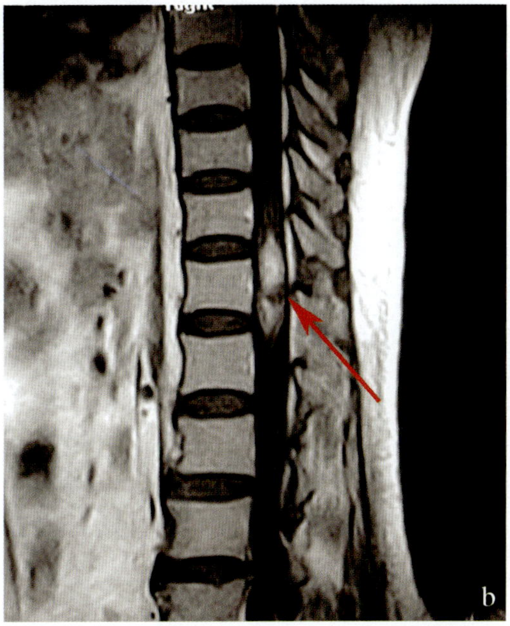

图 9-1 患者，女，53 岁。右侧乳腺癌术后 1 年半，双下肢无力 20 天，加重 3 天。术前诊断：T12 ~ L1 椎管内占位 转移瘤可能性大。a. 术前矢状位 T1T2 像示：T12 ~ L1 局部肿胀，呈等 T1 长 T2 信号（红箭头）。b. 术前矢状位 T1 增强示：病变呈不均匀中度增强(红箭头)。术中见肿瘤位于圆锥部髓内，实质性，有大致界限，术后病理证实为乳腺癌脊髓转移。

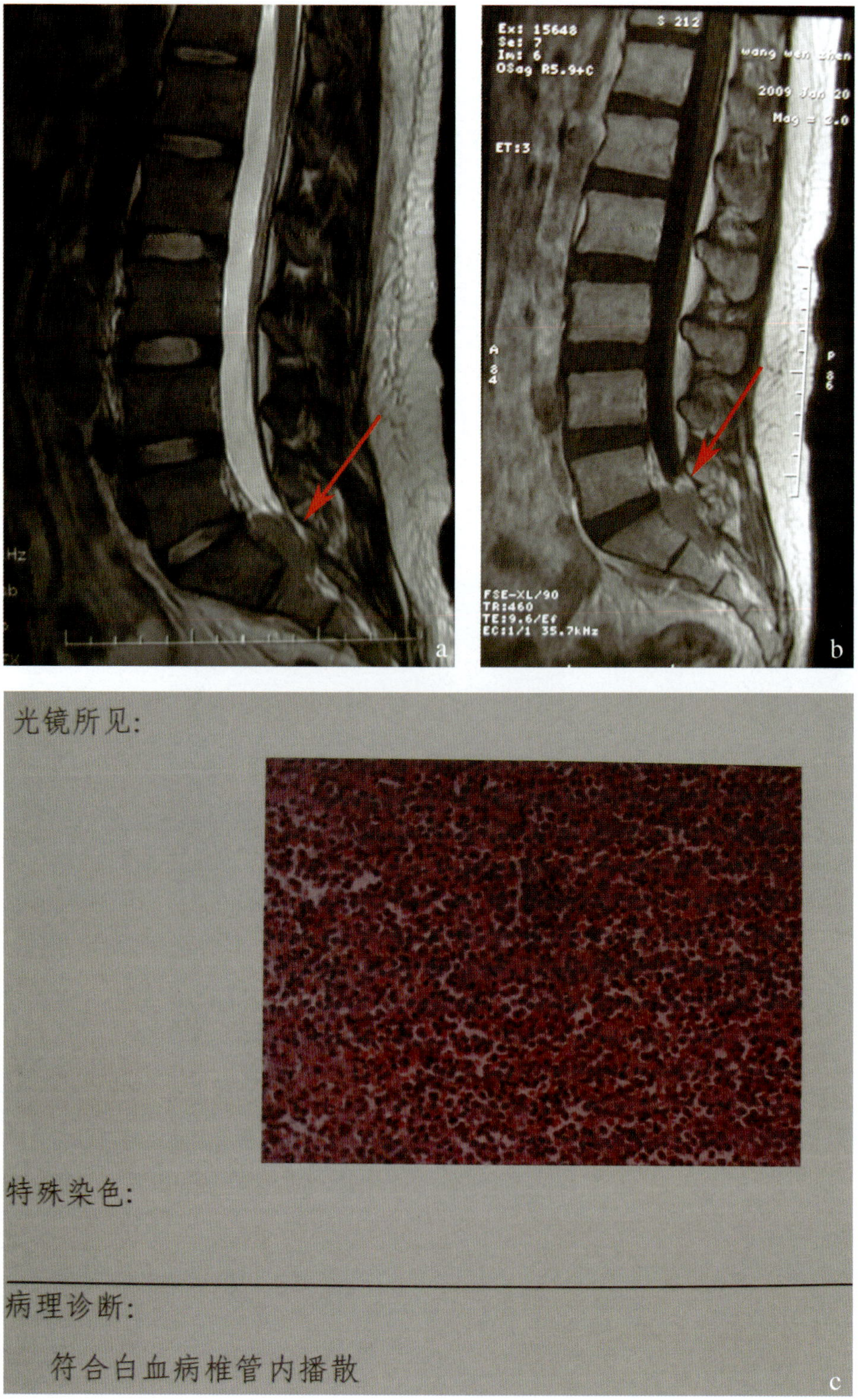

图 9-2 患者，男，25 岁。发现白血病 15 个月，骶部渐进性疼痛 6 个月收入院。术前诊断：L5 ~ S2 椎管内占位 转移瘤可能性大。a. 术前 MRI 矢状位 T2 示：病变主体位于 S1 ~ S2 节段等信号占位（红箭头）。b. 术前矢状位 T1 增强示：病变边缘不均匀轻度增强。c. 病理示：符合白血病椎管内播散。

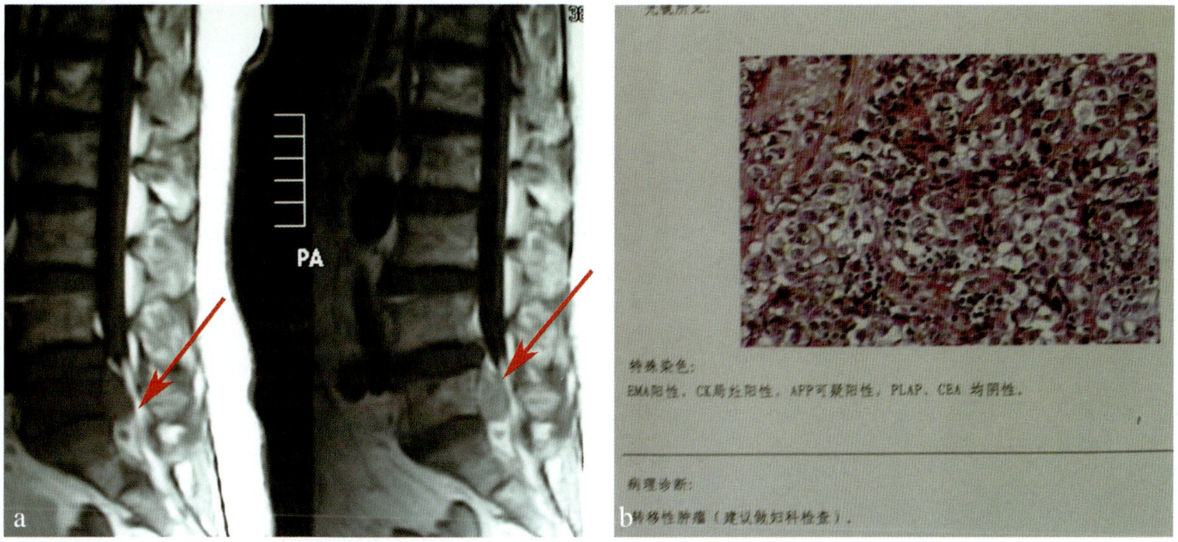

图 9-3 患者，女，55 岁。左腹股沟区疼痛 1 个半月，腰腿痛 1 个月，小便困难 4 天。术前诊断：L5 ~ S1 椎管内占位 转移瘤可能性大。a. 术前 MRI 矢状位 T1 增强示：病变部分不规则强化（红箭头）。b. 病理示：转移瘤。

影像学表现（CT、MRI）

- 病变多位于硬脊膜外，同时累及椎骨及脊髓组织。椎体骨质破坏，硬脊膜外脂肪受压、消失，蛛网膜下腔变窄、闭塞，脊髓组织不同程度受压、移位。肿瘤形态不规整，可轻度或明显增强（图 9-4）。

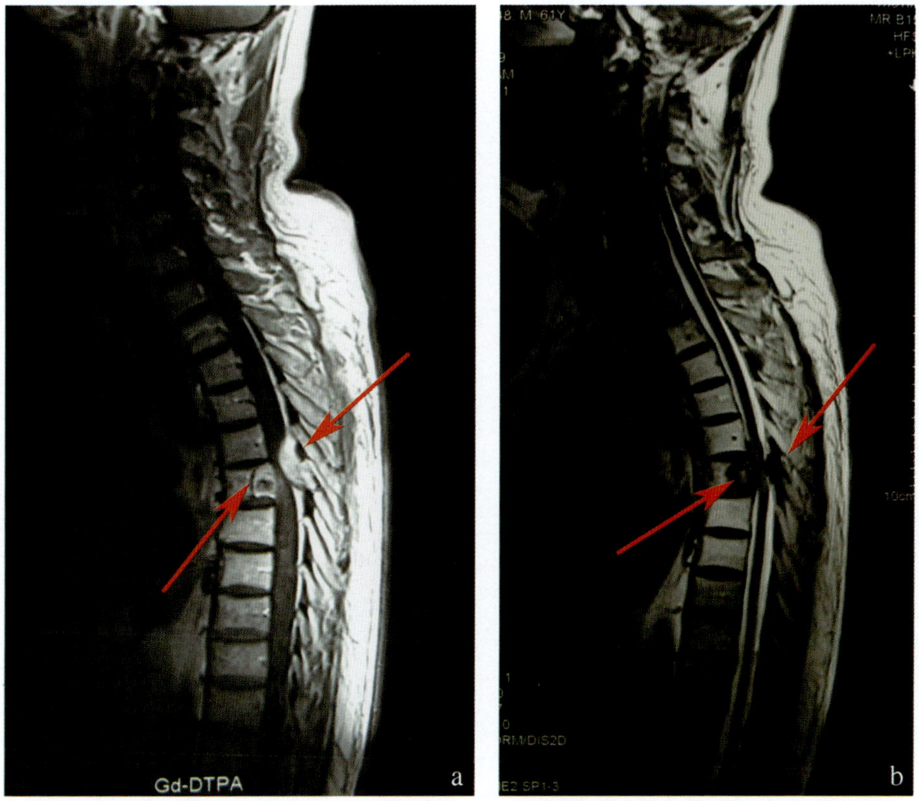

图 9-4 患者，男，61 岁。左肾透明细胞瘤切除术后 3 年，胸椎发现占位 1 年。术前诊断：T6 椎管内占位，转移瘤可能性大。a. 术前矢状位 T1 增强示：病变明显强化，向前后侵袭椎体及椎板（红箭头）。b. 术前矢状位 T2 示：病变呈低信号（红箭头），脊髓受压明显。c. 术中见肿瘤供血极其丰富，完全位于硬脊膜外。病理示：转移癌。

手术技术

步骤 1

- 入路同常规后正中入路。

步骤 2

- 由于转移瘤多侵犯椎骨，病变血供丰富，在分离椎板两侧肌肉暴露椎板过程中，出血较多，此时应加快手术操作。采用双极电凝、单极电凝、骨蜡、海绵棉条等多种止血措施。若肿瘤向后方侵袭椎板及棘突，分离椎旁肌后即可见肿瘤，将肿瘤及椎板棘突一起咬除。若肿瘤未侵袭椎板及棘突，考虑转移瘤为恶性肿瘤，为减压，多咬除椎板及棘突。转移瘤绝大多数位于硬脊膜外，多呈鱼肉状，血供丰富，界限不清。采用双极电凝、吸引器、取瘤钳、刮勺反复分块清除肿瘤组织。转移瘤要做到全切极为困难。

步骤 3

- 切除肿瘤完毕后，去椎板减压，严密缝合肌层、皮下、皮肤。

参考文献

1. 李康，马千红，吕富荣，等. 脊柱转移瘤的 MRI 与 CT 诊断对照研究. 重庆医科大学学报，2008，33:1214-1217.

2. Crnalic S，Hildingsson C，Wikström P，et al. Outcome after surgery for metastatic spinal cord compression in 54 patients with prostate cancer. Acta Orthop，2011 Jun 10.

10 海绵状血管畸形

临床表现

- 以不同程度的四肢运动障碍、感觉障碍、疼痛、大小便功能障碍起病。病程数月到数年不等，平均 1 ～ 2 年。

影像学检查

- 多为单发病变，表现为桑葚状混杂信号团，周围为低信号环，不均匀强化。病变位置以胸段、颈段（图 10-1）多见；背侧（图 10-2）、腹外侧多见。

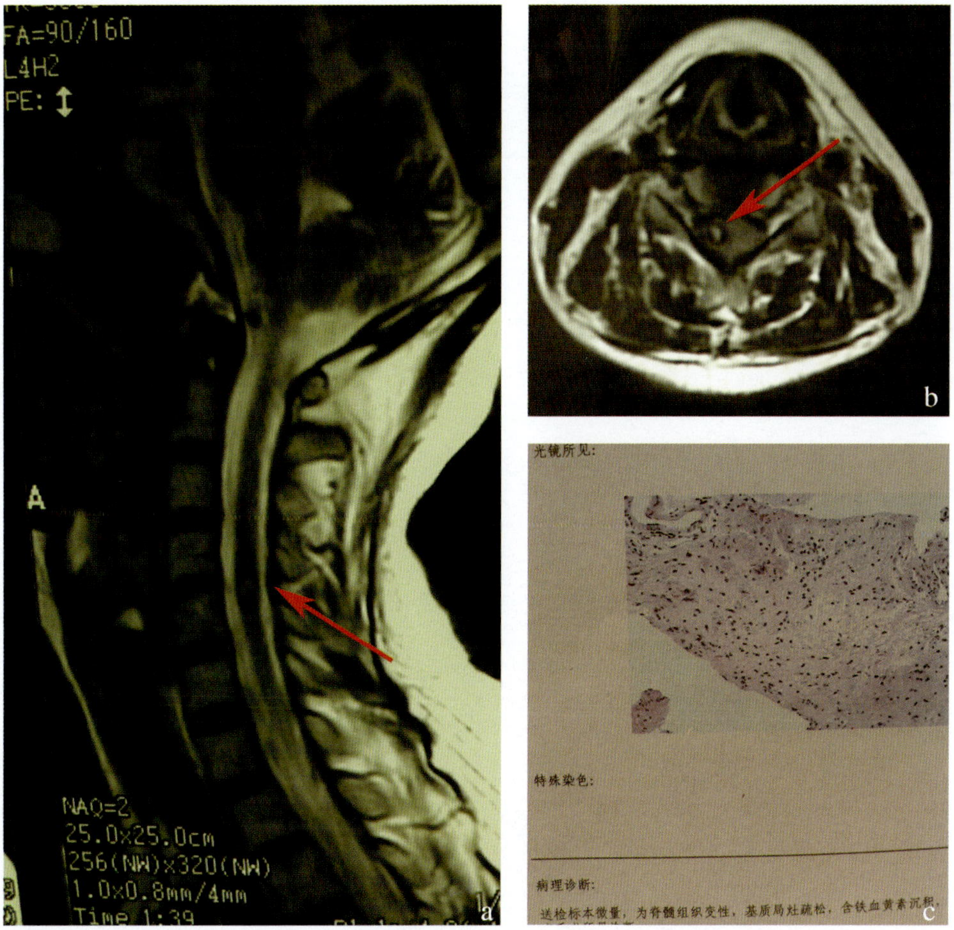

图 10-1 患者，女，45 岁。后颈部、右上肢发作性疼痛 3 年余。术前诊断：C4 ～ C5 髓内占位 海绵状血管畸形。a. 术前 MRI 矢状位 T2 示：C4 ～ C5 髓内 1 略高信号占位（红箭头）。b. 术前轴位 T1 示：髓内高信号占位，周围有 1 圈低信号（红箭头）。c. 病理示：含铁血黄素沉积，结合临床考虑海绵状血管畸形。

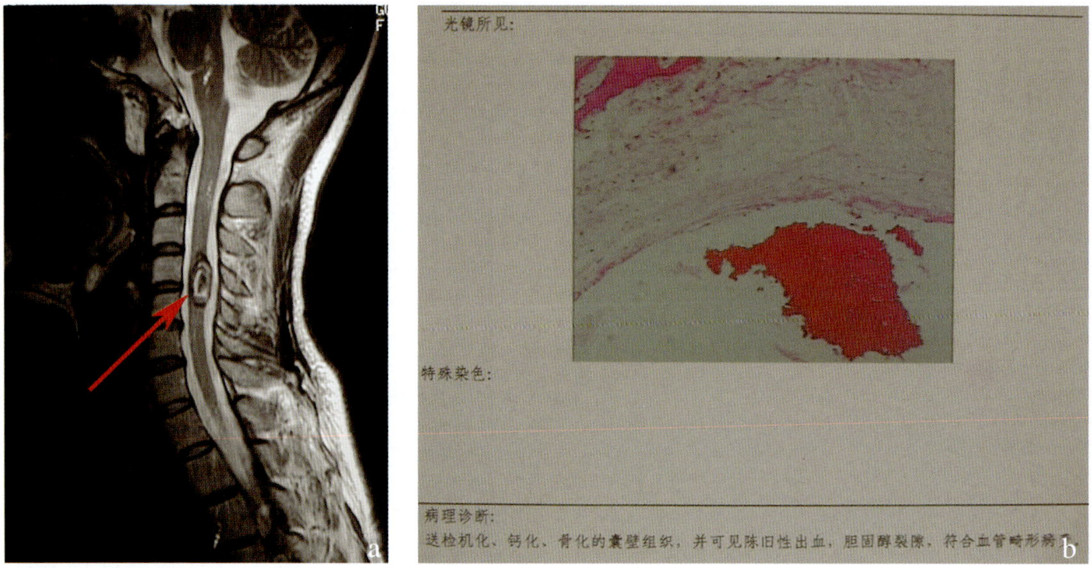

图 10-2 患者，女，31 岁。左手麻木 1 年半，加重 2 个月。术前诊断：C4 ～ C5 海绵状血管畸形。a. 术前 MRI 矢状位 T2 示：C4 ～ C5 水平不均匀信号病变，周围为环状低信号（红箭头）。b. 术中见病变位于髓内，沿边界完整切除。术后病理结合临床考虑为海绵状血管畸形。

手术技术

步骤 1

- 手术入路同常规后正中入路，椎板复位术。

步骤 2

- 向两侧翻开硬脊膜后，仔细切开蛛网膜。脊髓表面常可见蓝紫色或紫褐色异常区域，边界清楚。沿胶质增生带小心分离，多可完整切除病变。

步骤 3

- 术后连续缝合硬脊膜，还纳椎板，依次缝合肌层、皮下、皮肤。

硬脊膜外海绵状血管畸形

- 少部分椎管内海绵状血管畸形位于硬脊膜外，术前不易确诊。肿瘤血供明显多于髓内海绵状血管畸形。（图 10-3，图 10-4）。

术中要点

- 术中出血点尽量用明胶海绵或小棉片压迫止血，若必须用双极，用小功率双极（4 ～ 6W），同时用冲洗球冲洗。
- 病灶要全部切除，若遗留病灶，会引起再次出血。尽量沿病变边界整块切除。

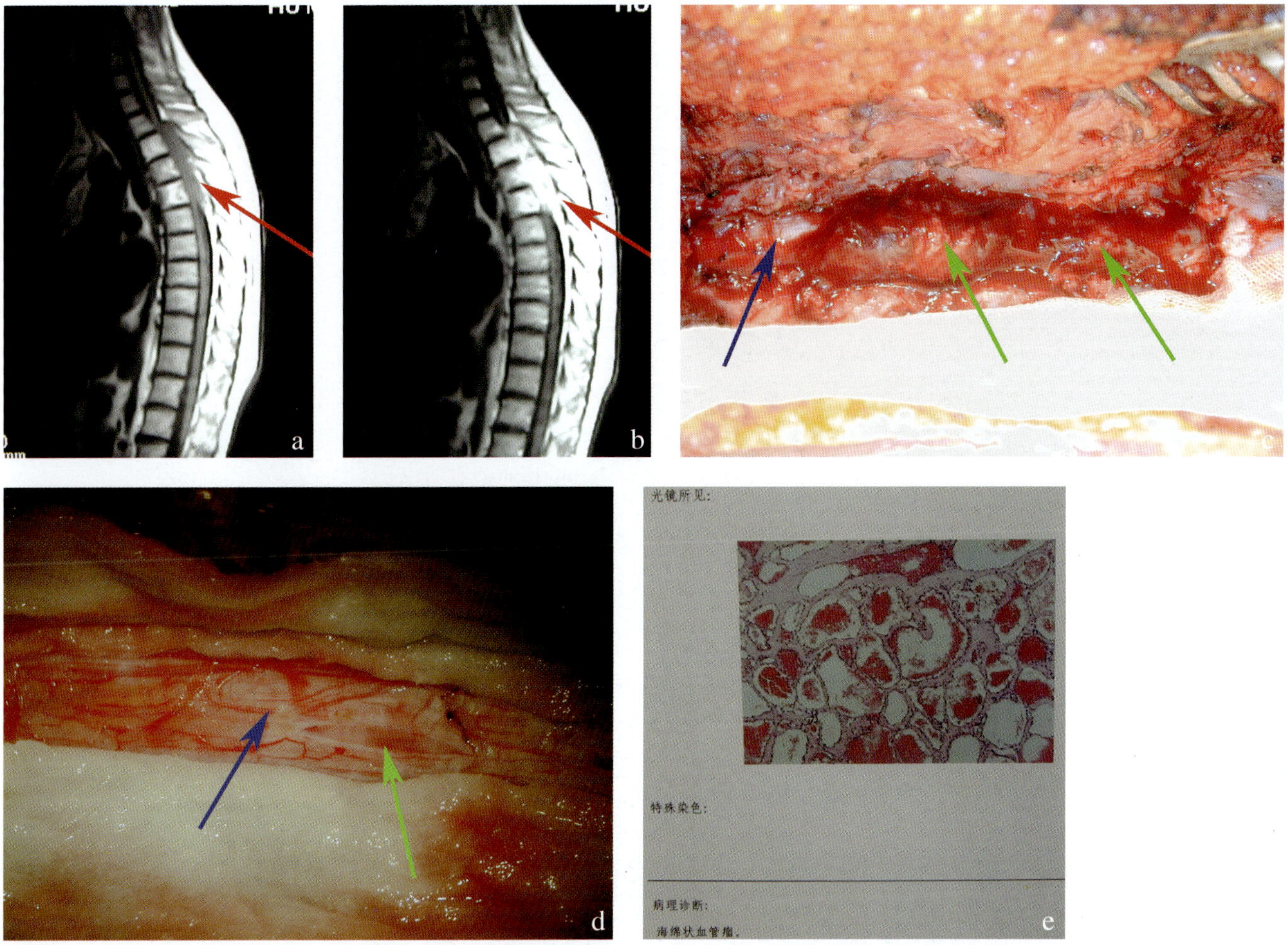

图 10-3 患者，男，39 岁。双下肢麻木无力 2 月，加重 1 周。术前诊断：T2 ~ T6 浆细胞瘤。a. 术前矢状位 T1 平扫示：T2 ~ T6 硬脊膜外等信号占位（红箭头）。b. 术前矢状位增强 T1 示：病变明显增强（红箭头）。c. 术中将肿瘤位于硬脊膜外（蓝箭头示硬脊膜，绿箭头示肿瘤）。d. 肿瘤切除完毕探查硬脊膜下（蓝箭头示硬脊膜，绿箭头示硬脊膜下），见硬脊膜下无异常组织。e. 病理示：海绵状血管畸形。

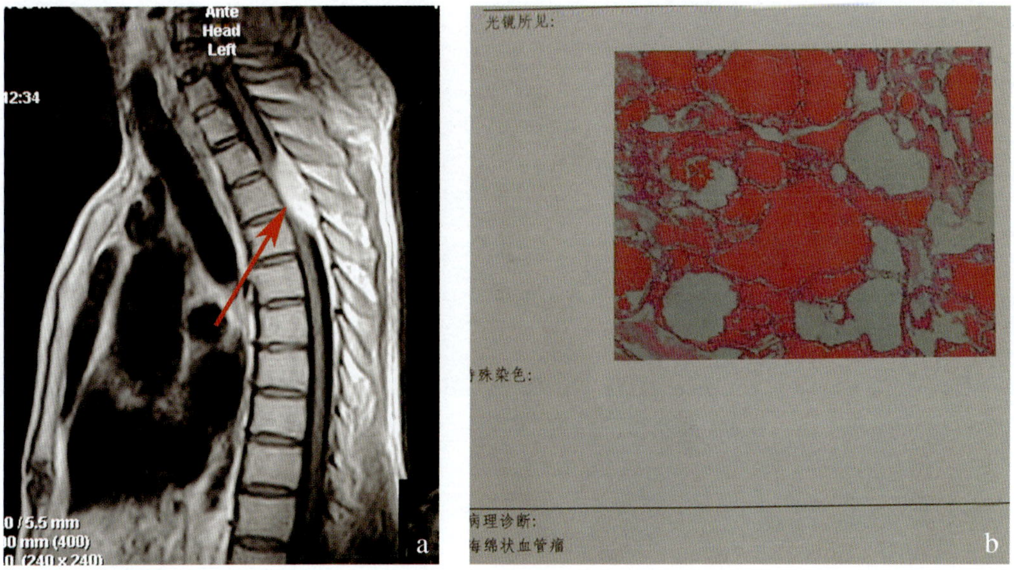

图 10-4 患者，男，55 岁。双下肢麻木无力 1 个月，伴小便困难。术前诊断：T2 ~ T4 硬脊膜外海绵状血管畸形（?）。a. 术前矢状位增强示：T2 ~ T4 硬脊膜外占位明显增强（红箭头）。b. 术中见肿瘤紫红色，多囊性，血供丰富，硬脊膜外渗血汹涌。术后病理证实：海绵状血管畸形。

11 皮样囊肿和表皮样囊肿

临床特点

- 椎管内皮样囊肿和表皮样囊肿以青少年发病为主，也可见于中老年人。多数发生于腰骶部，胸段、颈段少见。临床表现不具有特征性，主要为神经压迫症状。

影像学特点

- MRI：①肿瘤有清楚的边界；②肿瘤的信号复杂多样：T1 像可表现低、等、高信号，T2 像上多表现为高信号；③肿瘤一般无增强，或边缘有部分增强；④腰骶部肿瘤可伴有其他畸形，如显性或隐形脊柱裂、椎板发育异常、皮毛窦、脊髓栓系、脂肪瘤、脊髓分叉等（图 11-1、图 11-2）。部分小的皮样囊肿或表皮样囊肿术前可能诊断为脊膜瘤或神经鞘瘤（图 11-3）。

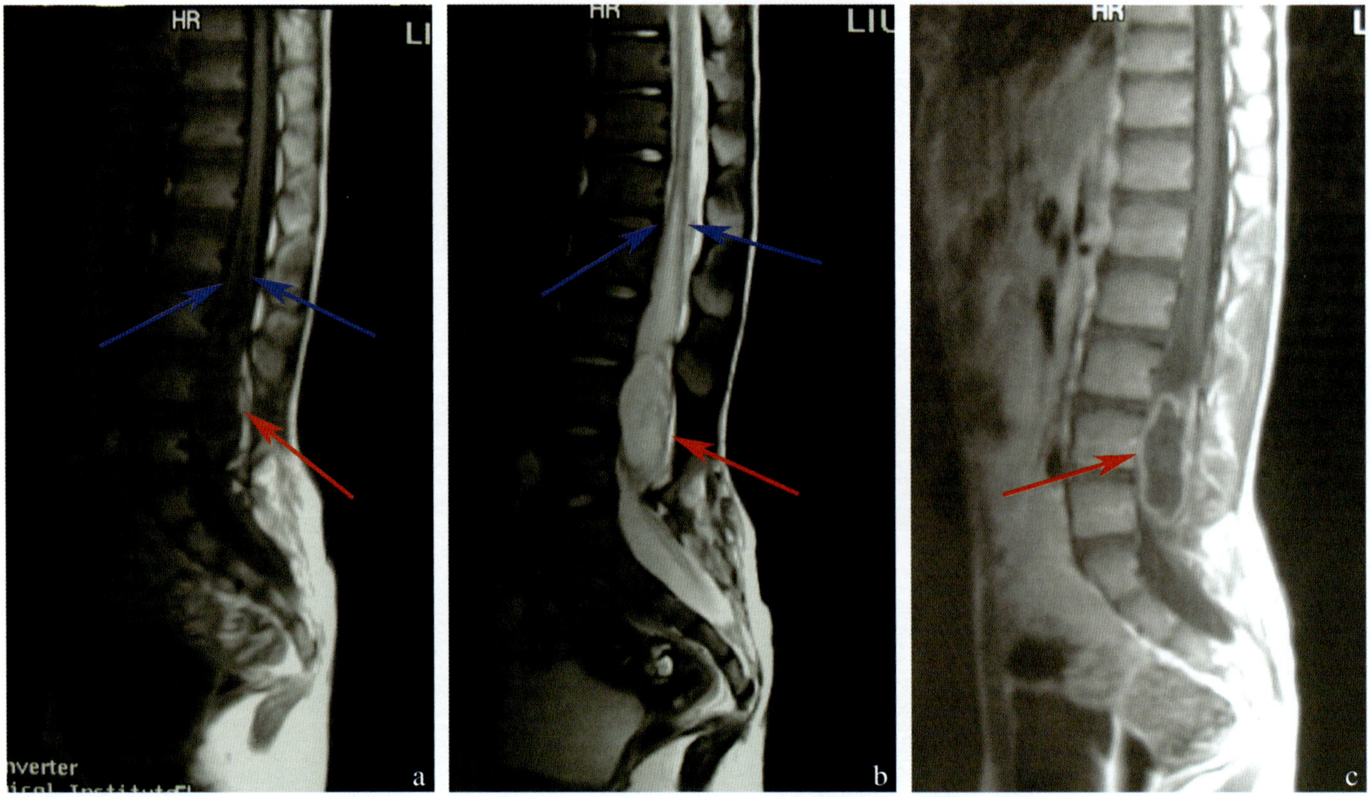

图 11-1　患者，男，8 岁。出生时发现腰骶部皮毛窦，腰骶部疼痛 1 个月伴跛行。术前诊断：L4 ～ L5 畸胎瘤 隐性脊柱裂 脊髓低位 脊髓纵裂。a. 术前矢状位 T1 平扫示：L4 ～ L5 略低信号占位(红箭头)，脊髓从 L2 处有分叉(蓝箭头)。b. 术前矢状位 T2 示：L4 ～ L5 略高信号病变(红箭头)病变轮廓更为清晰，有边界，脊髓分叉显示更清晰(蓝箭头)。c. T1 增强示：病变边缘强化（红箭头）。

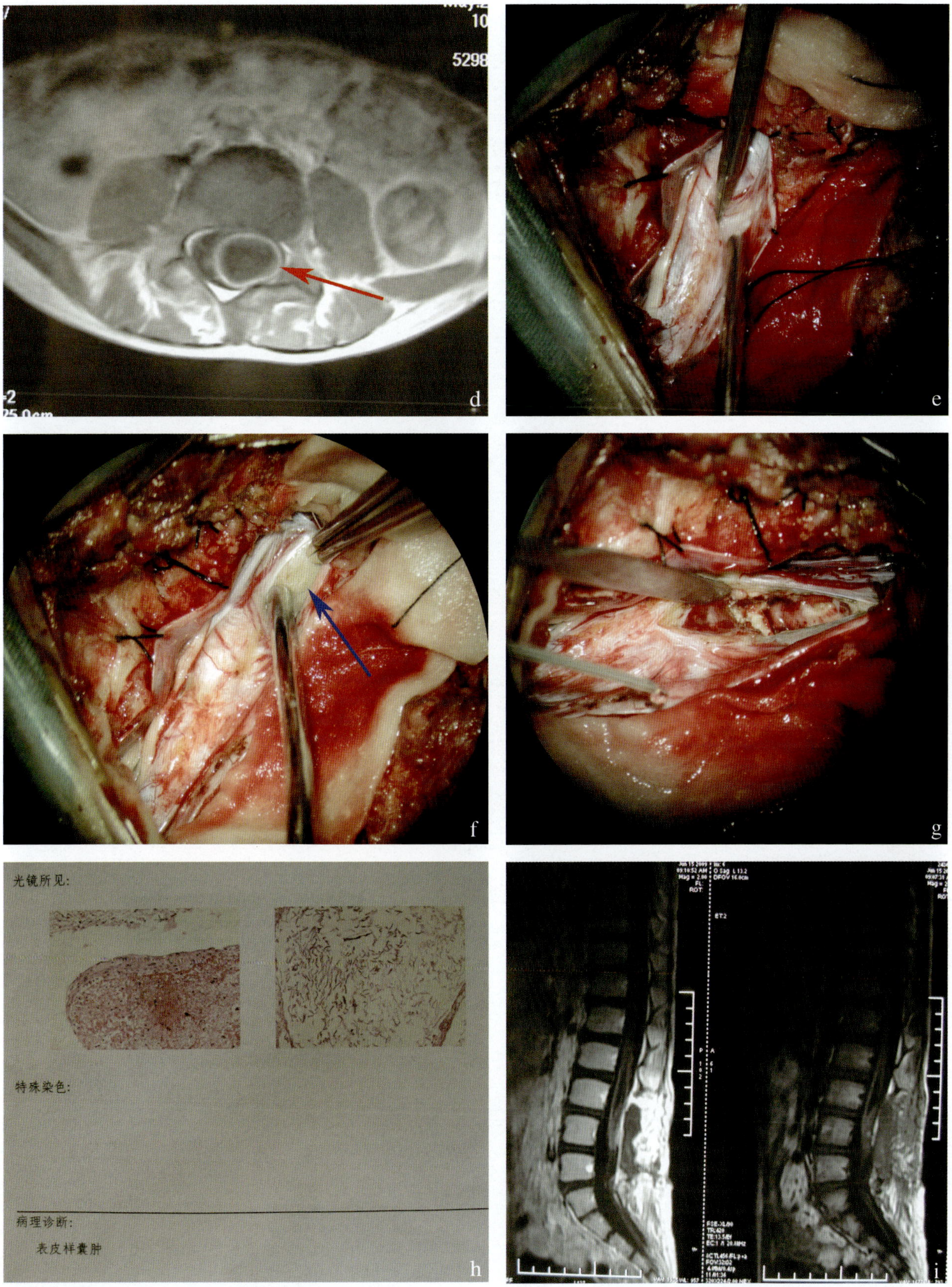

图 11-1 续 d. T1 轴位增强示：病变位于髓内偏左（红箭头）。e. 术中见 L4 ~ L5 椎板及棘突发育异常，椎板两侧凹凸不平，咬出 L4 ~ L5 椎板及棘突。悬吊硬脊膜后见脊髓分叉，右侧部分较小，左侧较大。左侧脊髓膨隆。显微剪刀剪开脊髓。f. 见灰白色肿物（蓝箭头），内有毛发、银屑样物质、暗红色组织。肿瘤部分有完整边界。g. 肿瘤分块近全切，见脊髓组织保护完好。h. 病理示：表皮样囊肿。i. 术后 12 天 MRI 平扫加增强示：术区无异常强化影。

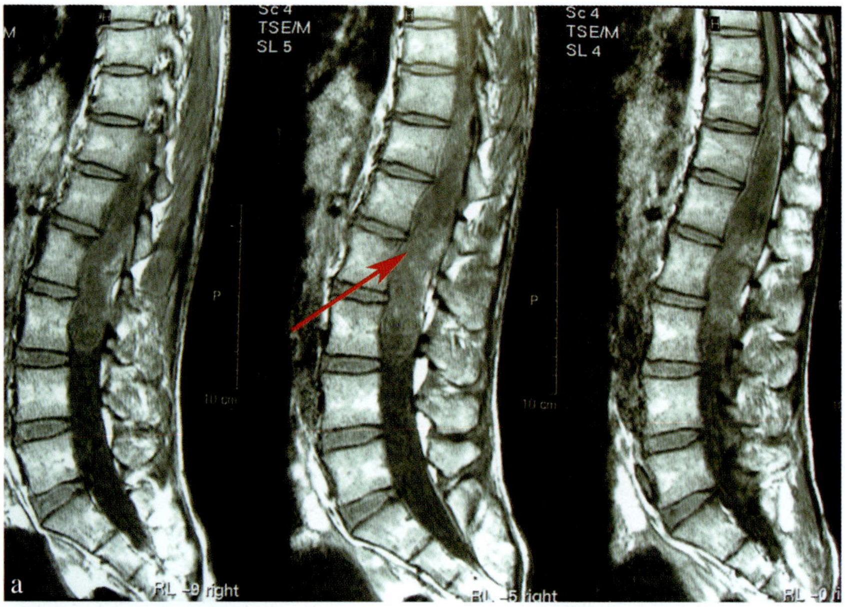

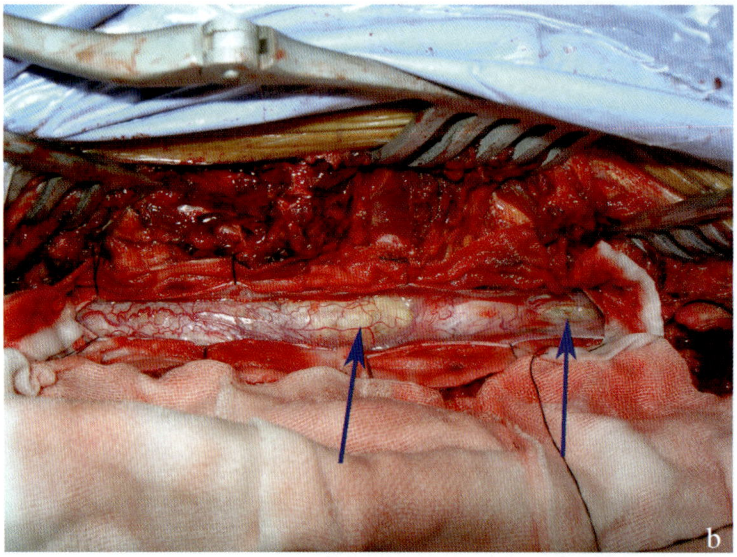

图 11-2 患者，男，26 岁。双下肢无力半年伴二便障碍。术前诊断：T11 ~ L3 表皮样囊肿。a. 术前矢状位 T1 增强示：T11 ~ L3 轻度增强病变，边界较清楚（红箭头）。b. 术中见肿瘤（蓝箭头）与马尾神经、脊髓末端粘连紧密。c. 病理示：皮样囊肿。d. 术后 14 天矢状位 T1 增强 MRI 示：术区无异常强化影像。

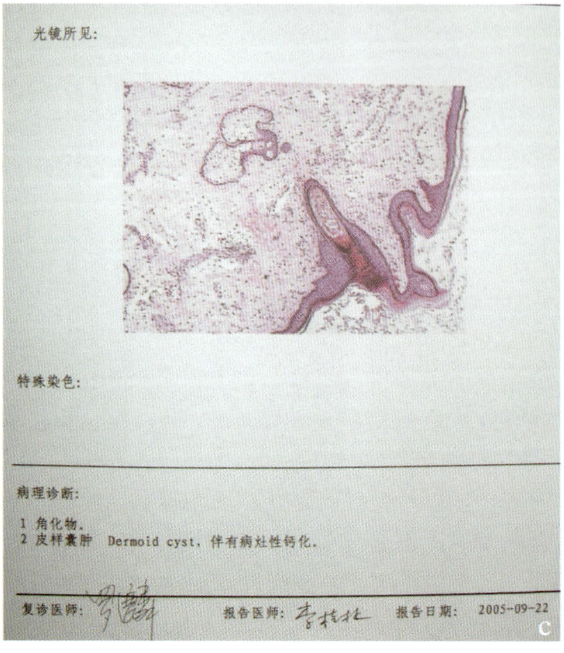
光镜所见:

特殊染色:

病理诊断:

1 角化物。
2 皮样囊肿 Dermoid cyst，伴有病灶性钙化。

复诊医师:　　报告医师:　　报告日期: 2005-09-22

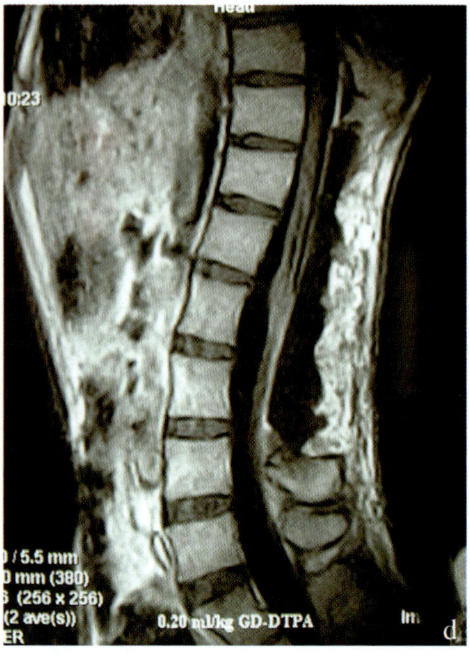

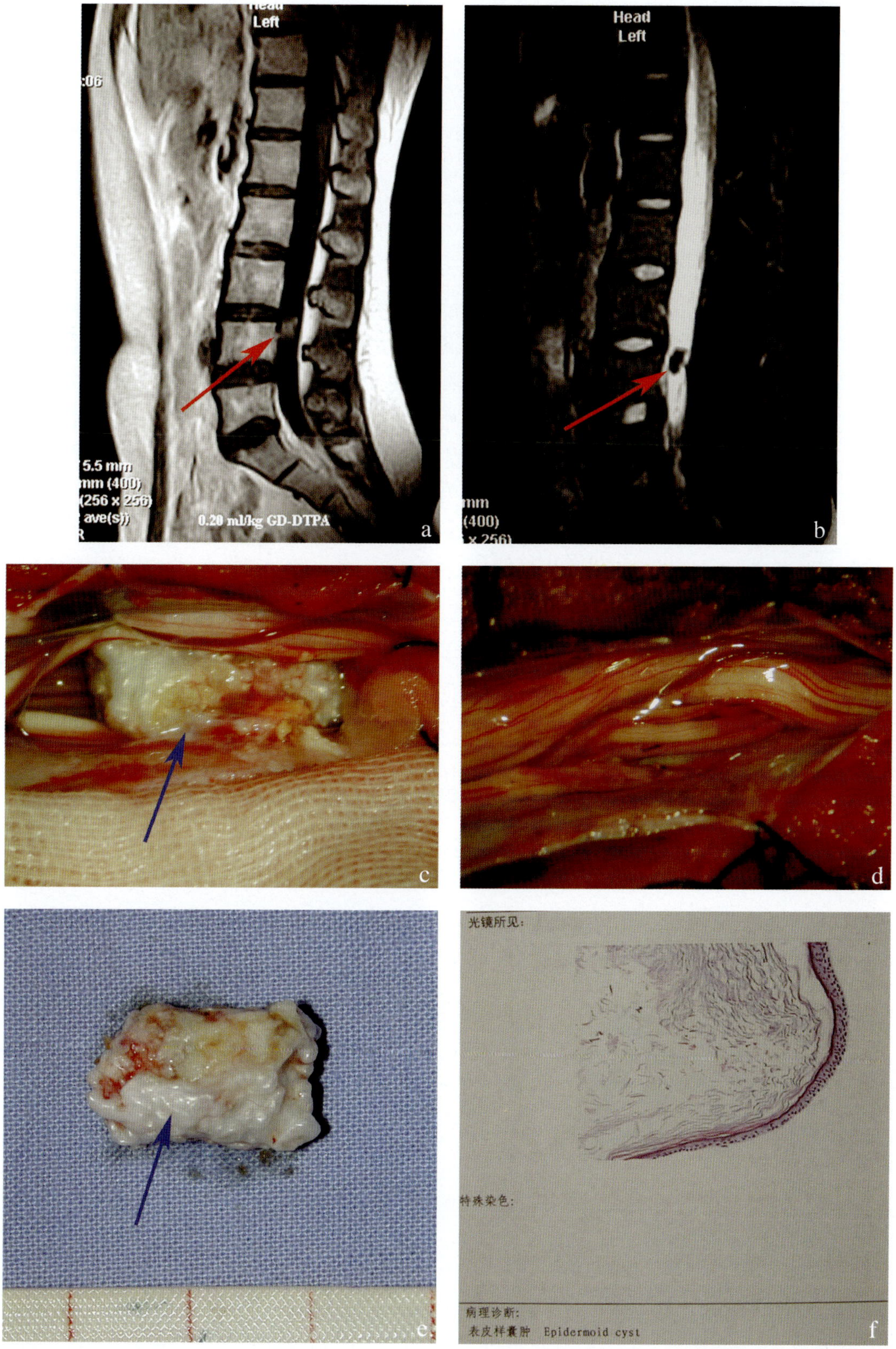

图 11-3 患者，女，22 岁。左腰部、左下肢不适 1 年余，加重 20 天。术前诊断：L4 脊膜瘤？神经鞘瘤？ a. 术前矢状位 T1 增强示：病变无明显强化，呈等信号（红箭头）。b. T2 示：病变呈明显低信号（红箭头），术前考虑是否合并有钙化。c. 术中见肿瘤位于硬脊膜下，偏左侧，马尾神经下方，包膜完整，实性，与神经根粘连紧密（蓝箭头）。肿瘤银灰色，质韧，血供一般。整块切除肿瘤。d. 肿瘤切除完毕，见神经根保护完好。e. 肿瘤大小约 1.5cm，有包膜（蓝箭头）。f. 病理示：表皮样囊肿。

手术技术

步骤 1

- 手术入路同常规后正中入路。腰骶部皮样囊肿或表皮样囊肿多合并有椎板发育异常，无法行椎板复位术，多行椎板咬除。如椎板完整，可行椎板复位术。

步骤 2

- 病变多与马尾神经及脊髓末端粘连，呈灰白色，内可有黄绿色囊液，可有毛发、银屑样物质，少数肿瘤内有钙化。血供多不丰富。多数肿物有囊壁（图 11-3）。肿瘤无法整块切除，采用双极、吸引器、刮圈、刮勺、显微剪刀分块切除肿瘤。若肿瘤囊壁与脊髓末端边界不清，无法做到全切。部分肿瘤与脊髓末端、马尾神经边界清楚，则可能做到全切。分离囊壁的过程需在电生理监测下小心仔细分离，若有明显的肛门括约肌刺激反应，即停止分离。

步骤 3

- 肿瘤切除完毕后，严密缝合硬脊膜。依次缝合肌层、皮下、皮肤。

参考文献

李明利，石海峰，陈正光，等．椎管内表皮样囊肿和皮样囊肿的 MR 诊断．中国医学影像学杂志，2003，11:66-67.

12 畸胎瘤

临床特点

- 畸胎瘤为病理学检查具有三个胚层结构的先天性肿瘤，此为其与表皮样囊肿、皮样囊肿的区别。临床上表现为肢体麻木、疼痛，不同程度的二便障碍。

影像学特点

- MRI 表现：T1、T2 可表现为低、等、高信号，部分病例有肿瘤边缘轻度强化。病变绝大多数位于圆锥部及腰骶部。 X 线、CT 表现：部分病例合并有脊柱裂、椎体发育畸形。

手术技术

步骤 1

- 手术入路同常规后正中入路。畸胎瘤可合并有椎板发育异常，无法行椎板复位术，多行椎板咬除。如椎板完整，可行椎板复位术。

步骤 2

- 病变多与马尾神经及脊髓末端粘连，呈灰白色，内可有黄绿色囊液，可有毛发、银屑样、皮脂腺样物质（图 12-1 ～图 12-3），少

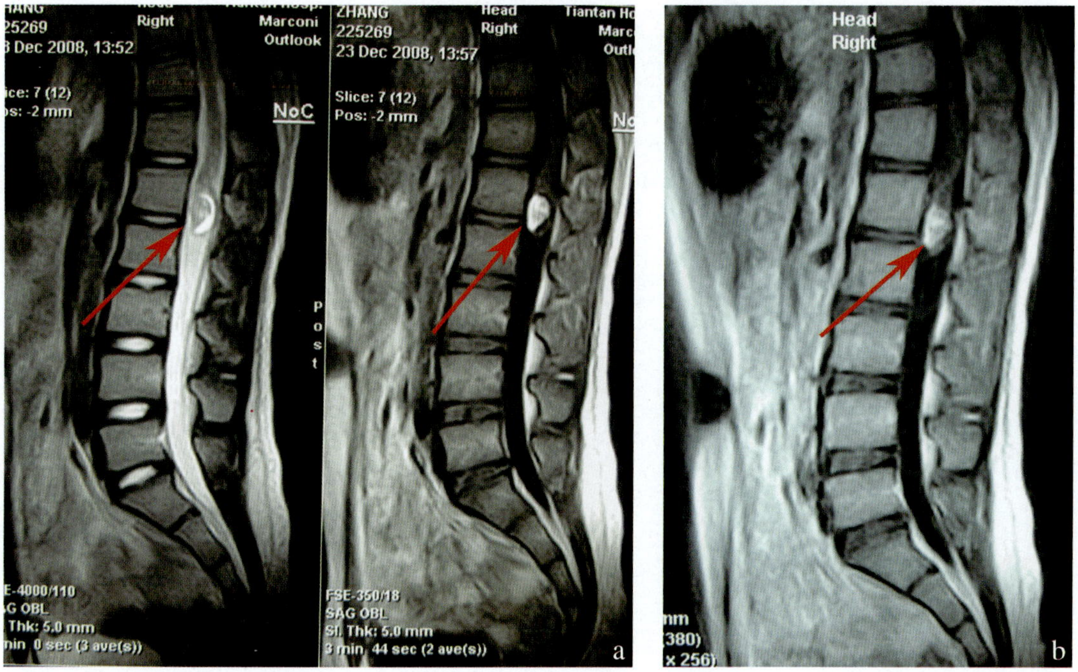

图 12-1 患者，男，13 岁。腰部疼痛 3 个月。术前诊断：L1 ～ L2 椎管内占位畸胎瘤可能性大。a. 术前 MRI T1T2 示：L1 ～ L2 圆锥内混杂占位信号（红箭头）。b. 术前 MRI T1 增强示：病变无明显增强。

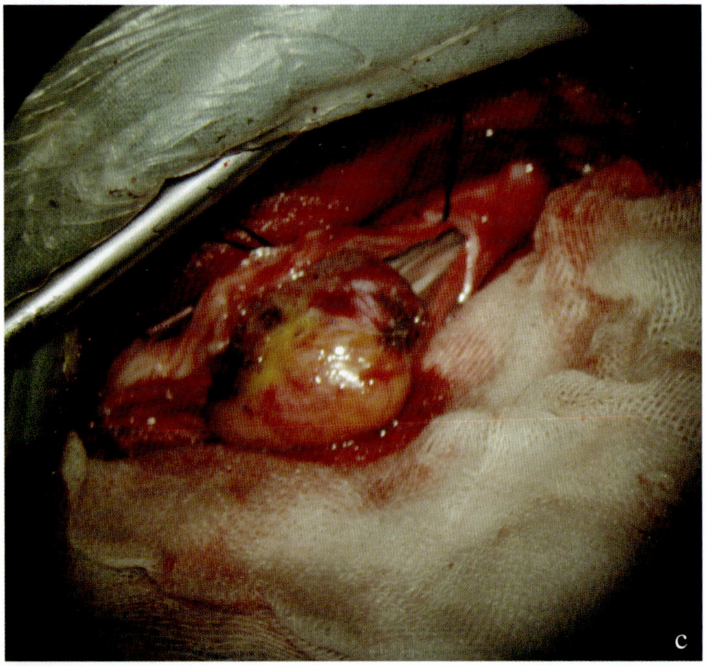

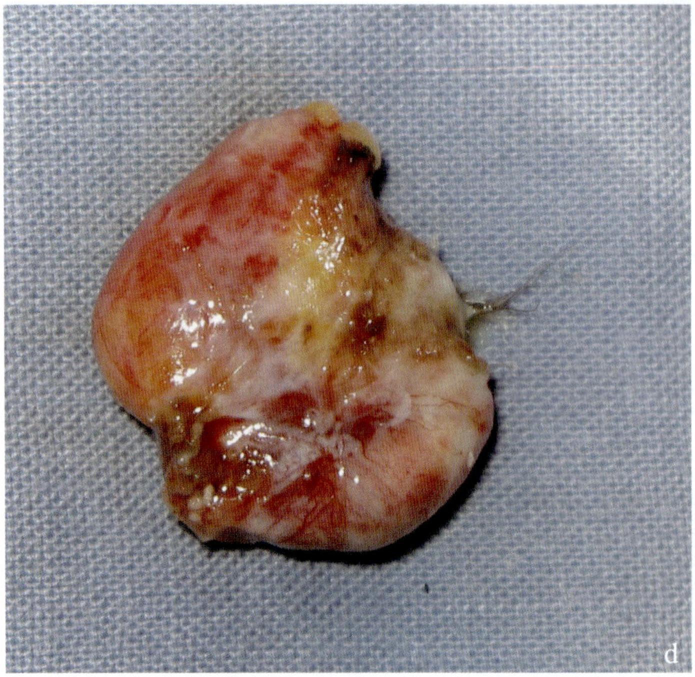

图 12-1 续 c. 术中见肿瘤包膜完整，内有毛发，部分与马尾神经粘连紧密，近全切肿瘤。d. 肿瘤大小约 1cm × 2cm。e. 病理示：畸胎瘤。

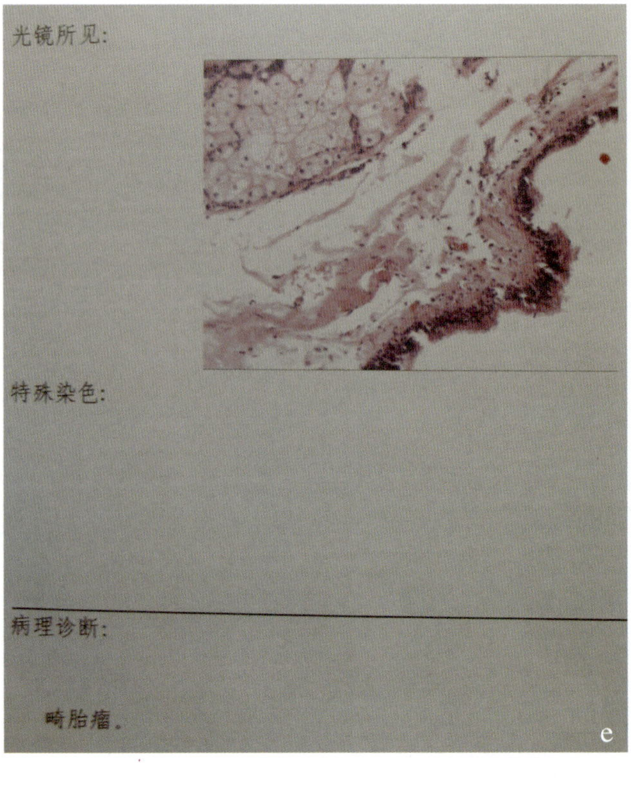

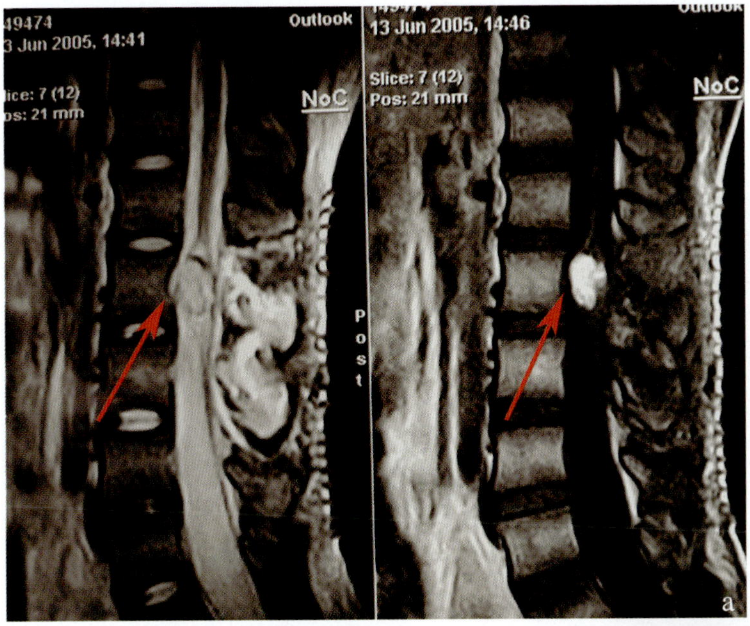

图 12-2 患者，男，19 岁。腰腿疼痛、麻木 6 个月。术前诊断：L2 畸胎瘤。a. 术前 MRI 示：病变形态规则（红箭头），边界较明显，T1 呈高信号，T2 呈略高信号。b. 术中见肿瘤部分呈实性脂肪样（蓝箭头），部分呈囊性，内有皮脂腺脓肿样分泌物，伴有毛发。腹侧肿瘤囊壁与马尾神经粘连紧密无法切除。肿瘤大部切除。c. 病理示：畸胎瘤。

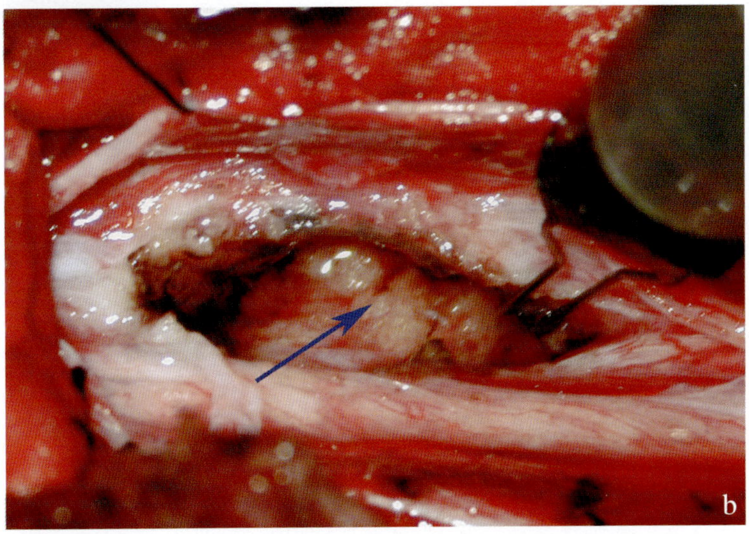

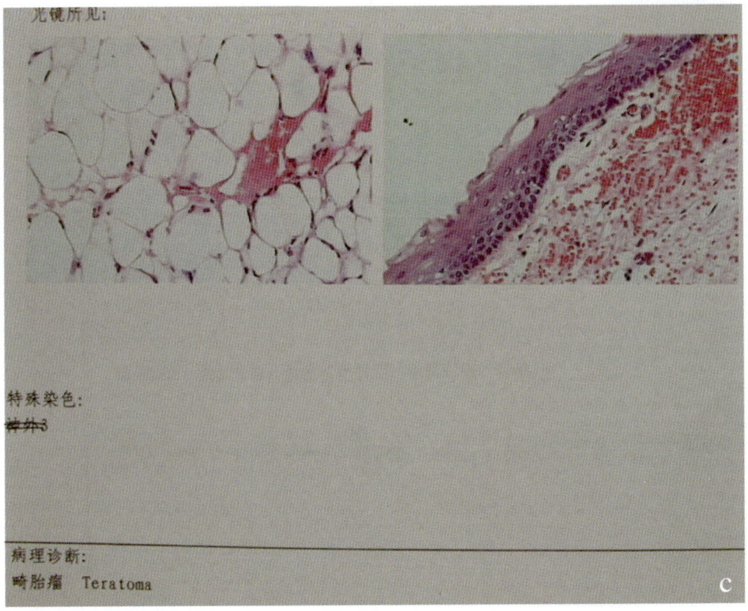

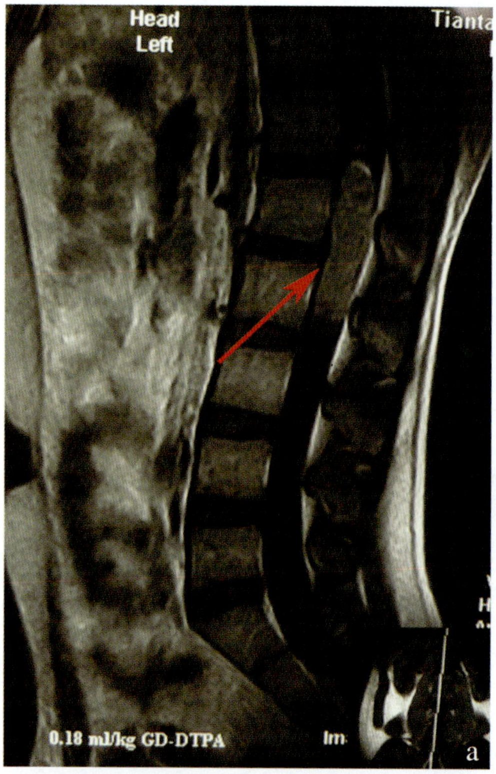

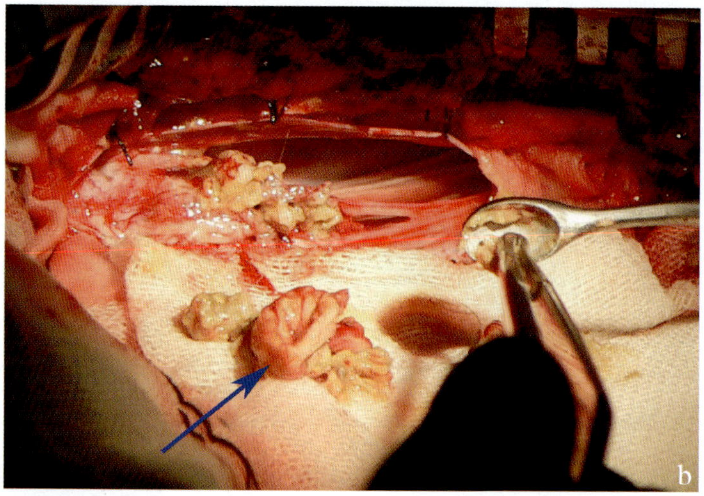

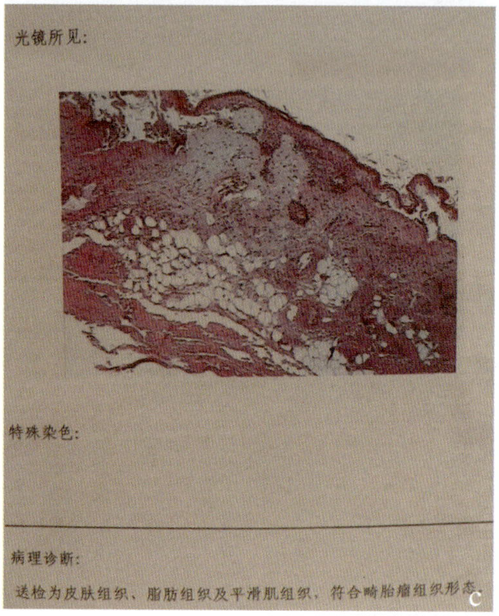
光镜所见:

特殊染色:

病理诊断:

送检为皮肤组织、脂肪组织及平滑肌组织，符合畸胎瘤组织形态。

图 12-3 患者，男，27 岁。尿急，尿潴留 14 年，右足无力 12 年，加重伴右腿无力 1 年。术前诊断：L1 ~ L2 椎管内占位 脂肪瘤可能性大。a. 术前 MRI 矢状位 T1 增强示：病变形状规整，边缘略有强化（红箭头）。b. 术中见囊肿位于圆锥下方，将马尾推挤向左侧及其腹侧，近圆锥处壁厚韧，壁内为牙膏样脂质（蓝箭头），可见毛发，血供中等，先将囊内容物分块切除，其后将囊肿尾端囊壁切除，肿物上端与圆锥分界不清，切除后马尾神经保留完好。c. 病理示：畸胎瘤。

数肿瘤内有钙化。血供多不丰富。多数肿物有囊壁。部分肿瘤呈实性脂肪样与囊性。肿瘤无法整块切除，采用双极、吸引器、刮圈、刮勺、显微剪刀分块切除肿瘤。若肿瘤囊壁与脊髓末端边界不清,无法做到全切。部分肿瘤与脊髓末端、马尾神经边界清楚，则可能做到全切。分离囊壁的过程需在电生理监测下小心仔细分离，若有明显的肛门括约肌刺激反应，即停止分离。

步骤 3

- 肿瘤切除完毕后,严密缝合硬脊膜。依次缝合肌层、皮下、皮肤。

参考文献

谢京城，王振宇，刘彬，等. 椎管内畸胎瘤的诊断和治疗. 中国脊柱脊髓杂志，2009，19:90-93.

13 肠源性囊肿

临床特点

- 肠源性囊肿一般认为是内胚层起源，囊壁与胃肠道的组织学特征相似。多发生于少年儿童，患者，男性多见。多发生于胸段、颈段，表现为相应部位的神经根性疼痛和脊髓压迫症状。常伴有脊柱及呼吸道、消化道的发育异常。多数位于髓外，少数位于髓内。

影像学特点

- MRI 示：T1 像表现为等、低信号，边界清楚，信号均匀一致；T2 像高信号。囊壁多数无增强，少数轻度增强。病变多位于脊髓腹外侧，部分完全位于腹侧（图 13-1 ～ 13-4）。

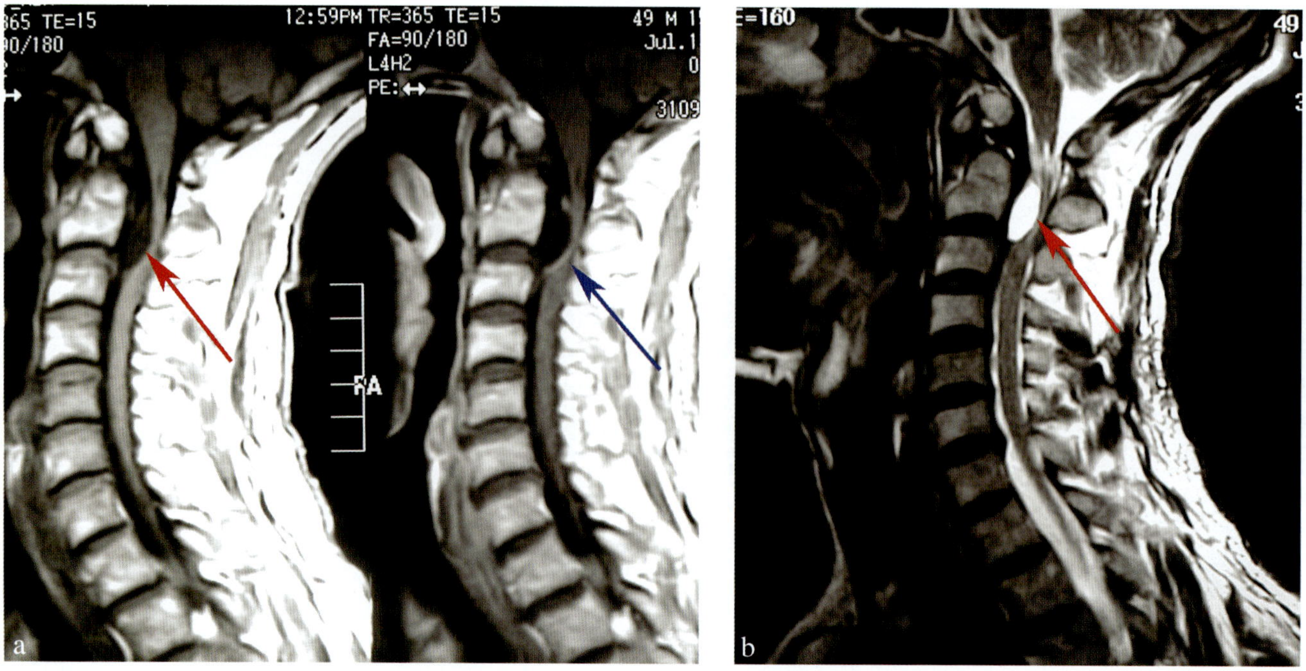

图 13-1 患者，男，49 岁。后颈部不适 1 年余，肢体进行性感觉障碍 9 个月，加重 1 个月。术前诊断：C2 ～ C3 肠源性囊肿。a. 术前矢状位 T1 平扫（红箭头）及增强（蓝箭头）示：病变呈低信号，形状规整，增强边缘强化。b. 术前矢状位 T2 示：病变呈高信号（红箭头）。

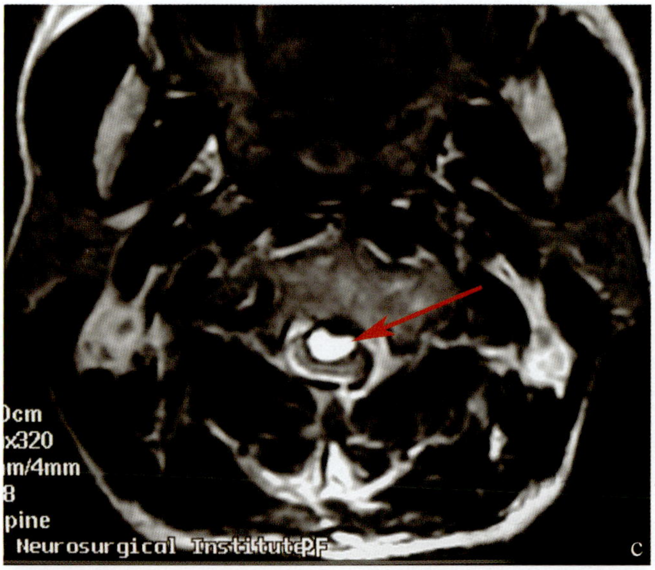

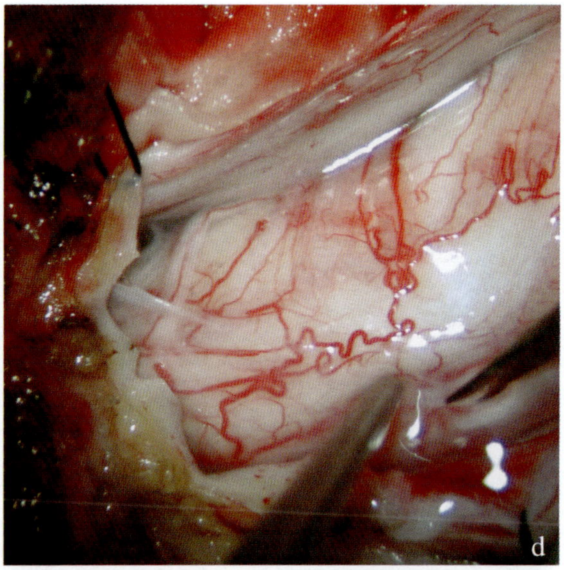

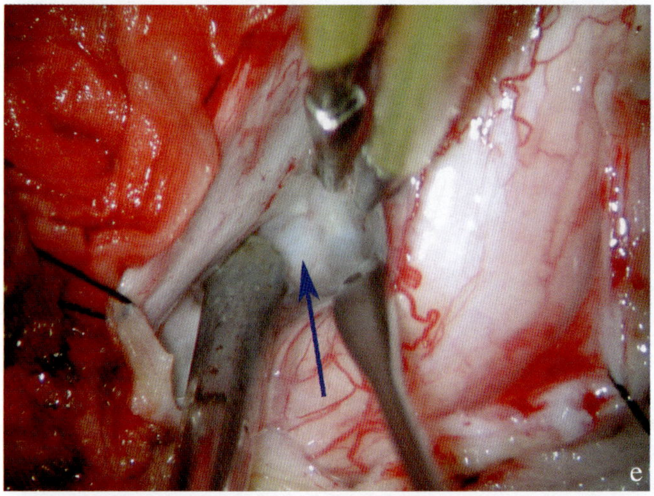

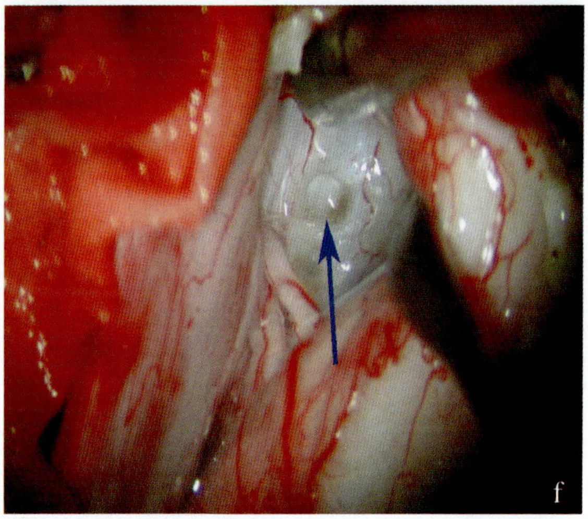

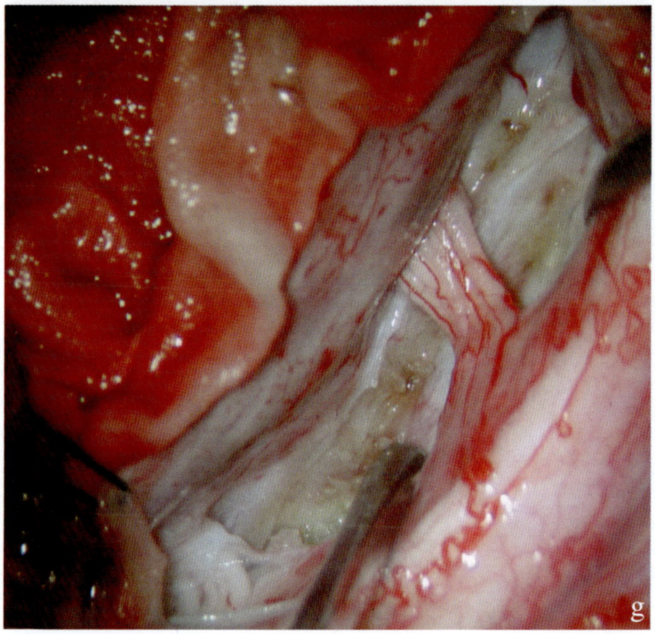

图 13-1 续 c. 轴位 T2 示：病变完全位于腹侧(红箭头)。d. 打开硬脊膜后见脊髓表面正常。e. 用显微剥离子将脊髓轻轻牵向一侧，见脊髓腹侧囊肿（蓝箭头），包膜完整，界限清楚。f. 切开囊肿（蓝箭头），见黄绿色囊液。g. 继续分块切除肿瘤。

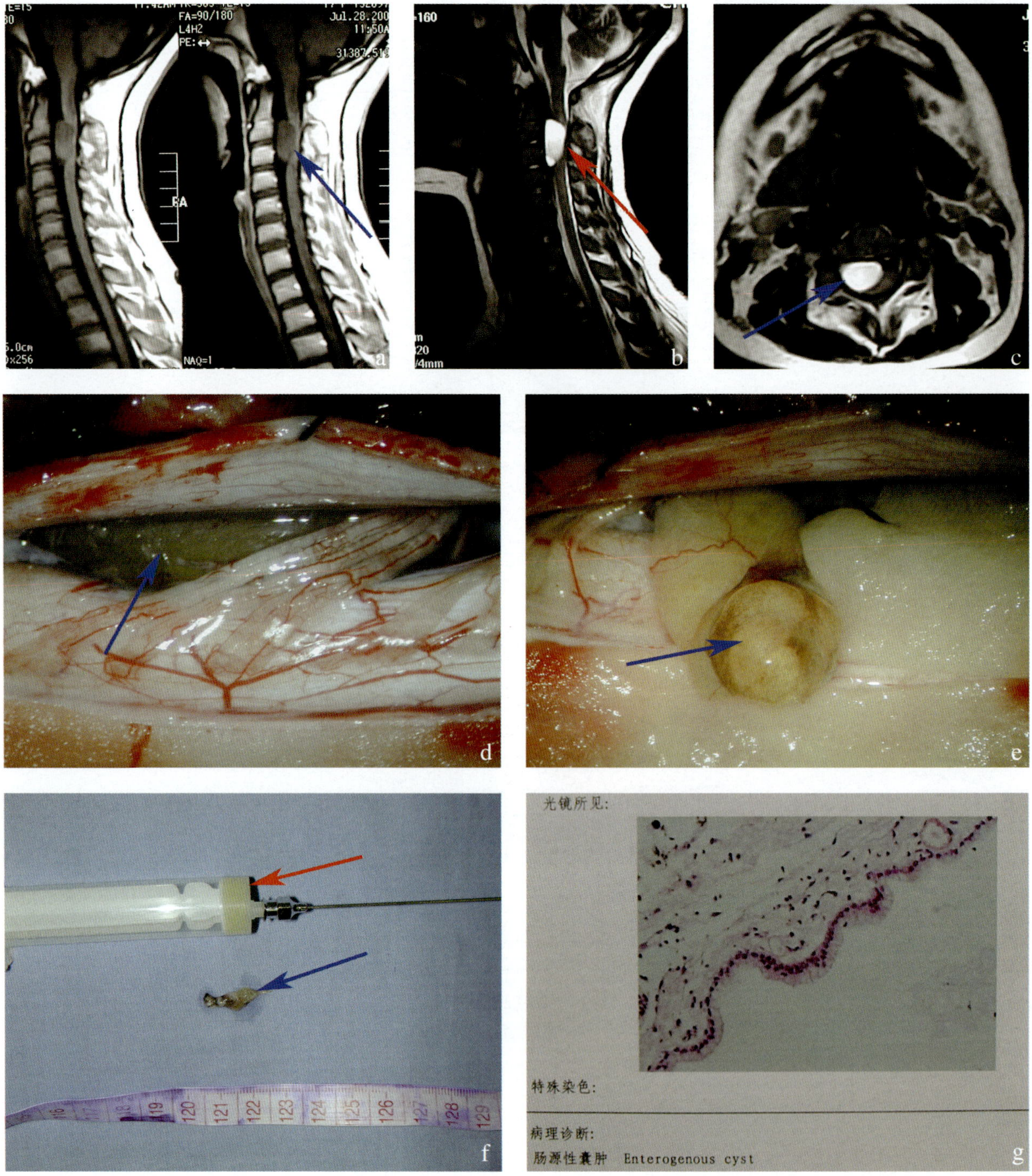

图 13-2 患者，女，17 岁。颈部疼痛 2 个月，左半身麻木、右半身无力 10 天。术前诊断：C2 ~ C3 肠源性囊肿。a. 术前矢状位 T1 平扫（红箭头）及增强（蓝箭头），示病变呈等信号，形状规整，无增强。b. 术前矢状位 T2 示：病变呈高信号，内有略高信号（红箭头）。c. 术前轴位 T2 示：病变位于脊髓右侧腹外侧（蓝箭头）。d. 术中离断 C1 ~ C2，C2 ~ C3 齿状韧带，轻拉开脊髓见黄白色肿物，包膜厚（蓝箭头）。e. 穿刺囊壁，穿出黄色黏稠胶冻状内容物后，囊壁塌陷，完整分离囊壁（蓝箭头）。f. 见囊内容物（红箭头）及囊壁（蓝箭头）。g. 病理示：肠源性囊肿。

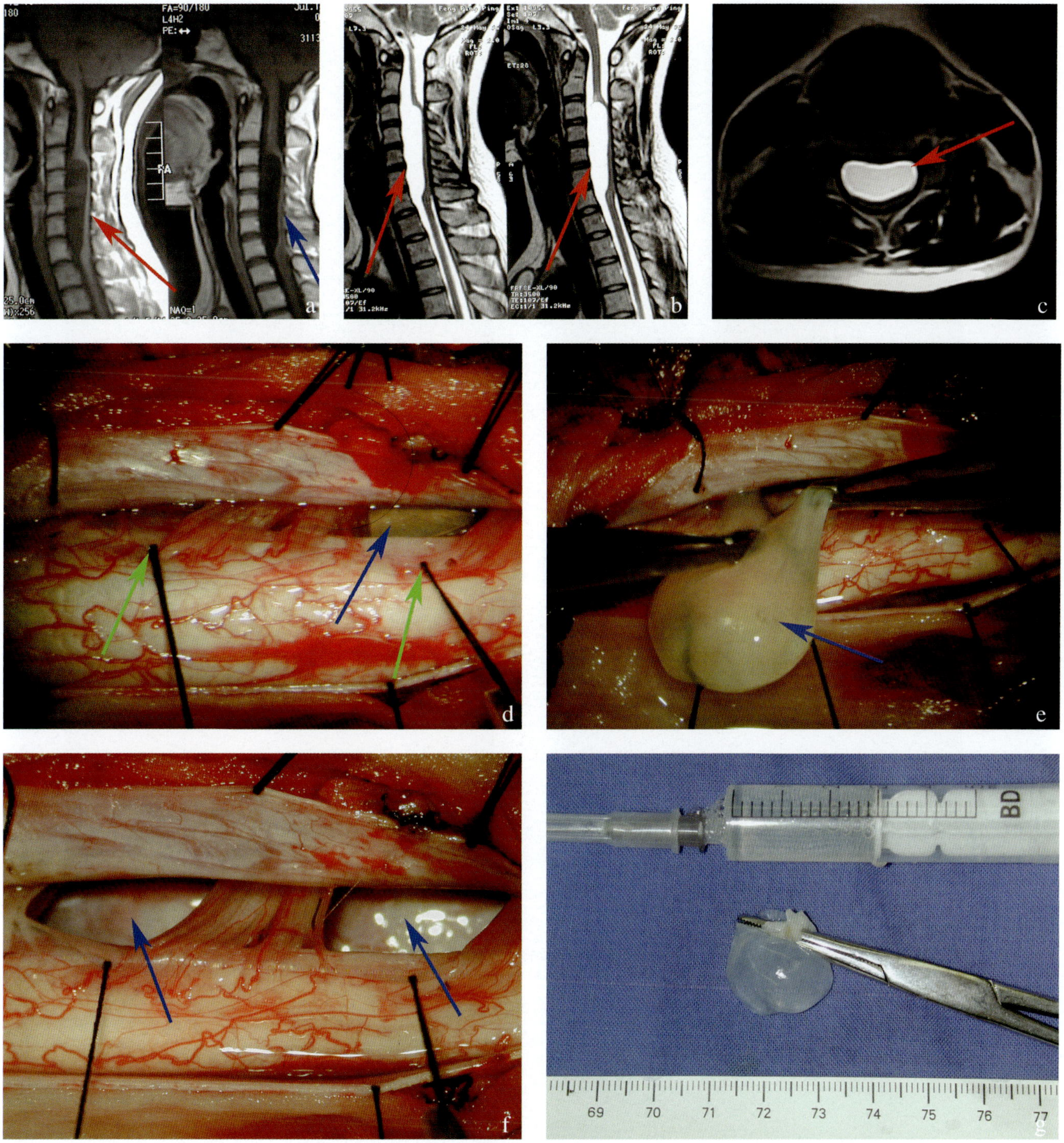

图 13-3 患者，女，19 岁。后颈部不适 17 年，右手无力 3 个月，左下肢无力 1 个月。术前诊断：C3 ~ C7 肠源性囊肿。a. 术前矢状位 T1 平扫（红箭头）增强（蓝箭头）示：低信号病变，形状规整，无强化。b. 术前矢状位 T2 示：病变呈脑脊液信号（红箭头），脊髓明显受压。c. 术前轴位 T2 示：病变完全位于腹侧（红箭头）。d. 术中离断齿状韧带，用显微细线固定齿状韧带（绿箭头），轻拉开脊髓；见脊髓腹侧淡黄色囊肿，有包膜（蓝箭头）。e. 穿刺囊液后，完整剥离囊壁（蓝箭头）。f. 囊肿剥离完毕，见腹侧硬脊膜（蓝箭头）。g. 见清亮囊液及囊壁标本。

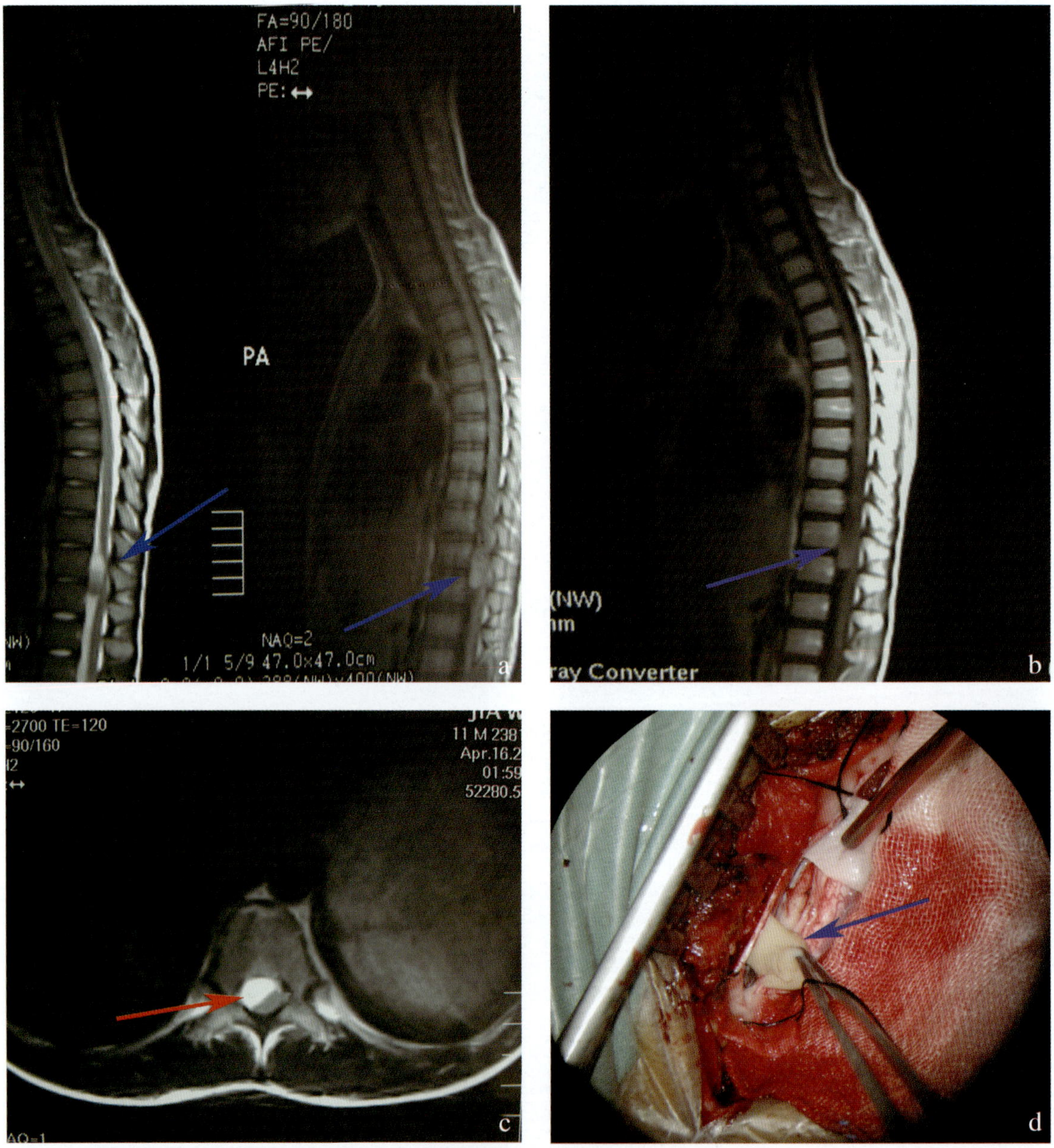

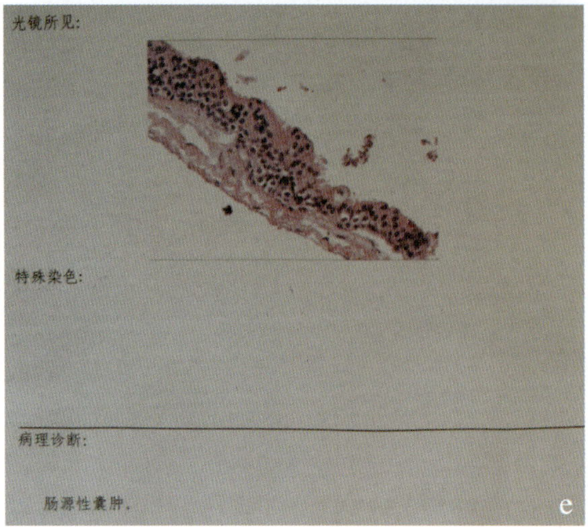

图 13-4 患者，男，11 岁。腰部疼痛 4 个月。术前诊断：T11 ～ T12 椎管内占位 神经鞘瘤？ 皮样囊肿？ a. 术前矢状位 T1 T2（蓝箭头）像示：T1 上病变呈等信号，T2 上呈高等混杂信号。b. T1 增强病变无强化（蓝箭头）。c. T2 轴位示：肿瘤位于椎管内腹侧方（红箭头）。d. 术中见灰白色肿物位于脊髓腹侧偏右方。有完整包膜，在分离过程中，囊壁破裂，有乳白色囊液渗出，继续分离肿物，肿物体积逐渐缩小，肿物与脊髓腹侧粘连较紧密，完整分离肿物（蓝箭头）。e. 病理示：肠源性囊肿。

手术技术

步骤 1

- 手术暴露同常规后正中入路，对无异常发育脊柱的病例，可行椎板复位术。对异常发育脊柱的病例，行椎板切除术。

步骤 2

- 翻转硬脊膜后，近一步剪开脊髓表面蛛网膜。多数病例需要从脊髓一侧剪开齿状韧带，分离脊髓侧方蛛网膜，可见病变，位于脊髓腹侧方或腹侧。病变多数有包膜，可呈黄白色或白色。先行瘤内穿刺，可穿刺出黄色黏稠样胶冻状内容物或白色较清亮液体。穿刺囊液后，囊肿塌陷，提起囊肿包膜，分离囊肿壁与周围的粘连，若粘连不严重，可全切肿瘤；若粘连紧密，不能全切。

14 蛛网膜囊肿

临床特点

- 本病可发生于青少年到老年，一般认为其发病与先天性蛛网膜和/或硬脊膜发育不良有关。可将病变与硬脊膜的关系分为硬脊膜下与硬脊膜外两类。临床表现为脊髓或神经根感觉与运动异常，二便障碍。

影像学表现

- X 线与 CT 可表现为椎体及椎板的骨质吸收、凹陷。MRI：位于硬脊膜外或髓外硬脊膜下病变，与脑脊液信号相同，呈长 T1 长 T2 表现。脊髓组织受压（图 14-1）。

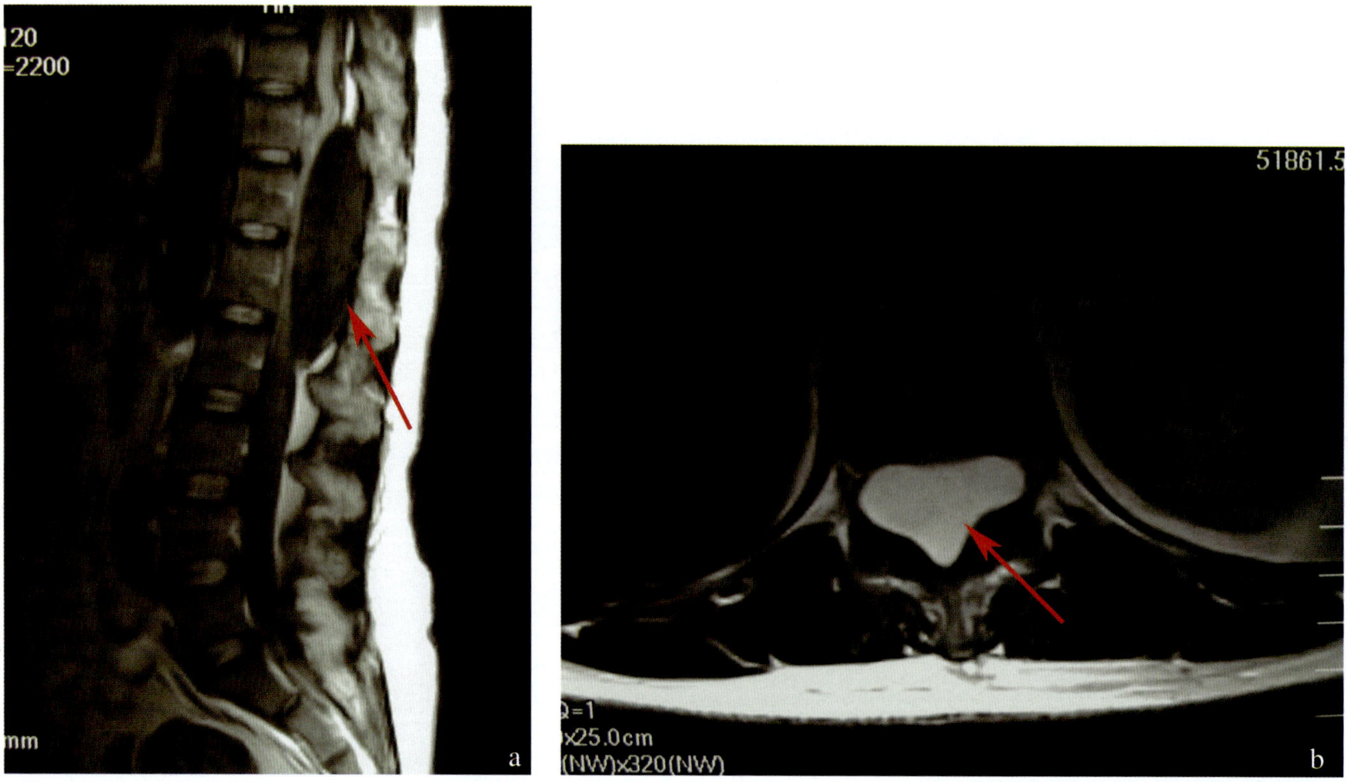

图 14-1 患者，女，46 岁。腰部疼痛伴二便障碍 3 个月。术前诊断：T11 ~ L2 蛛网膜囊肿。a. 术前矢状位 T1 增强示：T11 ~ L2 硬脊膜外囊肿（红箭头），无增强。b. 术前轴位 T2 示：病变位于脊髓背侧（红箭头）。术中见囊肿位于硬脊膜外，侵袭椎板，包膜完整，囊壁较韧，剥离囊壁过程中，椎板两侧静脉渗血汹涌，完整剥离囊肿，明胶海绵压迫止血。

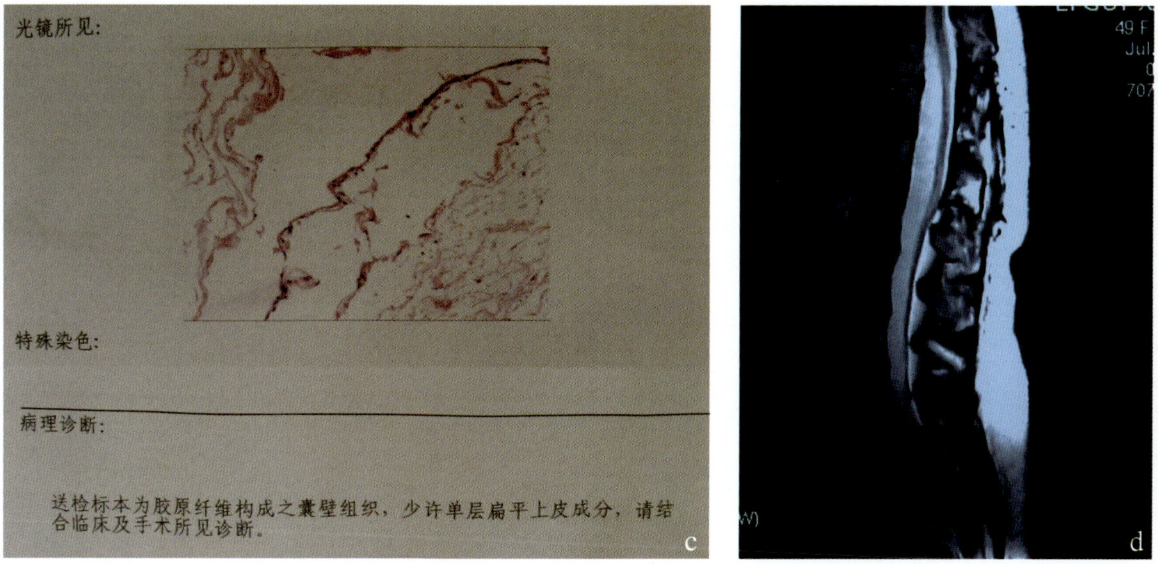

图 14-1 续 c. 术后病理示：蛛网膜囊肿。d. 术后 2 年 MRI 复查：示脊髓形态完好，无囊肿复发。

手术技术

步骤 1

- 手术入路为常规后正中入路，部分病例椎板受侵袭无法行椎板复位术。

步骤 2

- 硬脊膜外蛛网膜囊肿多侵袭椎板，在切割椎板过程中有时可有清亮液体渗出。囊肿多呈灰白色，包膜较完整，囊壁较韧，向椎管两侧延伸范围较广。囊液渗出后，囊肿体积减小，争取完整剥离囊壁。由于硬脊膜外腔塌陷明显，硬脊膜外静脉渗血多较多，需用海绵及棉条反复压迫止血。硬脊膜多数完整。用小针细线悬吊硬脊膜，封闭硬脊膜外腔。

步骤 3

- 若为髓外硬脊膜下蛛网膜囊肿，需剪开硬脊膜，在硬脊膜下放出囊液，剥离囊壁。硬脊膜下蛛网膜囊肿较硬脊膜外囊肿出血为少。剥离完囊肿壁后，向囊肿上下方向探查，打开囊肿上下端的蛛网膜粘连，恢复正常脑脊液的循环通路。

步骤 4

- 依次缝合硬脊膜、肌层，根据骨质缺损情况行椎板切除或复位术，缝合肌层、皮下、皮肤。

参考文献

谭利华，彭述平，伍玉枝，等. 椎管内蛛网膜囊肿的影像诊断. 临床放射学杂志，2003，22:357-361.

15 椎管内脂肪瘤

- 本章主要描述不伴脊柱裂的髓外硬脊膜下脂肪瘤和髓内脂肪瘤，伴有脊髓栓系、脊柱裂的脂肪瘤在脊髓栓系章节中描述。

临床特点

- 有 0 ～ 5 岁和 20 ～ 50 岁两个发病高峰。表现为肢体麻木、行走障碍、肢体力弱、大小便障碍等（图 15-1）。

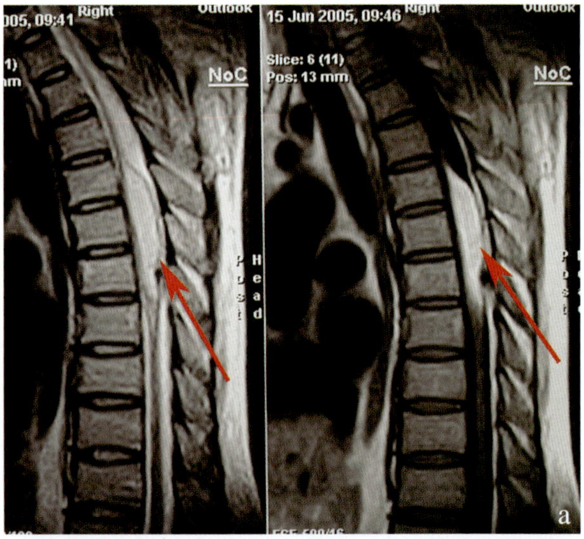

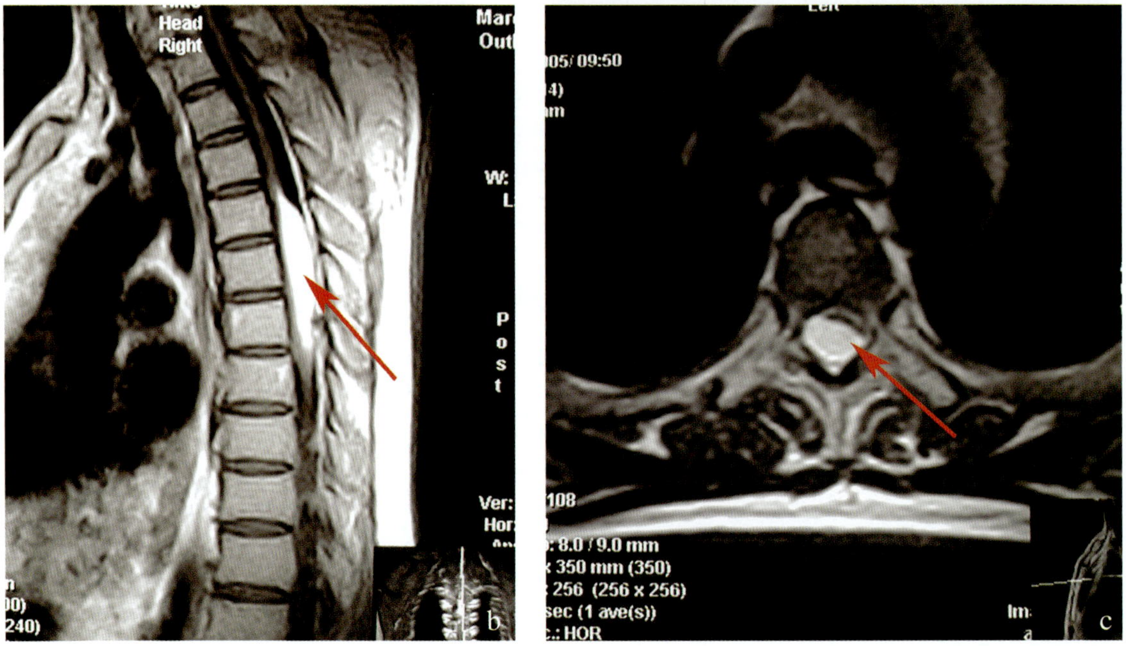

图 15-1 患者，男，48 岁。双下肢麻木乏力 4 ～ 5 年。术前诊断：T4 ～ T6 髓内脂肪瘤。a. 术前矢状位 T1T2 示：短 T 1 长 T2 信号（红箭头）。b. 术前 T1 增强示：病变无明显增强（红箭头）。

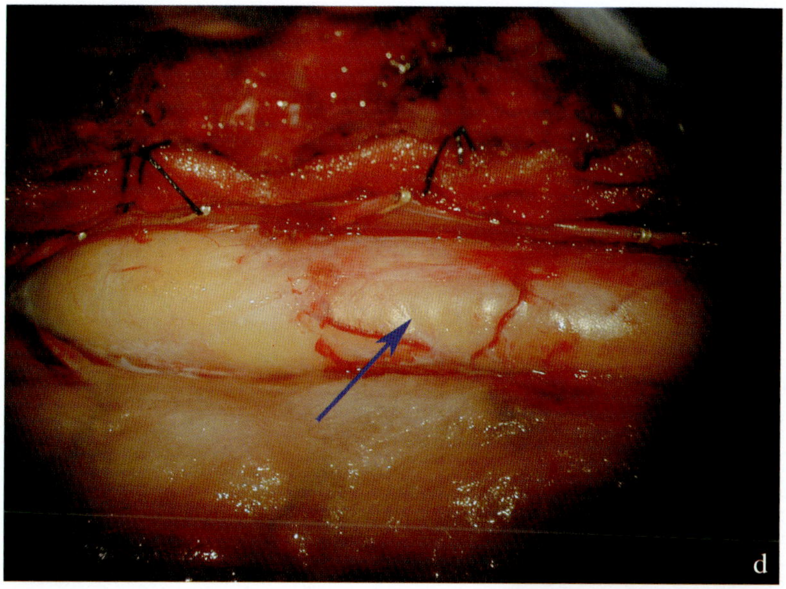

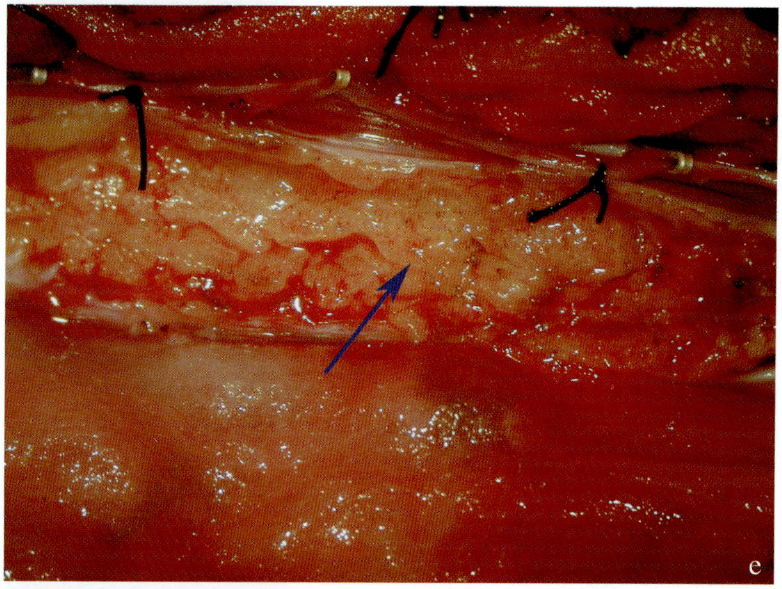

图 15-1 续 c. 术前轴位示：病变位于腹侧，与脊髓组织边界不清（红箭头）。d. 术中见脂肪成分（蓝箭头）位于脊髓背侧，边界不清。e. 分块切除肿瘤，见典型脂肪成分（蓝箭头）。f. 肿瘤与脊髓组织无明显边界，无法全切，大部切除肿瘤，见手术创面：脊髓组织（蓝箭头），脂肪组织（绿箭头）。

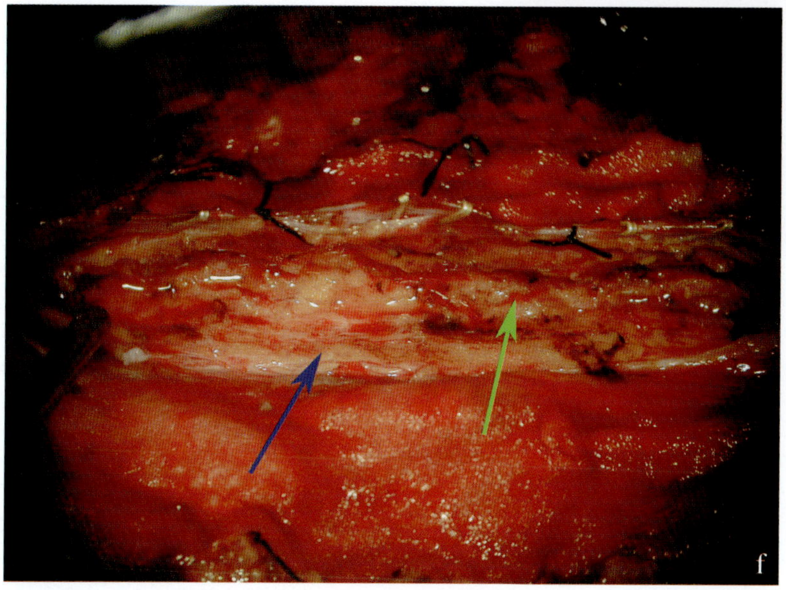

影像学特点

- CT：表现为低密度占位。MRI：在T1像上表现为高信号，T2像上多表现为等信号。增强后不增强或轻度增强。

手术技术

步骤1

- 手术入路为常规后正中入路，由于脂肪瘤很难做到全切，为避免肿瘤继续生长压迫脊髓，多行椎板切除术，起外减压作用。

步骤2

- 脂肪瘤分髓外硬脊膜下脂肪瘤和完全位于髓内脂肪瘤，有时肿瘤部分位于髓内，部分位于脊髓背侧，与脊髓组织无明显分界。髓外硬脊膜下肿瘤在打开硬脊膜后即可见到肿瘤。行分块切除，若肿瘤完全位于髓外，用双极、显微剪刀，刮圈等器械，争取做到近全切除。若肿瘤完全位于髓内，在脊髓后正中线处用小功率电凝切开脊髓，1 ~ 2mm后即可见到肿瘤。分块切除肿瘤，目的以减压为主，不必刻意寻求肿瘤与正常脊髓组织界面，以免加重脊髓损伤。依次缝合硬脊膜、肌层，根据骨质缺损情况行椎板切除或复位术，缝合肌层、皮下、皮肤。

参考文献

杨鹏范，卢亦成，梁玉敏，等．硬脊膜内脂肪瘤的诊断与治疗．中国脊柱脊髓杂志，1999，9:250-252.

16 脊髓栓系

临床特点

- 脊髓栓系综合征是由各种先天或后天的多种因素，导致脊髓圆锥在椎管内的发育过程中上升障碍所致。随年龄增长逐步出现遗尿，大小便失禁或障碍，鞍区感觉障碍，不同程度的下肢瘫痪，马蹄足畸形等症状。

影像学特点

- X线、CT检查可见下腰段、骶尾部骨质缺如。MRI可显示脊髓低位、脊髓分叉、脊髓空洞、椎管内外脂肪瘤、脊髓脊膜膨出、皮毛窦等。部分病例可合并腰骶尾部畸胎瘤。上述表现可伴随出现。

手术技术

步骤 1

- 适应证：一般来说，病人的年龄越小手术效果相对较好；脂肪瘤越大手术效果越好；脊髓、脊膜膨出的程度越多手术效果越好。

步骤 2

- 常规行后正中切口，对局部有皮毛窦患者可行梭状切口，一期行局部皮毛窦切除皮肤修复。手术全程在电生理监测下进行。合并有脂肪瘤患者，切开皮肤即可见皮下脂肪增生，切除增生脂肪组织，继续向椎管内探查。若合并脊髓脊膜膨出，在分离的过程中在显微镜下仔细辨别神经组织尽量保留。到椎管内切除增生脂肪组织，分离圆锥及终丝，多数情况下难以完全切除椎管内脂肪组织。如能分离到终丝，离断终丝。对单纯脊髓栓系病人，没有合并脂肪瘤、脊柱裂、脊髓脊膜膨出的病人可以直接选择栓系松解术（图16-1）。

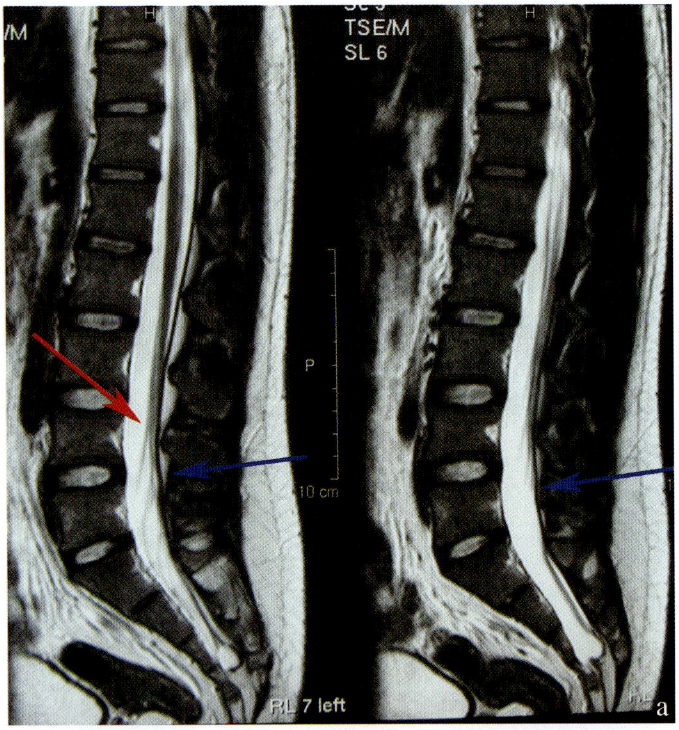

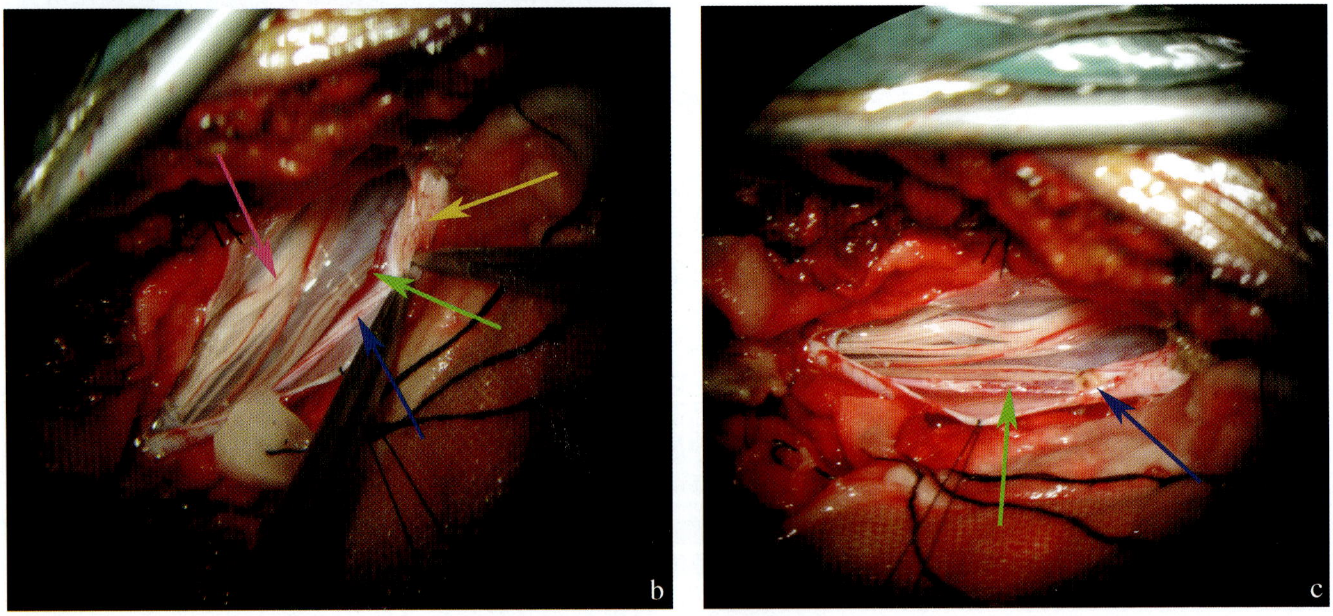

图 16-1 患者，男，22 岁，双下肢疼痛 3 个月伴小便急促。术前诊断：脊髓栓系综合征。a. 术前矢状位 T2 像示：脊髓低位至 L4 节段（红箭头），伴行 1 根细长似血管样结构（蓝箭头）。b. 术中见增粗的脊髓末端（蓝箭头），与脊髓纵轴伴随的细长血管（绿箭头），脊髓末端少量增生的脂肪组织（黄箭头），正常的马尾神经（粉箭头）。c. 见增粗的脊髓末端从血管上剥离，保留细长的血管（绿箭头），切除增生的脂肪组织（蓝箭头）。

步骤 3

- 椎管内病变处理完毕后，多数情况下硬脊膜不完整，难以缝合。可取人工硬脊膜或自体骨膜翻转缝合。严密缝合皮下、皮肤。

参考文献

1. 甄海宁，章翔，张剑宁，等．脊髓栓系综合征的显微外科治疗．第四军医大学学报，2004，25:176-178.

2. 霍雷，姜冰，王君宇．脊髓栓系综合征的手术治疗．中国现代医学杂志，2002，12:27-29.

17 淋巴瘤

临床表现

- 恶性淋巴瘤是淋巴系统的恶性增殖性疾病，原发性椎管内淋巴瘤十分罕见。病变可位于颈椎、胸椎、腰椎水平。表现为背部疼痛、下肢运动感觉、二便障碍。

影像学检查

- 硬脊膜外淋巴瘤 CT：可见正常硬脊膜轮廓消失，硬脊膜外有密度均匀的软组织肿块。硬脊膜囊受压变窄或闭塞。增强见肿瘤边缘不规则强化。MRI：肿瘤位于硬脊膜外，呈包鞘样包绕硬脊膜囊，在纵向上浸润性生长，形状不规则。T1 呈等或低信号，T2 呈高信号，增强扫描有强化。 髓内淋巴瘤：CT：无椎体椎板骨质破坏。 MRI：脊髓均匀肿胀，T1 呈等信号，T2 等或略高信号，增强有中轻度增强（图 17-1）。

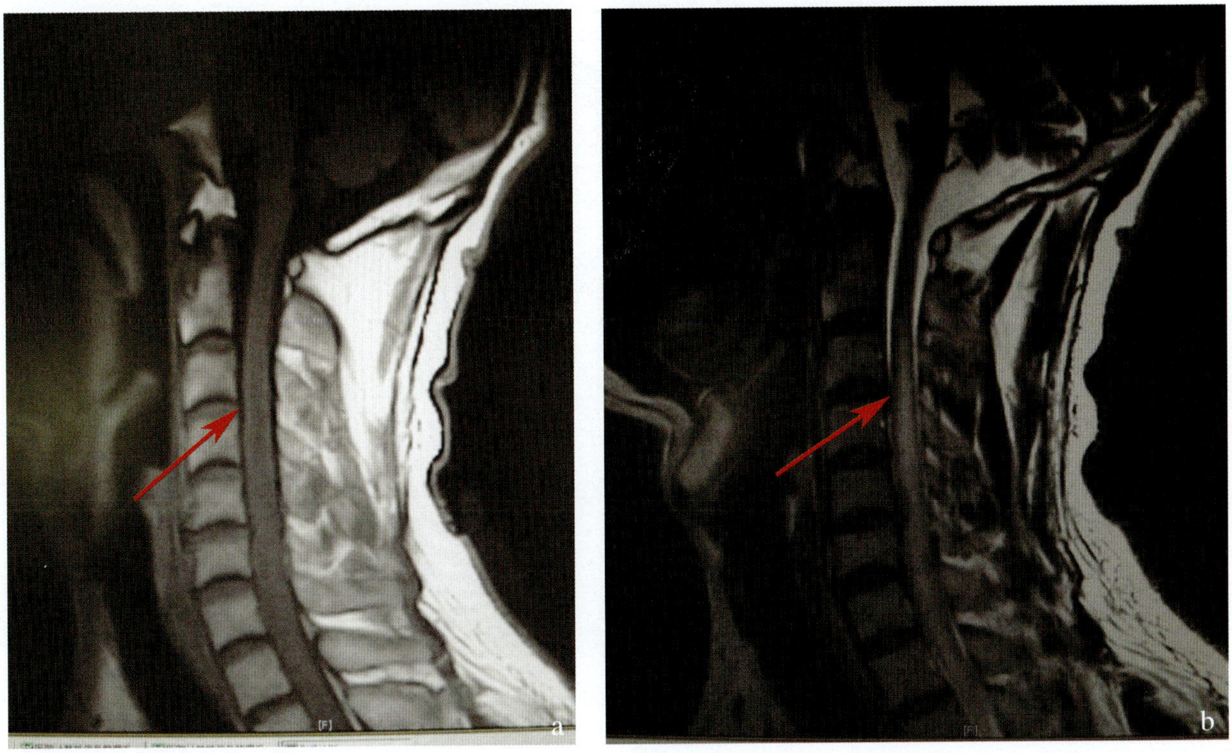

图 17-1 患者，男，44 岁。双上肢麻木 2 个月余，四肢无力 1 个月。术前诊断：C6 ～ C7 髓内占位 星形细胞瘤？ a. 术前矢状位 T1 平扫示：脊髓从 C3、C4 水平开始弥漫性肿胀呈等信号（红箭头）。b. 术前矢状位 T2 示：脊髓从 C3、C4 水平开始弥漫性肿胀呈高信号（红箭头）。

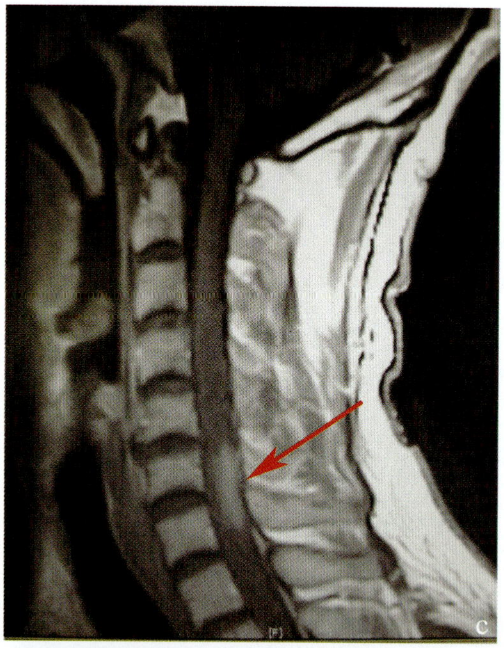

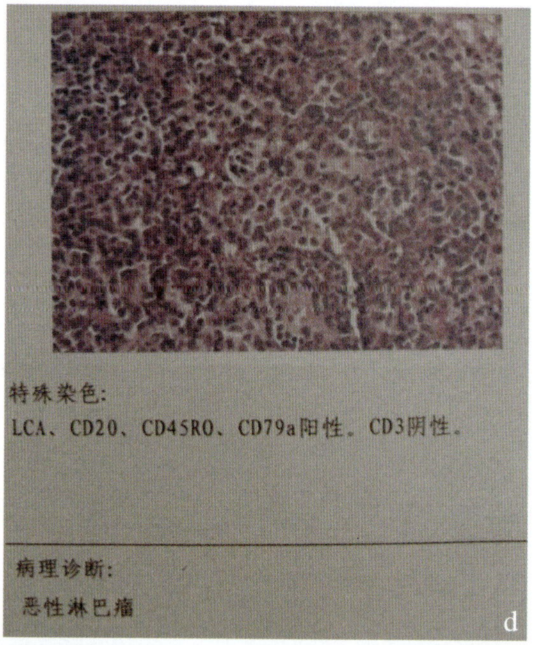

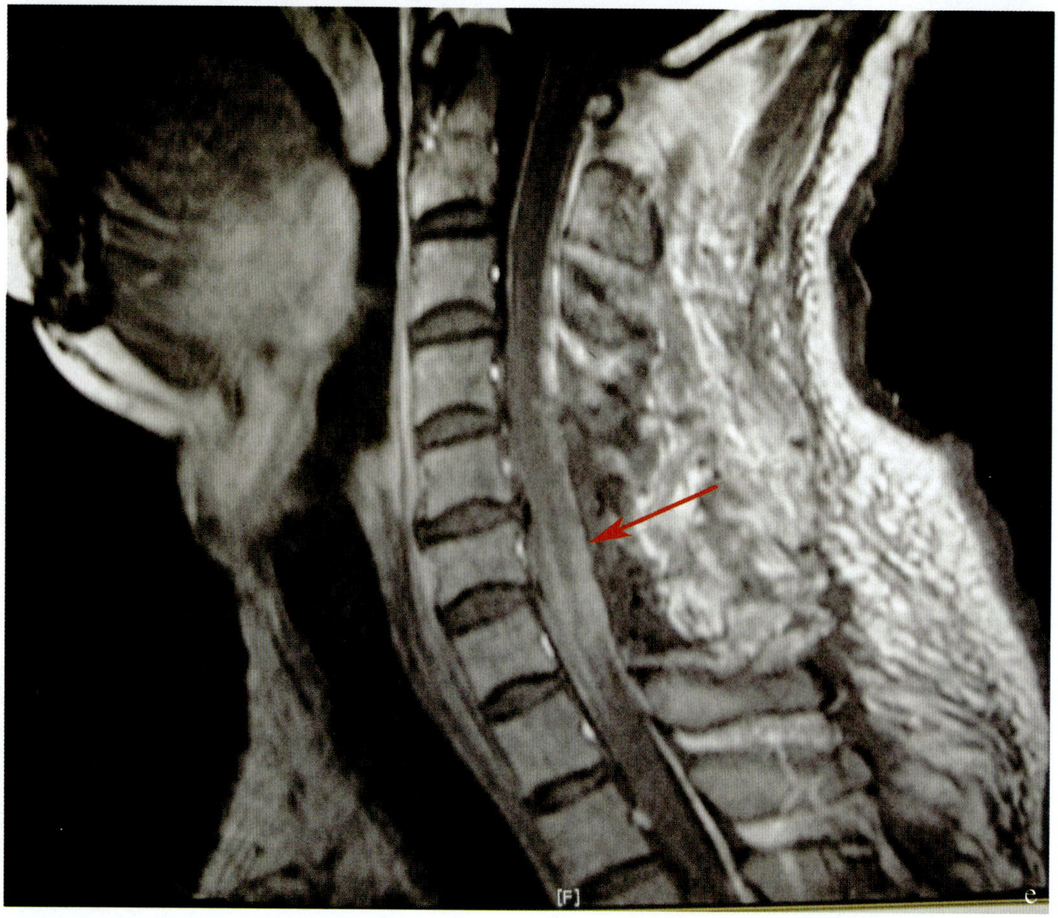

图 17-1 续　c. 术前矢状位 T1 增强示：C6 ～ C7 水平病变中等程度增强（红箭头）。（该病例未保留术中照片，病变位于脊髓后正中沟深方 1 ～ 2mm，与脊髓边界不清，分块大部切除，去椎板减压）d. 病理示：恶性淋巴瘤。e. 术后 5 天矢状位 T1 增强示：术区结构紊乱，椎板已去除，内有不规则增强（红箭头）。

鉴别诊断

椎管内硬脊膜外淋巴瘤罕见，术前较难做出诊断，需与以下疾病鉴别：

- 转移瘤：可无原发病表现，病灶可累计多个椎体水平。
- 哑铃型神经鞘瘤：可跨椎间孔，伴有骨质破坏，椎间孔扩大。
- 硬脊膜外脊膜瘤：影像学表现与淋巴瘤类似，术前检查很难做出诊断。

髓内淋巴瘤更为罕见，需与以下疾病鉴别：

- 胶质瘤：都为脊髓弥漫性肿胀，中轻度增强，术前很难鉴别。
- 髓内室管膜瘤：病变上下极多有囊变，实性部分较均匀增强，术前多数可鉴别。

手术技术

步骤 1

- 常规后正中入路，按椎板复位术准备。若术中髓外或髓内张力很高，术中冰冻证实为恶性淋巴瘤，去椎板减压。

步骤 2

- 若病变位于硬脊膜外，打开椎板后即可见肿瘤。多呈灰红色或灰白色，质地韧，血供丰富，双极、显微剪刀、显微剥离子分块切除肿瘤。与硬脊膜粘连处可用双极电灼。切除完硬脊膜外肿瘤后，剪开硬脊膜探查硬脊膜下，硬脊膜下多无异常。

步骤 3

- 若打开硬脊膜后，未见病变。继续打开蛛网膜，脊髓背侧血管多增多迂曲。沿后正中沟切开脊髓，向下 1 ～ 2mm 多可见灰紫色肿瘤，无包膜，血供中等，肿瘤与脊髓多数界限不清，分块可达到近全切除肿瘤。肿瘤切除完毕后，若脊髓张力高，可行硬脊膜减张缝合，去椎板减压。

步骤 4

- 常规缝合肌层、皮下、皮肤。

参考文献

刘磊，王贵怀，杨俊，等. 原发性椎管内淋巴瘤的诊治 - 附 6 例临床分析. 中国神经肿瘤杂志，2007，5:38-41.

18 黑色素瘤

临床特点

- 椎管内原发性恶性黑色素瘤极为罕见，发病年龄跨度较大，从十几岁到七十几岁。发病节段可位于椎管各个节段，以中、下胸段多见。多表现为病变节段以下感觉异常、肢体运动障碍、二便障碍。

影像学特点

- MRI：T1 高信号，T2 低信号较为特殊的 MRI 表现（图 18-1）。部分病例由于瘤内出血及黑色素分布不均造成信号混杂，MRI 可为混杂不典型表现。

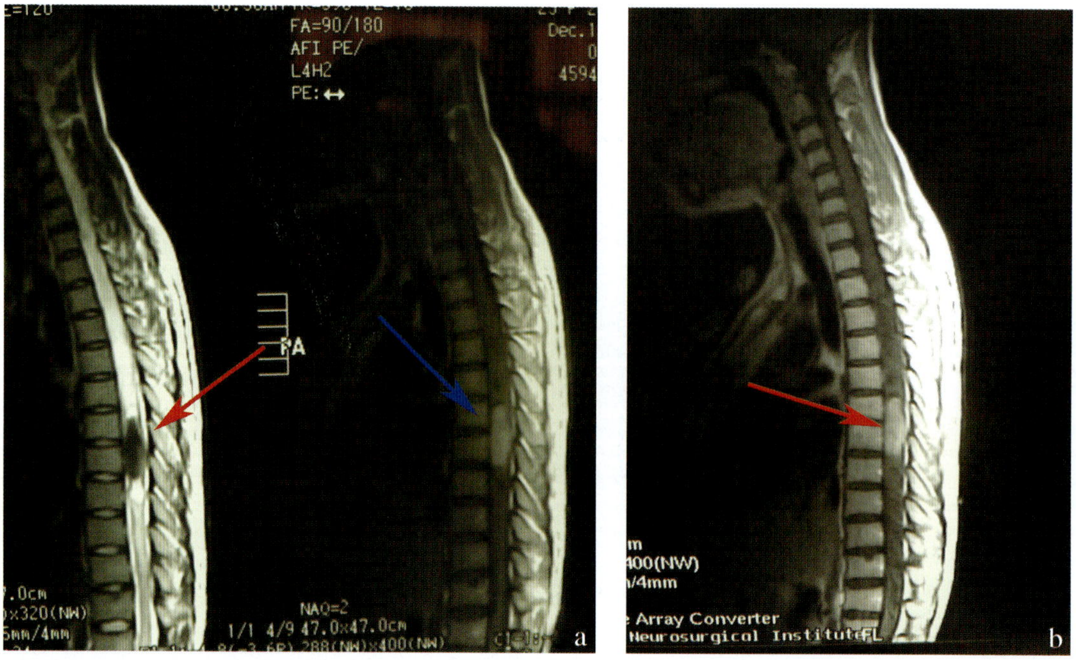

图 18-1 患者，女，23 岁。腰部扭伤后腰痛 3 个月，双下肢无力 10 余天。术前诊断：T6 ~ T7 髓内占位 室管膜瘤？星形细胞瘤？ a. 术前矢状位 T2 及平扫 T1 示：T2 像上病变呈低信号（红箭头），T1 平扫病变呈高信号（蓝箭头）。b. 术前矢状位 T1 增强示：病变无明显增强（红箭头）。

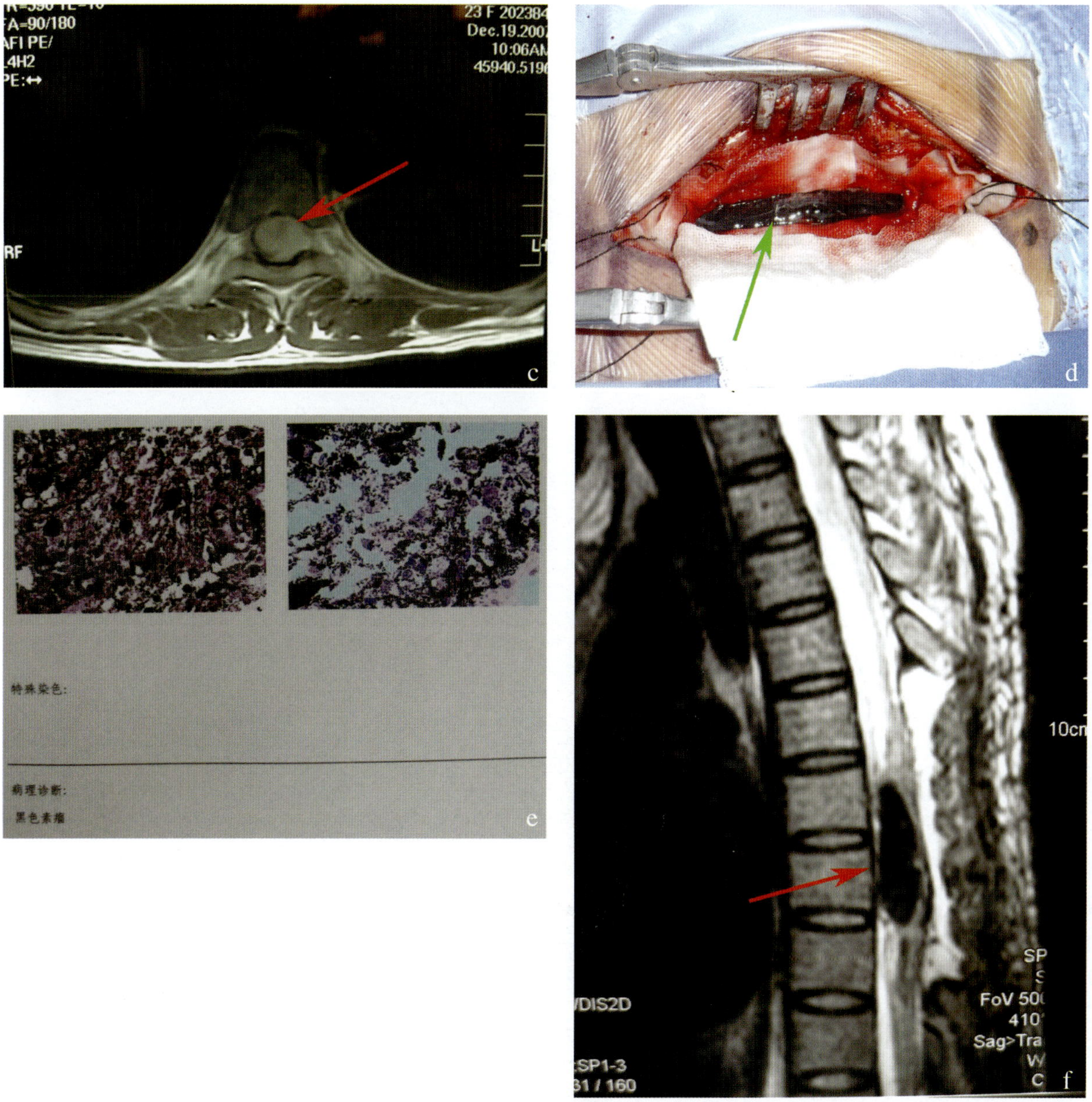

图 18-1 续 c. 术前轴位增强示：病变充填于脊髓内（红箭头）。d. 术中见肿瘤位于蛛网膜下，墨黑色（绿箭头），质地脆，血供极丰富，无包膜，呈浸润性生长，脊髓被挤向右侧，分块大部切除。e. 病理示：黑色素瘤。f. 术后 13 天 MRI 示：考虑病变有残留（红箭头）。建议病人术后放疗。

手术技术

步骤 1

- 常规后正中入路，由于黑色素瘤为高度恶性肿瘤，多行硬脊膜减张缝合，去椎板减压。

步骤 2

- 黑色素瘤多位于髓外蛛网膜下隙，打开硬脊膜后进一步打开蛛网膜，可见墨黑色肿瘤，质地韧，血供极其丰富。部分肿瘤沿神经根、蛛网膜生长，与脊髓界限清，脊髓表面血管可受侵袭，部分肿瘤基底位于硬脊膜（图 18-2）。双极、显微剪刀、显微剥离子分块切除肿瘤。

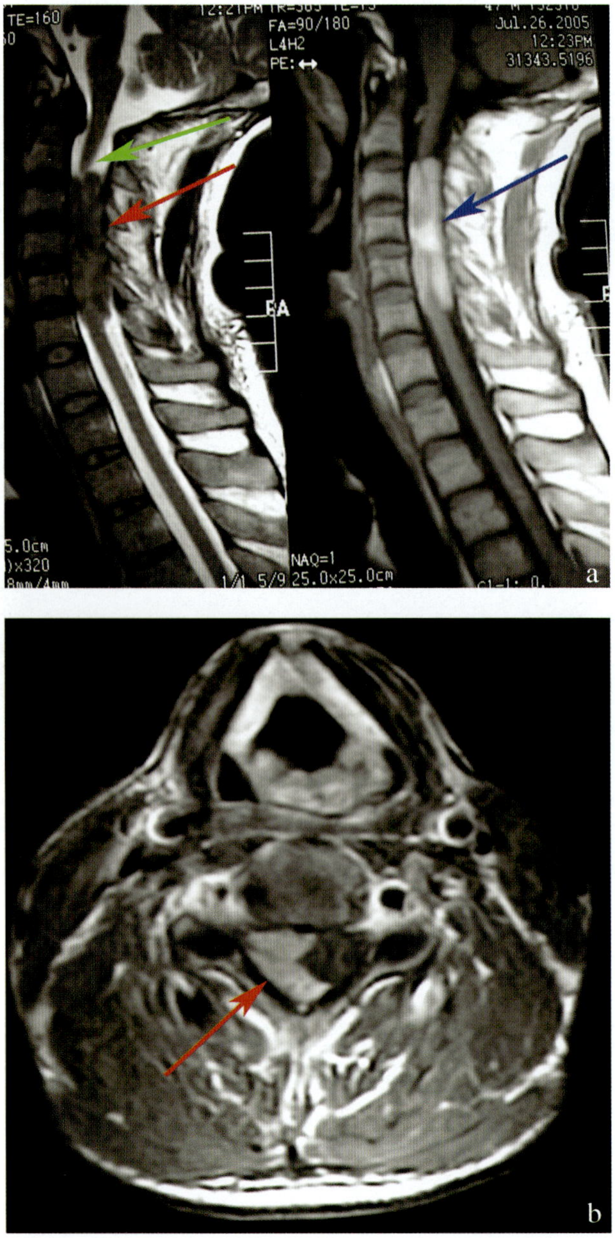

图 18-2 患者，男，47 岁。双上肢无力 2 个月。术前诊断：C4 ~ C5 黑色素瘤。a. 术前矢状位 T2T1 像示：T2 像上病变呈低信号（红箭头），T1 像上病变呈高信号（蓝箭头），病变上段像示较明显，脊髓受压变细（绿箭头），考虑为髓外病变。b. 术前轴位 T1 增强示：病变位于脊髓右侧（红箭头），脊髓组织受压左移。

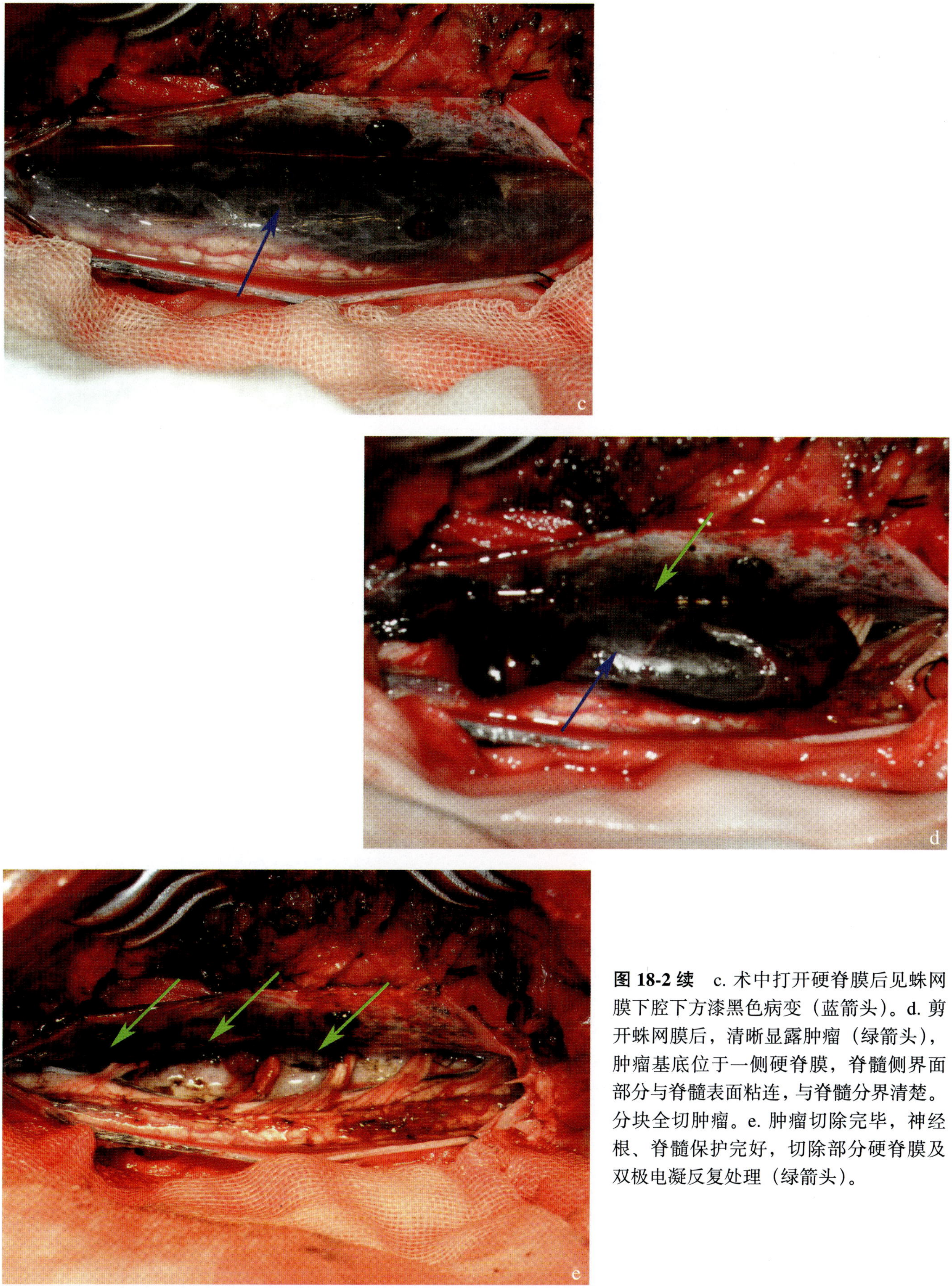

图 18-2 续 c. 术中打开硬脊膜后见蛛网膜下腔下方漆黑色病变（蓝箭头）。d. 剪开蛛网膜后，清晰显露肿瘤（绿箭头），肿瘤基底位于一侧硬脊膜，脊髓侧界面部分与脊髓表面粘连，与脊髓分界清楚。分块全切肿瘤。e. 肿瘤切除完毕，神经根、脊髓保护完好，切除部分硬脊膜及双极电凝反复处理（绿箭头）。

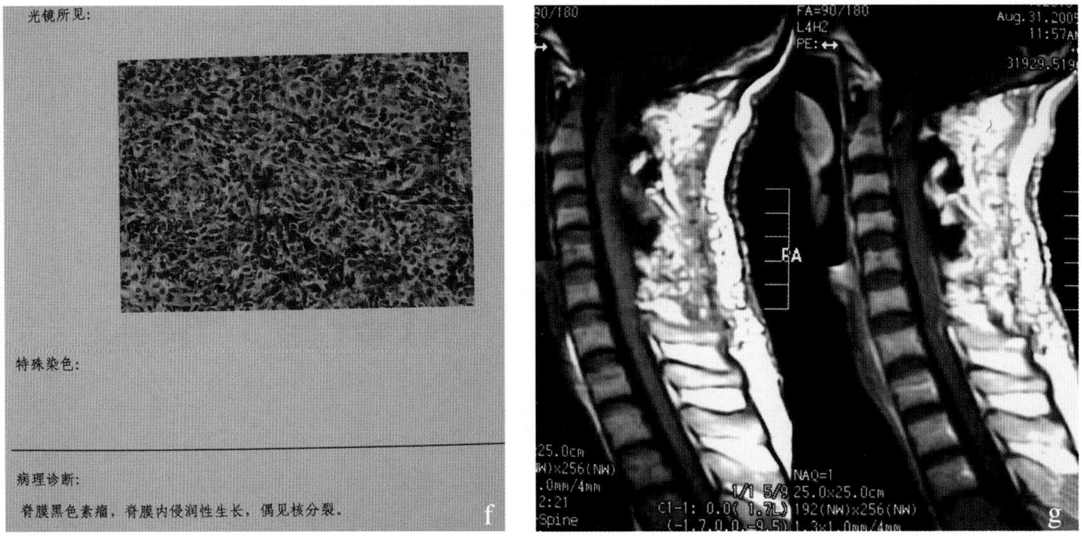

图 18-2 续 f. 病理示：脊膜黑色素瘤。g. 术后 9 天 MRI 平扫 + 增强示：肿瘤切除彻底，无残留。

步骤 3

■ 硬脊膜减张缝合，去椎板减压，依次缝合肌层、皮下、皮肤。

参考文献

杨冰，徐启武，于佶，等. 胸腰段脊髓原发性恶性黑色素瘤 1 例报告并文献复习. 中国神经精神疾病杂志，2007，33:317-318.

19 脊索瘤

临床特点

- 脊索瘤是低度恶性肿瘤，发生在脊柱的脊索瘤绝大多数位于骶尾部，多数在 30 岁以上发病。主要表现为腰骶部疼痛、肿块及骶神经压迫症状。极少数脊索瘤发生在颈胸段髓内或髓外，表现为相应节段脊髓受压症状。

影像学特点

- X 线、CT：示骶尾骨溶骨性破坏及软组织肿块（图 19-1）。MRI：T1 像为低信号或等信号，T2 像为高信号，增强不均匀增强。

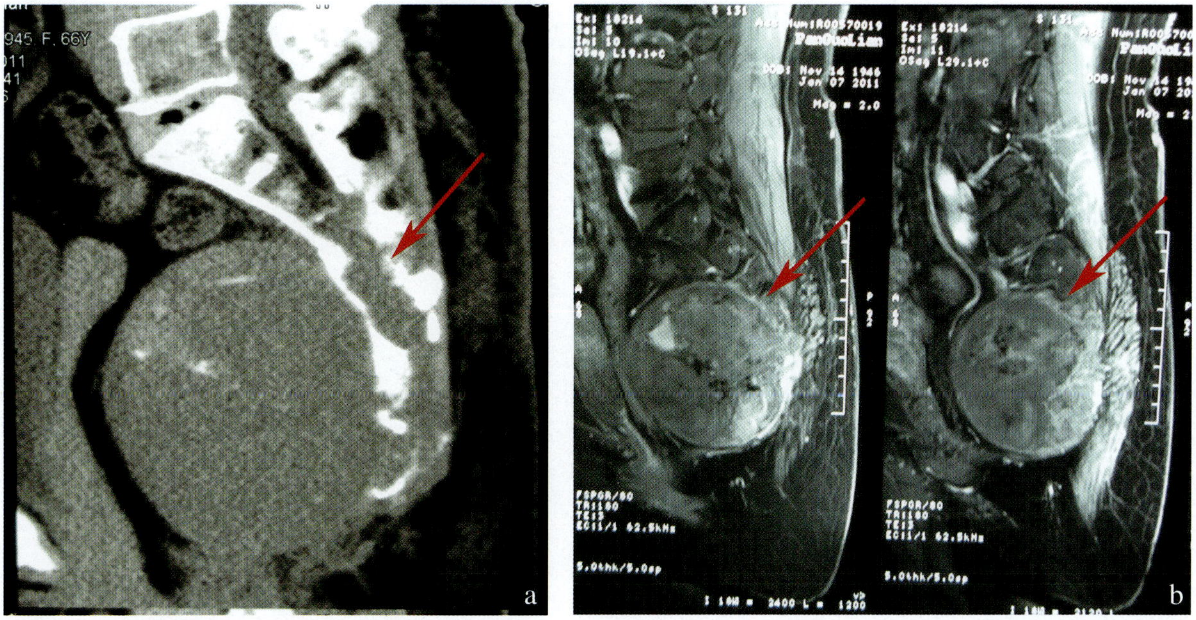

图 19-1 患者，女，65 岁。骶尾部疼痛 3 年伴二便障碍 2 年。术前诊断：骶尾部占位 脊索瘤可能性大。a. 术前 CT 示：骶尾部椎管内及盆腔内巨大肿瘤，有骶骨破坏（红箭头）。b. 术前矢状位 T1 增强示：肿瘤不均匀增强，边界较清楚（红箭头）。

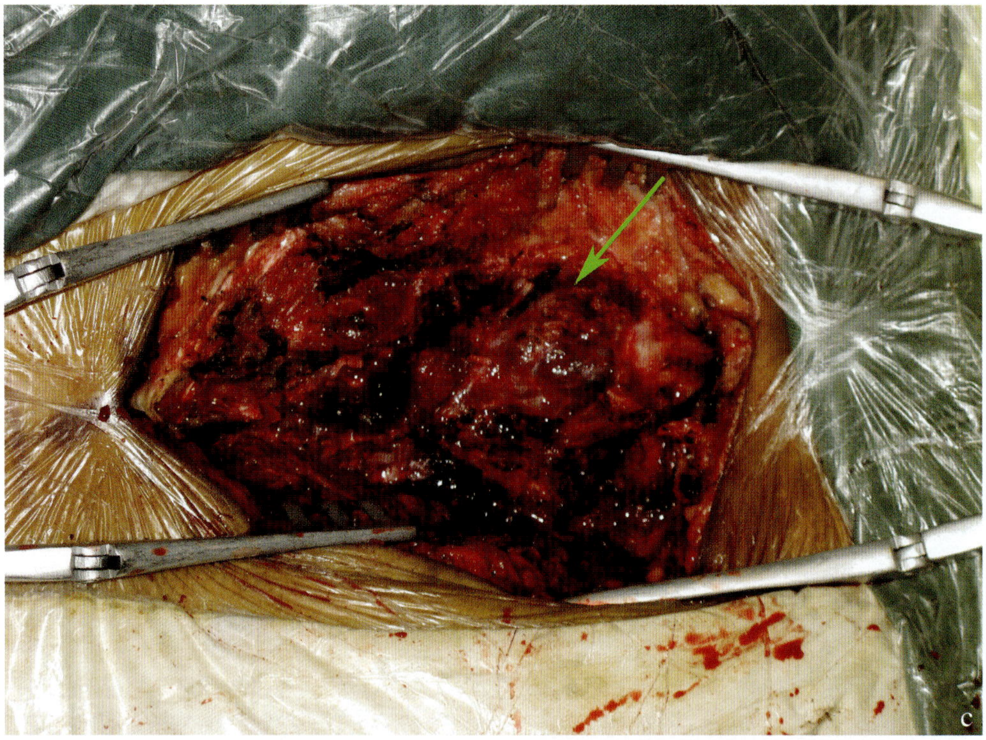

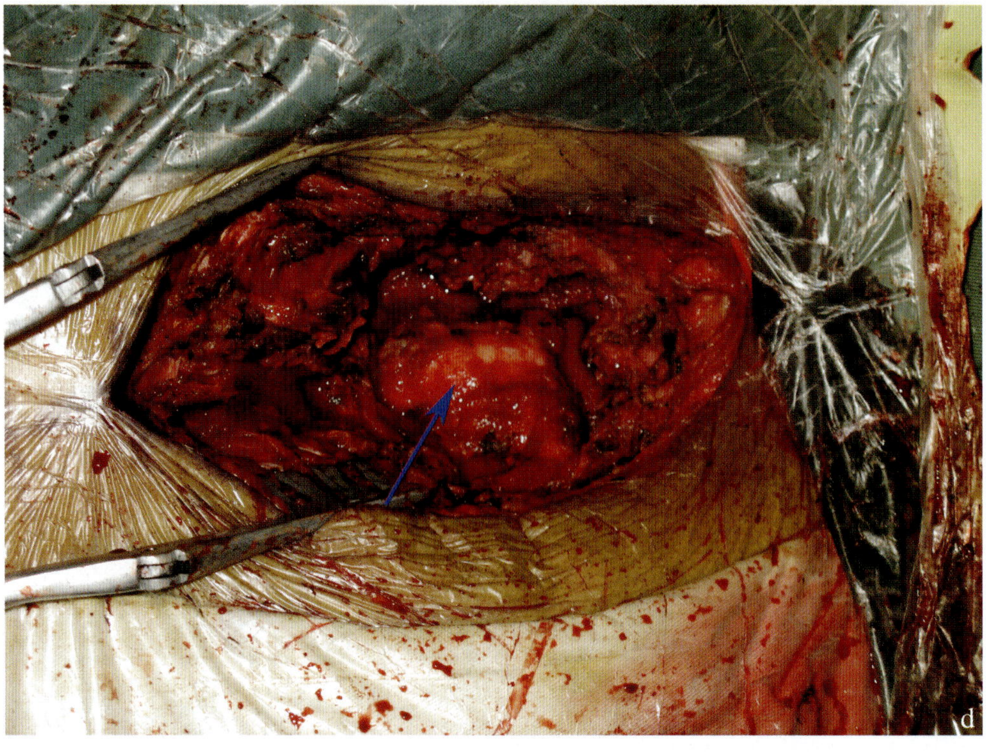

图 19-1 续 c. 术中见肿瘤灰红色，包膜完整（绿箭头）。d. 沿肿瘤边界完整切除肿瘤，整个过程未见神经根结构，术野腹侧为盆腔后壁腹膜（蓝箭头），整个术区塌陷明显。

手术技术

步骤 1

- 对骶尾部脊索瘤多采用后正中入路，若肿瘤向前方侵犯明显，体积较大，可与普外科或妇产科行联合入路。

步骤 2

- 骶尾部肿瘤多已破坏掉脊柱后方骨质，分开皮肤、皮下、肌层后，即可见肿瘤。肿瘤多呈暗黄色或灰红色。部分肿瘤包膜完整；部分肿瘤边界不清，向前方破坏硬脊膜囊及椎体骨质，向盆腔生长。双极电凝、吸引器、刮圈、刮勺分块切除肿瘤。如肿瘤向前方突入较多，通过后路无法全部切除。需与普外科或妇科联合手术，行联合入路。

步骤 3

- 极少数位于颈胸段髓内或髓外硬脊膜下肿瘤，行常规后正中入路，整块或分块切除肿瘤。

参考文献

1. 曹东，肖建如，马俊明，等．骶骨脊索瘤的临床特点及综合治疗．脊柱外科杂志，2007，5:350-353.
2. 肖庆，马杰，华续明，等．颈髓髓内脊索瘤 1 例．中华神经医学杂志，2004，3:223.

20 椎管内寄生虫病

临床特点及影像学特点

- 椎管内寄生虫病为罕见散发病例。发病节段、年龄无规律。 症状为相应脊髓节段受压的表现。术前往往误诊为神经鞘瘤或脊膜瘤等常见脊髓疾病，术前很难确诊。

手术技术

步骤 1

- 常规行椎板复位术，根据肿瘤位置行全切或部分切除术。如肿瘤位于脊髓末端，与马尾神经粘连紧密，很难全切（图 20-1）。如肿瘤位于髓外或硬脊膜外，手术相对较容易（图 20-2）。

步骤 2

- 肿瘤切除完毕后，依次缝合各层。

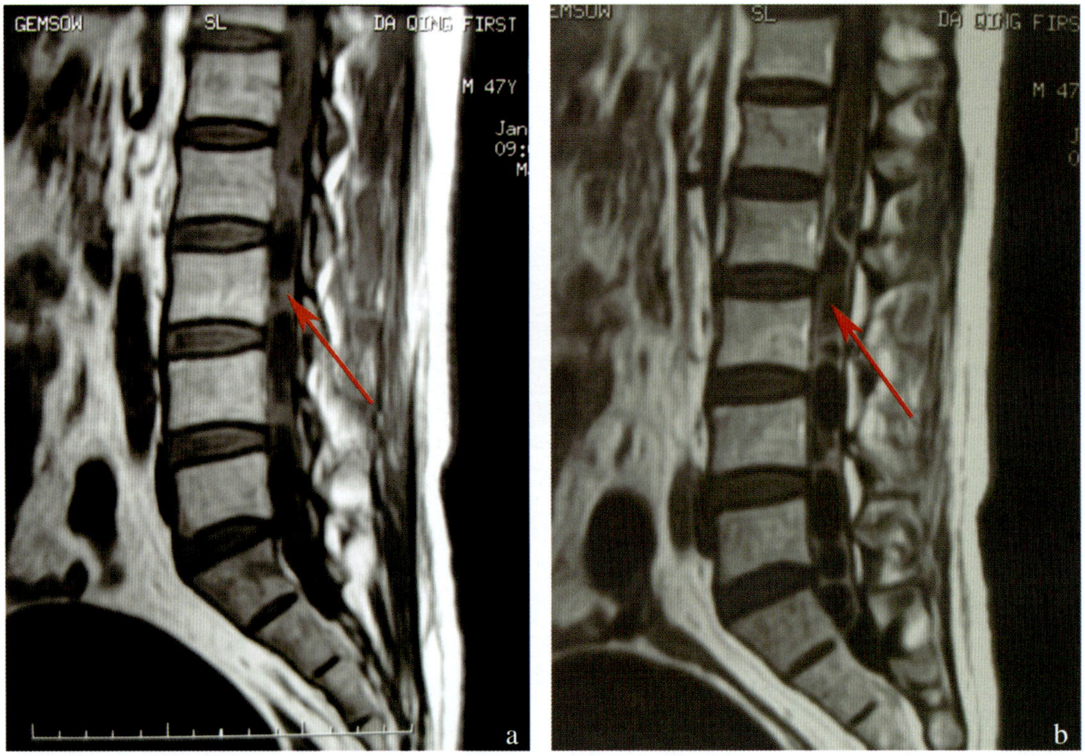

图 20-1 患者，男，47 岁。腰部疼痛 1 年，加重半年，小便失禁 1 周。术前诊断：L2 ~ S2 占位 神经鞘瘤(?) 炎症(?)。a. 术前矢状位 T1 像平扫示：L2 ~ S2 囊实性占位(红箭头)。 b. 术前矢状位 T1 增强示：病变不均匀增强（红箭头）。

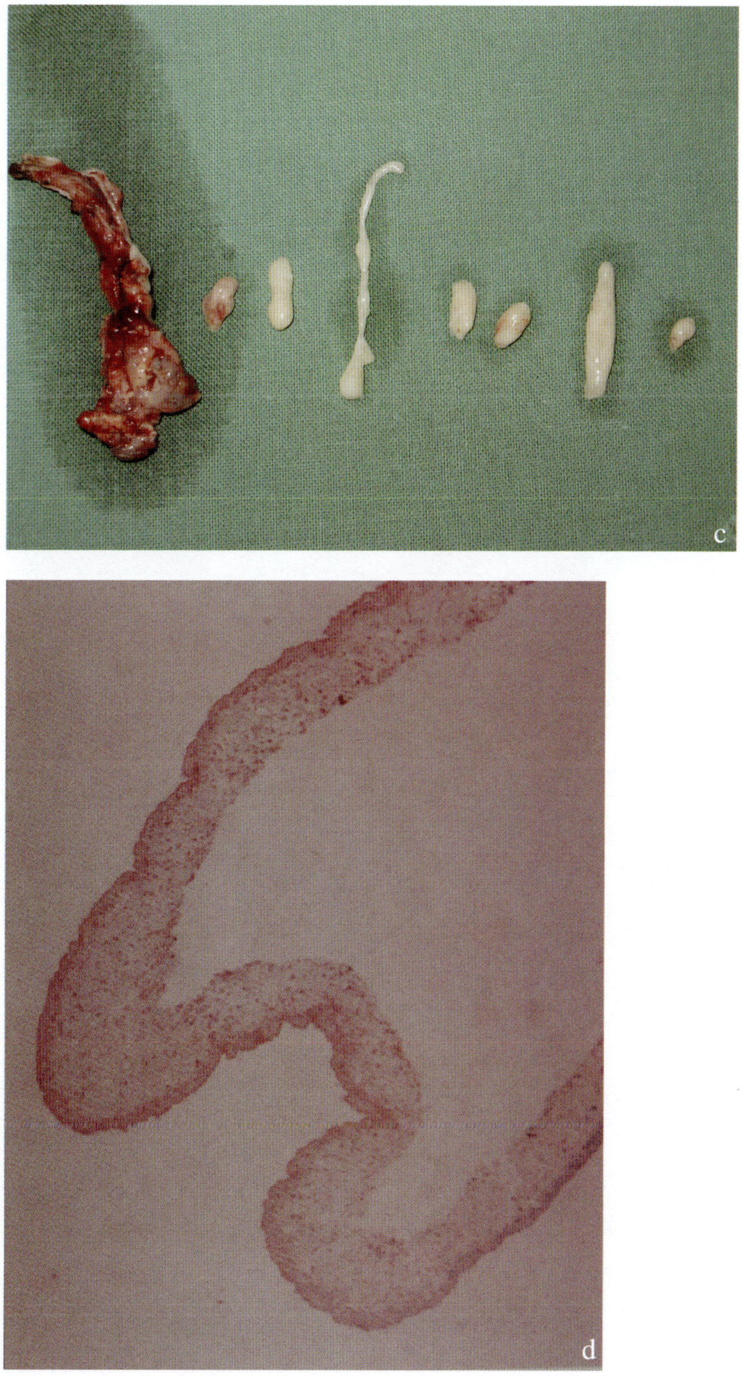

图 20-1 续　c. 术中切除的肿瘤组织。d. 术后病理示：囊虫。

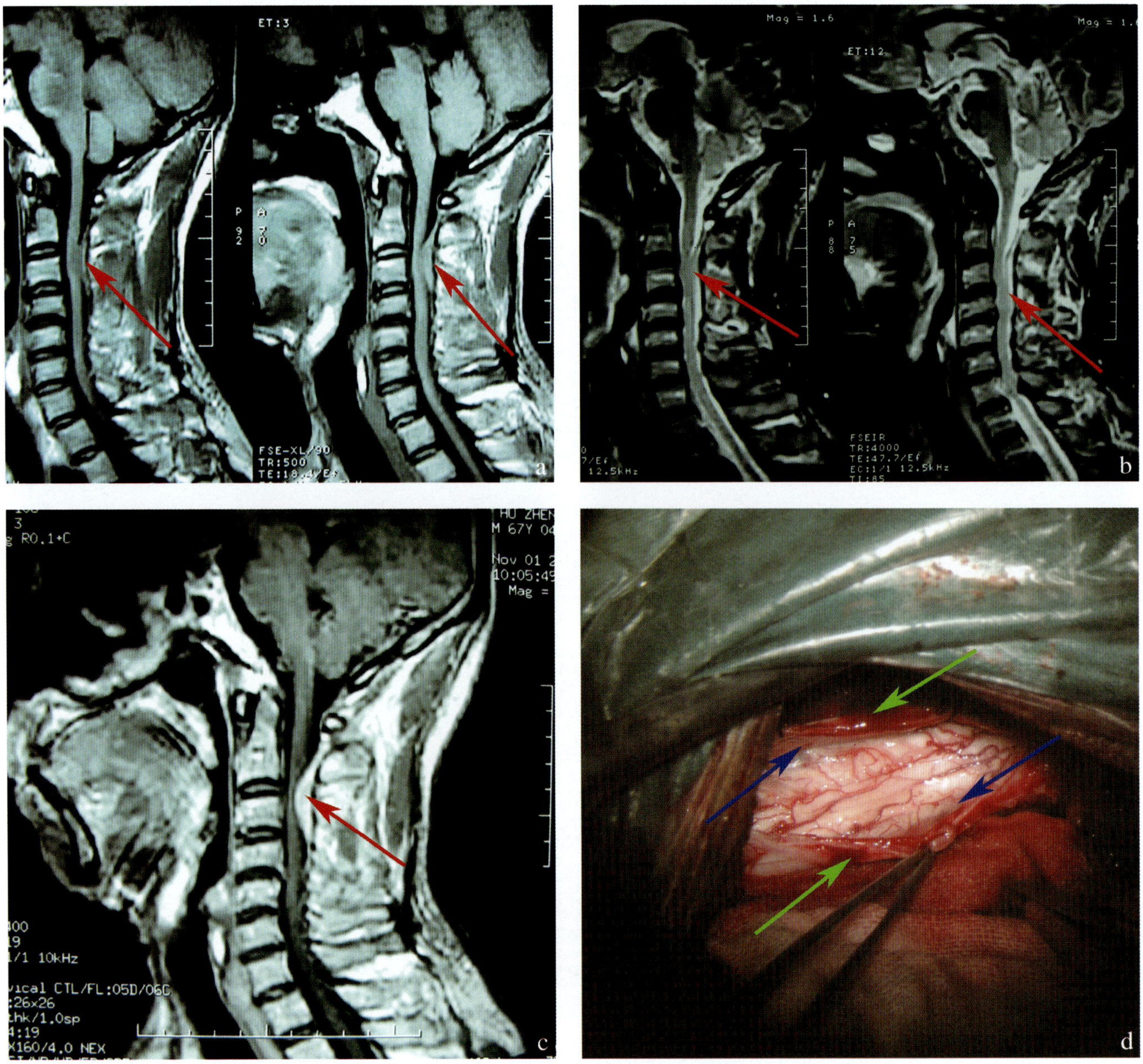

图 20-2　患者，男，66 岁。左肩部疼痛 1 个半月，左侧肢体无力半个月。术前诊断：C2 ~ C4 脊膜瘤。a. 术前矢状位 T1 像示：等信号病变，基底较宽（红箭头）。b. 术前矢状位 T2 像示：等信号病变。c. 术前矢状位 T1 增强：病变均匀一致增强，基底较宽（红箭头）。d. 行后正中入路，切割钻切割下椎板。剪开硬脊膜。硬脊膜下（蓝箭头）、硬脊膜外（绿箭头）均未见异常。当时考虑是否是定位有误，反复复查 MRI 及手术节段，确认极端无误。再次反复探查硬脊膜外、硬脊膜下仍未见异常。

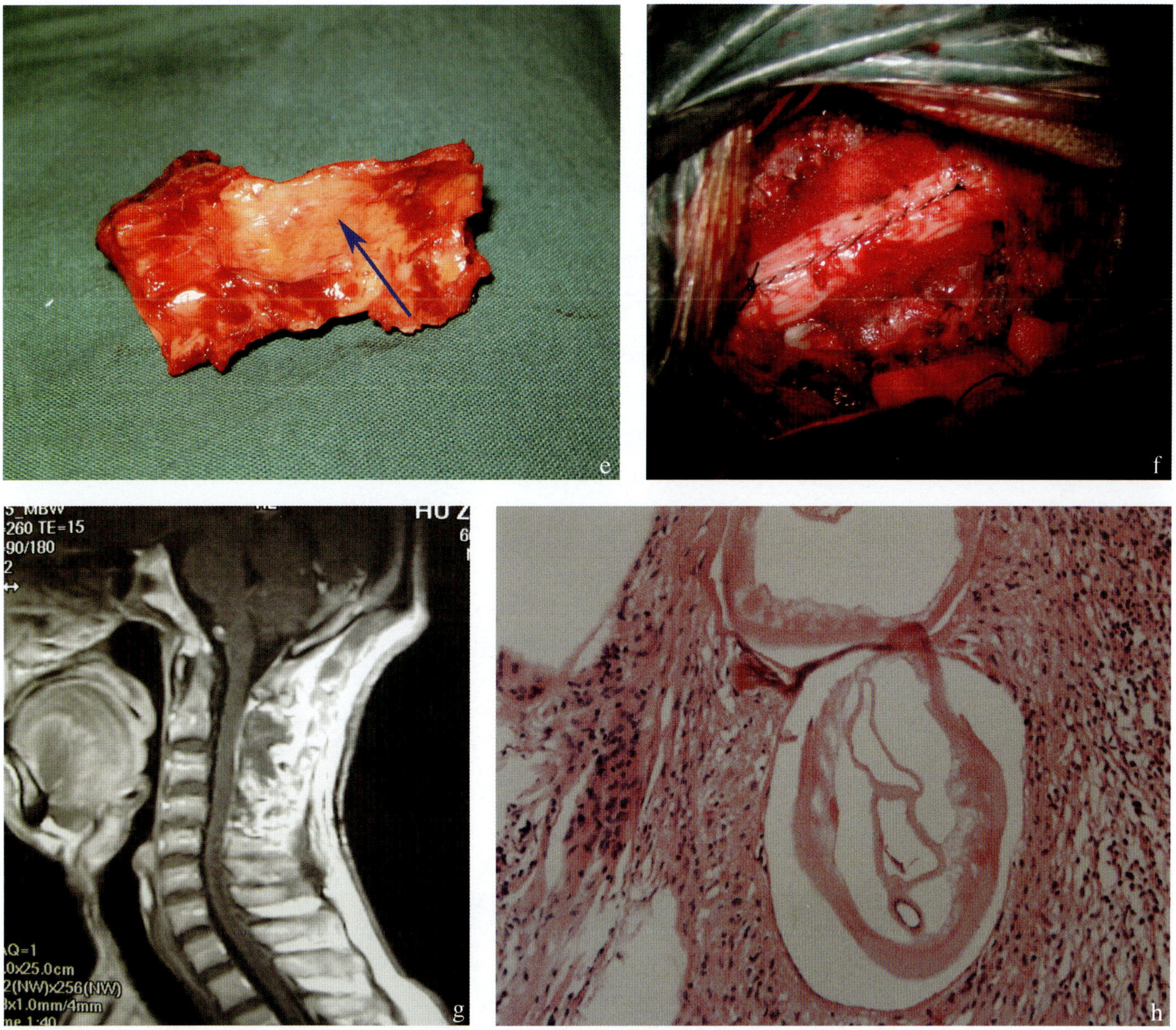

图 20-2 续 e. 探查切割下的椎板，见病变位于椎板内侧面（蓝箭头），黄色，质地韧，边界较清楚。f. 连续缝合硬脊膜。g. 术后 1 周 MRI 矢状位 T1 增强示：术野干净，病变全切。h. 病理示：寄生虫肉芽肿（圆管线虫）。

21 原始神经外胚层肿瘤

临床特点

- 脊髓原发性原始神经外胚层肿瘤（primitive meurotodermal tumour，PNET）非常罕见，是高度恶性肿瘤。可以发生在脊髓各个节段，以胸段和圆锥常见。临床表现为相应节段受压的表现，如肢体运动感觉障碍、二便障碍。

影像学特点

- 病变可位于髓内或髓外。T1 像上多呈等或稍低信号，T2 像上呈高信号。增强多为中度或明显强化，少数强化不明显。部分病例继发头尾端囊变。

手术技术

步骤 1

- 手术暴露按椎板复位术准备，若术中考虑 PNET，多数行外减压椎板去除。

步骤 2

- 若病变位于髓外硬脊膜下，可全切病变。若病变位于髓内，需沿后正中沟切开，向下 1 ～ 2mm，多数可见灰红色病变，血供丰富，质地软，边界不清楚。行部分或大部切除肿瘤（图 21-1）。

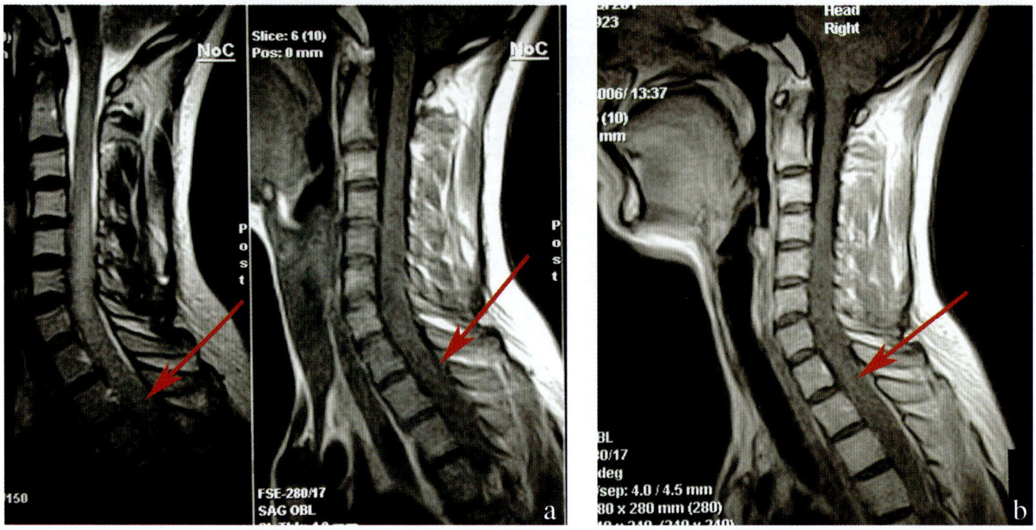

图 21-1　患者，女，26 岁。胸部以下感觉异常及小便障碍 2 年，行走困难 1 年伴双手力弱 1 个月。术前诊断：C5 ～ T6 髓内占位，胶质瘤可能性大。a. 术前 MRI 平扫 T1T2 像：从 T5 ～ T8 弥漫性脊髓增粗（红箭头）。b. 术前矢状位 T1 增强，病变无明显增强（红箭头）。

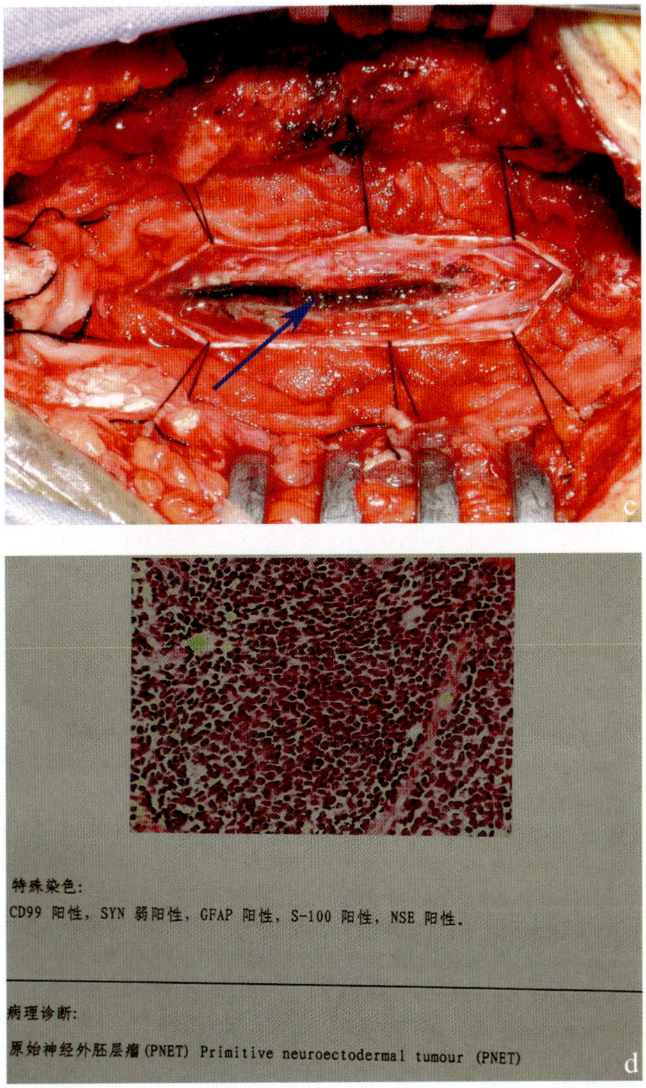

图 21-1 续 c. 术中沿后正中沟剪开 1mm 左右脊髓组织，见灰红色肿瘤组织（蓝箭头）。d. 病理示：原始神经外胚层肿瘤。

步骤 3

- 术后依次关闭各层组织。

参考文献

叶进湖，戴建平，李少武，等．脊髓原发性原始神经外胚层肿瘤的 MR 影像特征及相关文献分析．中国医学影像技术，2007，23:1296-1298.

22 少见病变及未手术病例

滑膜肉瘤（图 22-1）

- 滑膜肉瘤是一种软组织恶性肿瘤，发生于椎管内罕见。病变侵犯椎管骨质、脊髓、椎旁软组织、椎管腹侧或侧方组织。症状为相应脊髓节段受压的表现，如肢体运动感觉功能障碍。MRI 表现：无明显出血和坏死的肿瘤，表现为 T1 等信号，T2 稍高信号。有出血、坏死、钙化的病例，表现为高、等、低混杂信号。 由于位于椎管的滑膜肉瘤罕见，术前很难做出明确诊断。 手术入路根据病变的位置和生长方向，选择后正中入路、颈前入路或其他联合入路。

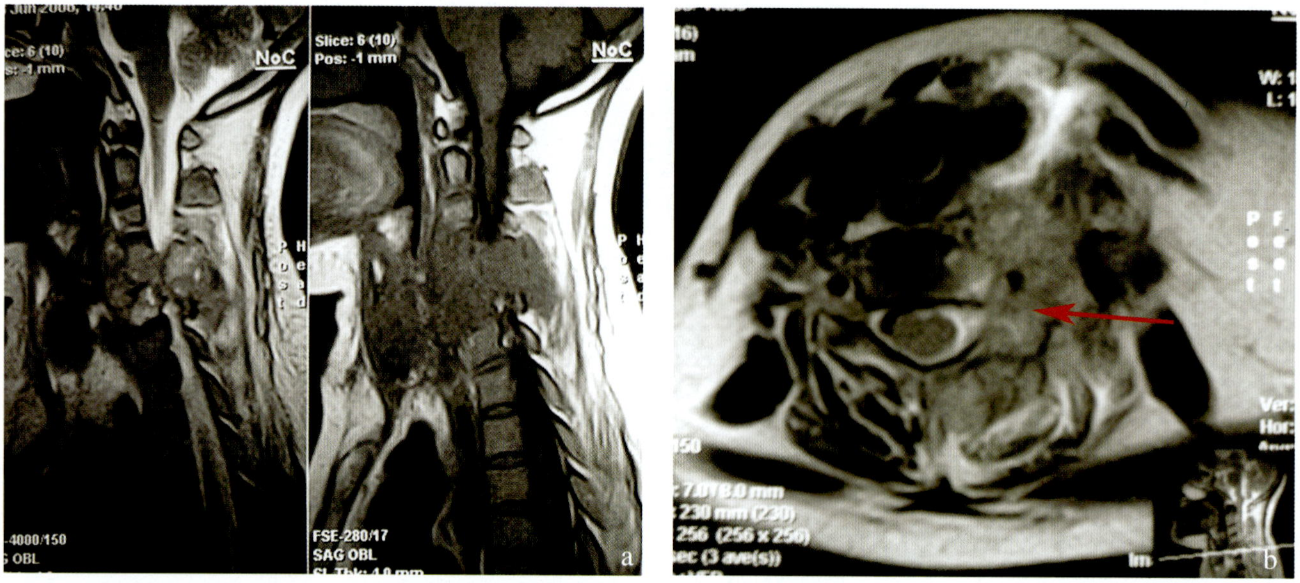

图 22-1 患者，女，43 岁，C4 ~ C6 椎管内外巨大占位，病变侵犯椎体、脊髓、向腹侧方压迫颈动脉鞘。a. 术前平扫 T1、T2 矢状位。b. 术前平扫 T1 轴位，肿瘤向腹侧方侵袭骨质、颈动脉鞘结构显示不清（红箭头）。

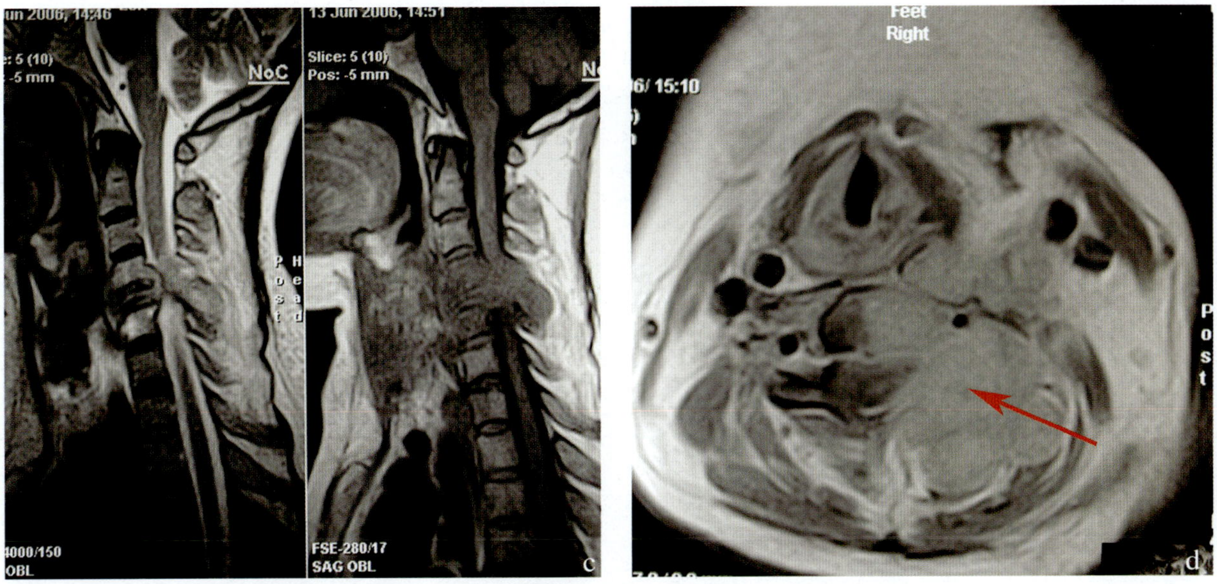

图 22-1 续 c. 手术取左侧颈前切口，仅切除部分椎旁少量肿瘤。术后平扫 T1、T2 矢状位。 d. 术后增强 T1 轴位，肿瘤体积与术前无明显变化（红箭头）。

浆细胞瘤（图 22-2）

- 孤立性浆细胞瘤是骨髓瘤的一种，治疗以放疗为主，预后相对较好。发病年龄多为中年人，发生在椎管的浆细胞瘤多在胸段、颈段。临床以脊髓受压的表现为主。手术、放疗、化疗的选择要根据病变的大小、脊髓的功能状态而定。手术可由神经外科医生或骨科医生操作，但发展趋势为神经外科医生和骨科医生联合手术，争取全切肿瘤，同时行脊柱固定，维持脊柱的稳定性。手术可为单一的后正中入路、旁正中入路或后正中入路与开胸联合入路等其他入路。

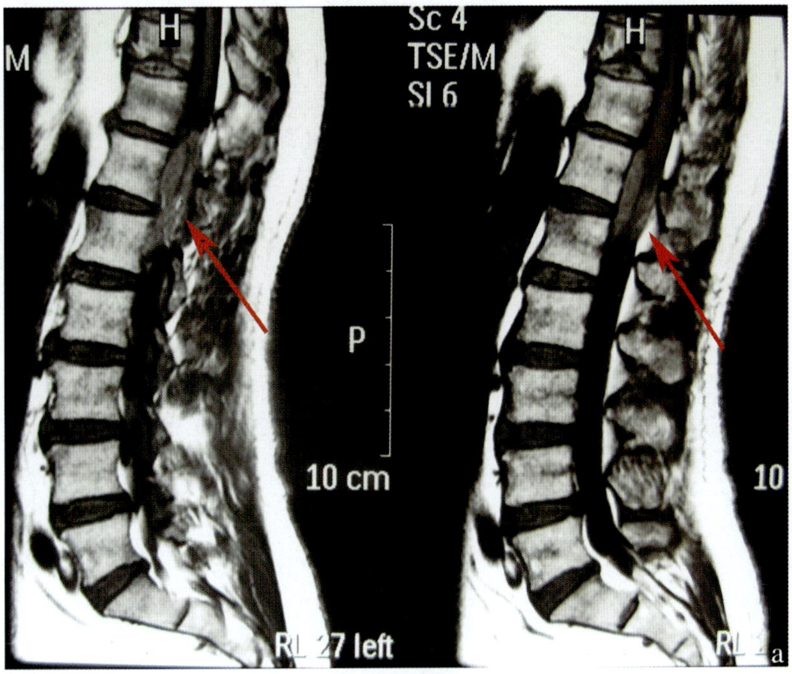

图 22-2 患者，男，63 岁。2008 年 10 月行后正中入路 T11 ～ L1 浆细胞瘤切除术。术后 8 个月出现胸背部疼痛，2009 年 8 月行旁正中入路 T5 ～ T6 浆细胞瘤切除术。术后未行辅助性放化疗。a. 第一次术前 MRI，T1 平扫及增强矢状位，肿瘤轻度增强（红箭头）。

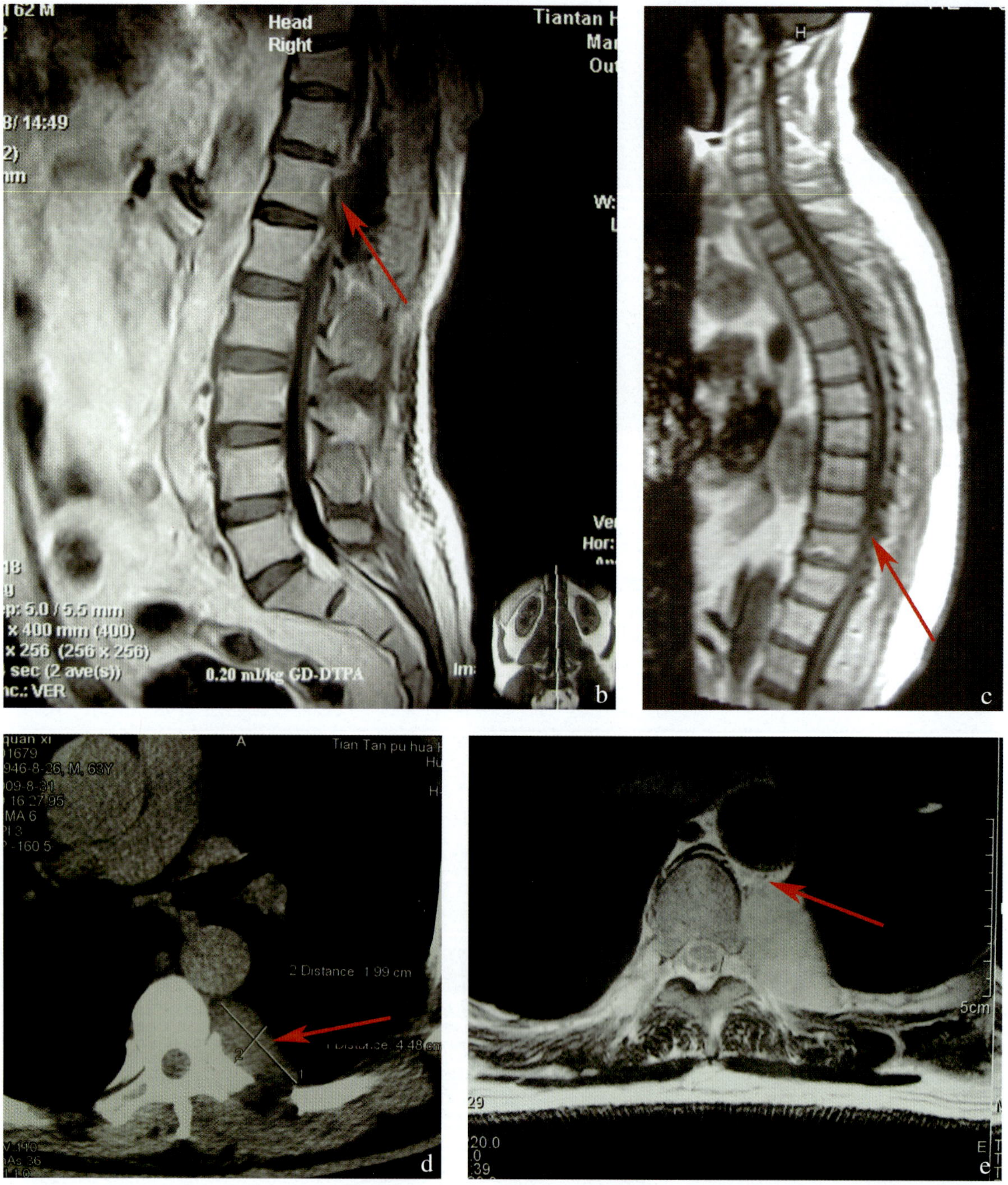

图 22-2 续 b. 第一次术后，T1 增强矢状位，术野未见肿瘤残留（红箭头）。c. 第一次术后 1 个月颈胸腰段 MRI，T1 矢状位，椎管内未见占位（红箭头）。d. 第一次术后 8 个月 CT 示 T5 ~ TT6 椎旁占位（红箭头），肋骨破坏。e. 第一次术后 8 个月 MRIT1 增强示椎旁占位，肋骨破坏，与胸主动脉有边界（红箭头）。行旁正中入路病变切除术。

血管外皮细胞瘤（图 22-3）

■ 血管外皮细胞瘤是一种易复发和易转移的恶性肿瘤，发生在椎管内的血管外皮细胞瘤罕见。发病以中年人居多，临床表现为缓慢起病逐渐加重，均有不同程度的感觉和运动障碍。病变多数位于硬脊膜外，亦可位于髓外硬脊膜下和髓内。以颈胸段多见。由于椎管内血管外皮细胞瘤罕见，术前难以做出明确诊断，可能误诊为血管母细胞瘤等其他病变。手术采取后正中入路，行椎板复位或切开术。肿瘤多数呈紫红色，周围布满迂曲增粗血管，肿瘤上下两端可伴有囊变。肿瘤血供丰富，有包膜的肿瘤可完整切除。

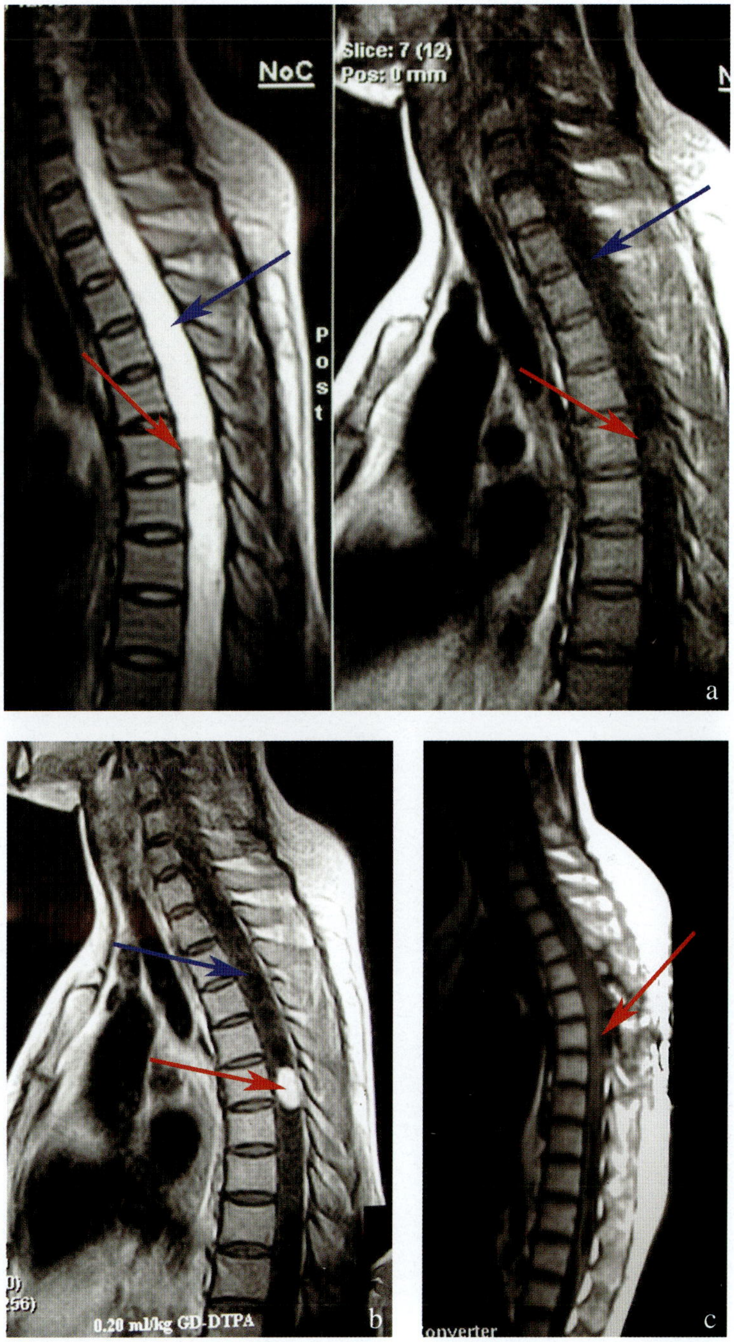

图 22-3 患者，女，32 岁。双下肢麻木 6 个月，加重伴无力 2 个月。术前诊断：T5 血管母细胞瘤？ 室管膜瘤？ a. 术前矢状位 T1T2，病变位于髓内（红箭头），基本呈等 T1T2 信号，上下节段有较长囊变（蓝箭头）。b. 术前矢状位 T1 增强，病变强化明显（红箭头），上下空洞（蓝箭头）亦对比明显，术前诊断首先考虑为血管母细胞瘤。 c. 术后 T1 矢状位增强，术野无异常增强信号（红箭头）。

脊髓脓肿（图 22-4）

■ 脊髓内脓肿罕见，多继发于全身其他部位感染，如皮肤感染、呼吸道感染及泌尿系感染，细菌经血行到达脊髓内。病变多数位于下胸段腰段。仔细追问病史，病人可无发热病史。临床表现为肢体运动感觉障碍、二便障碍。MRI 上表现为髓内占位，脊髓肿胀，呈略混杂 T1T2 信号，不均匀增强。由于脊髓脓肿罕见，且有时无明确发热等感染病史，抗感染治疗病变多数不缓解，所以术前很难做出明确诊断。术前多诊断为胶质瘤。手术取后正中入路，多数行椎板切除术。位于脊髓圆锥部位脓肿可在马尾神经表面见灰白色异常组织。脊髓肿胀，表面血管多迂曲增粗。切开脊髓，可见灰白或灰褐色组织，界限不清，血供丰富，分块切除病变。

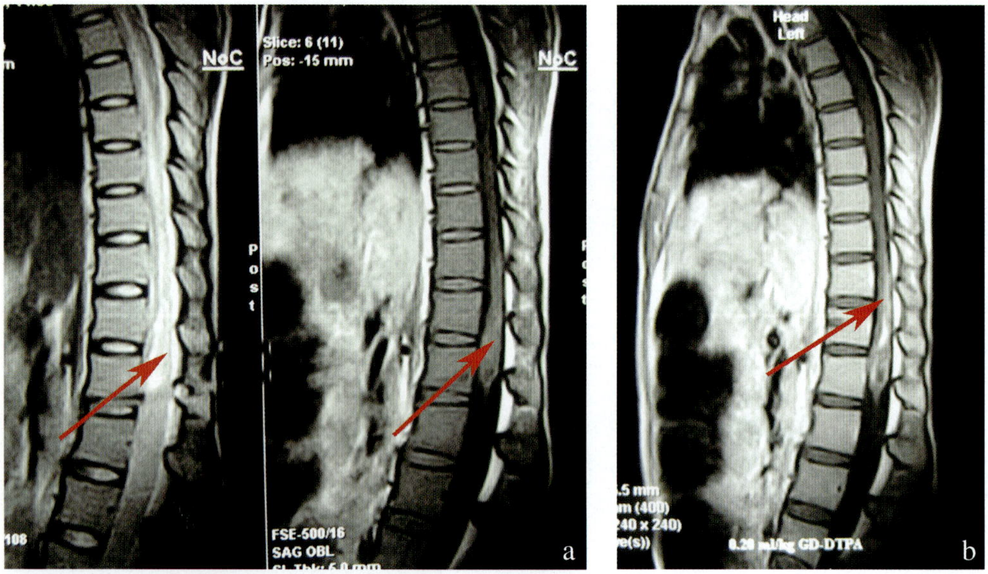

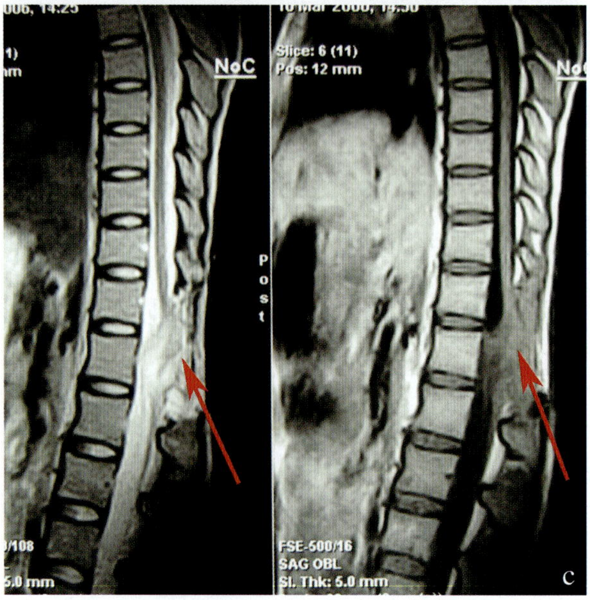

图 22-4 患者，女，22 岁，双下肢疼痛麻木 1 个月，瘫痪 6 天。MRI 示：T12 ～ L1 髓内病变。术前诊断：胶质瘤可能性大。a. 术前 T1T2 矢状位，脊髓增粗，髓内病变边界不清（红箭头）。b. 术前 T1 矢状位增强，病变不均匀强化（红箭头）。c. 术后 T1T2 矢状位，显示已去椎板减压（红箭头）。

未手术病例（图 22-5）

- 少数椎管内占位弥漫性压迫脊髓，上下节段较长，并侵犯椎体、椎板等结构。且病人术前功能状态很差。考虑多为恶性肿瘤。对这样的病例未行手术治疗。

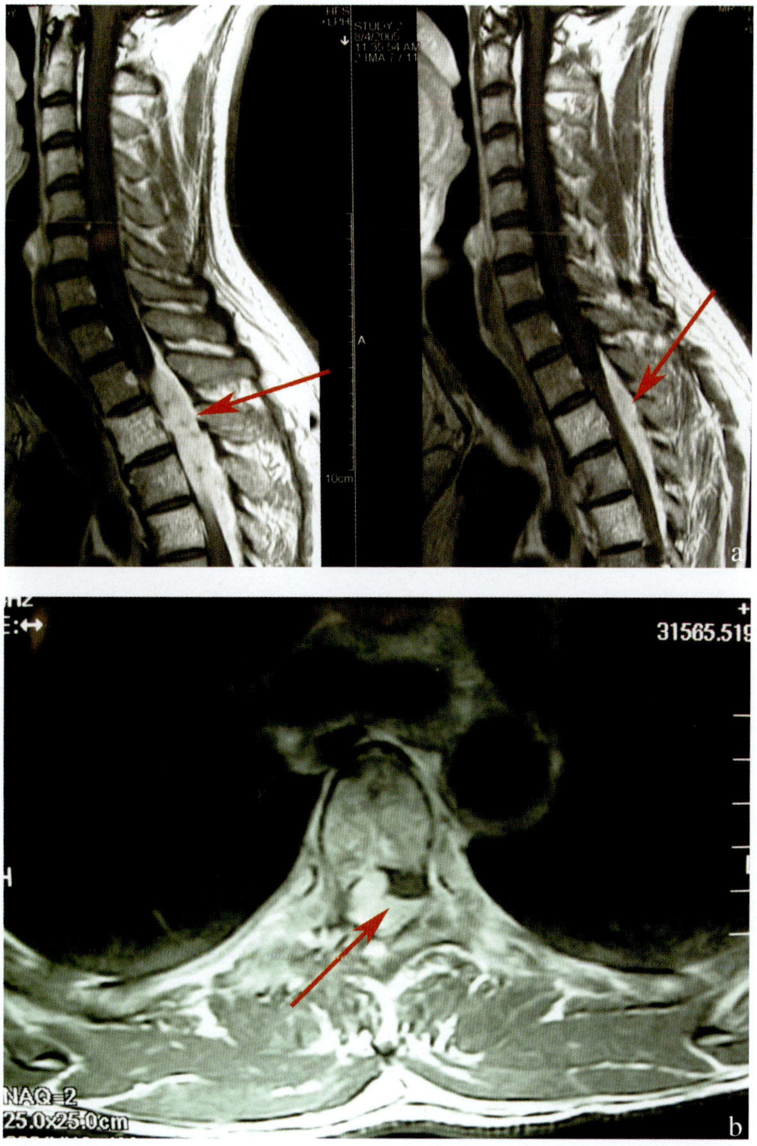

图 22-5 患者，男，39 岁，双下肢不能行走 2 个月，伴二便失禁。a. 矢状位 T1 增强不同层面，显示病变位于 T2 ~ T6（红箭头），节段较长。 b. 周围 T1 增强显示病变明显压迫脊髓（红箭头），并向肋骨侵犯。考虑是恶性肿瘤，性质不清，未手术。

参考文献

1. 陈建宇，刘庆余，叶瑞心，等. 滑膜肉瘤 MRI 影像特征与组织病理学的相关性研究. 癌症，2005，24:87-90.

2. 姜亮，袁伟，刘忠军，等. 脊柱孤立性浆细胞瘤的诊断与治疗. 中国脊柱脊髓杂志，2011，21:316-320.

3. 赵岩，赵澎，赵继宗. 原发椎管内血管外皮细胞瘤临床分析. 中华医学杂志，2006，86:453-456.

4. 刘江峰，张剑宁. 脊髓内脓肿 1 例报告. 陕西医学杂志，2004，33:94-95.

23 寰枕部畸形

临床特点

- 寰枕部畸形包括扁平颅底、寰枕融合、寰枢融合、齿状突脱位、小脑扁桃体下疝畸形、颈胸段脊髓空洞。多数病人为中青年患者，女性。最初发病为肢体麻木，逐渐演变为肢体无力，可发展到一侧鱼际肌萎缩。

影像学特点

- 颈枕部三维 CT 可见寰枕部的骨性畸形如常见的扁平颅底、寰枕融合、齿状突脱位等。 颈部 MRI 可见小脑扁桃体下疝畸形及颈段脊髓空洞的长度（图 23-1）。

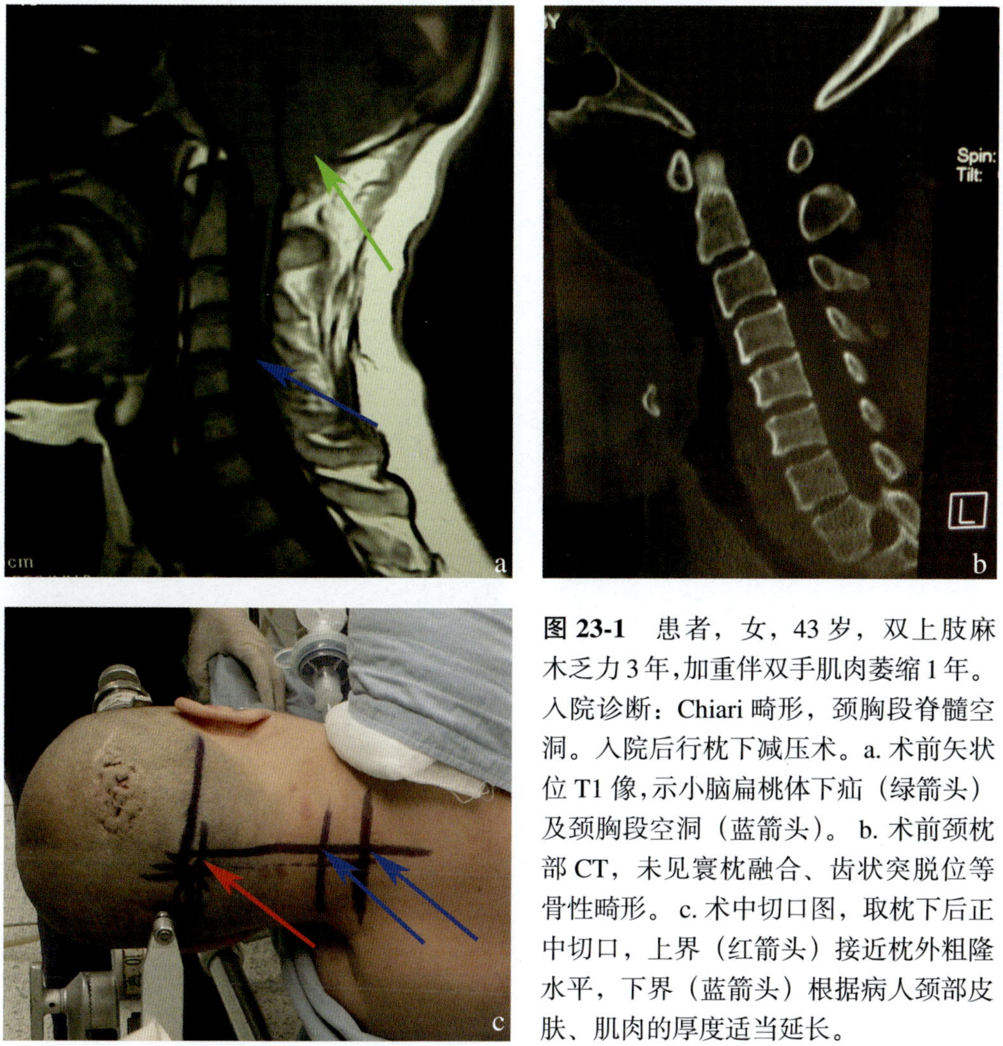

图 23-1 患者，女，43 岁，双上肢麻木乏力 3 年，加重伴双手肌肉萎缩 1 年。入院诊断：Chiari 畸形，颈胸段脊髓空洞。入院后行枕下减压术。a. 术前矢状位 T1 像，示小脑扁桃体下疝（绿箭头）及颈胸段空洞（蓝箭头）。 b. 术前颈枕部 CT，未见寰枕融合、齿状突脱位等骨性畸形。 c. 术中切口图，取枕下后正中切口，上界（红箭头）接近枕外粗隆水平，下界（蓝箭头）根据病人颈部皮肤、肌肉的厚度适当延长。

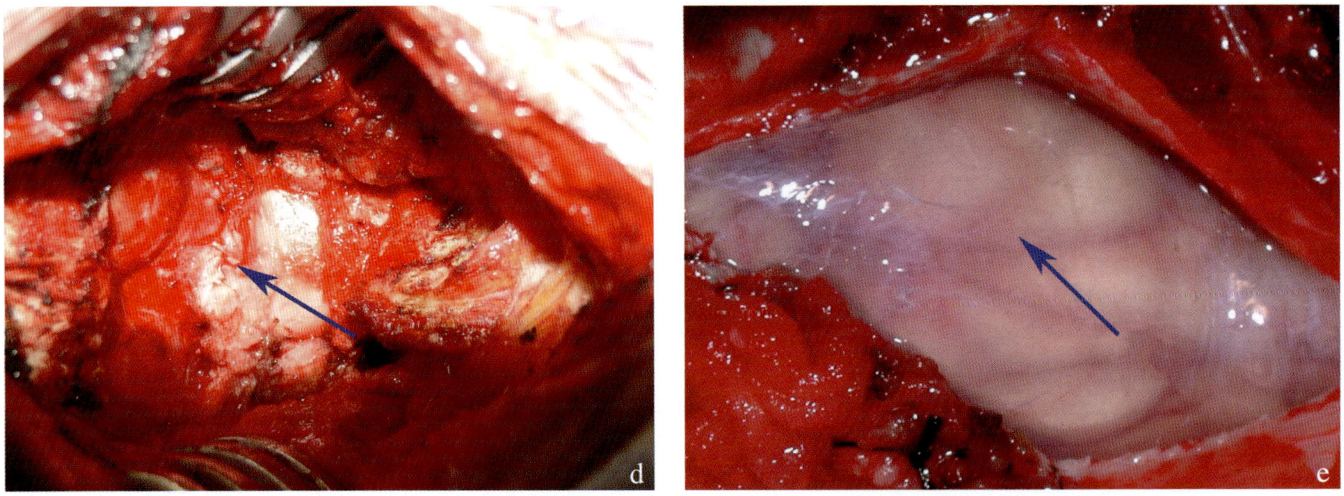

图 23-1 续　d. 骨性减压后，见颈枕部硬脊膜外软组织增生（蓝箭头）。e. 硬脊膜切开后，保证蛛网膜完整（蓝箭头）。

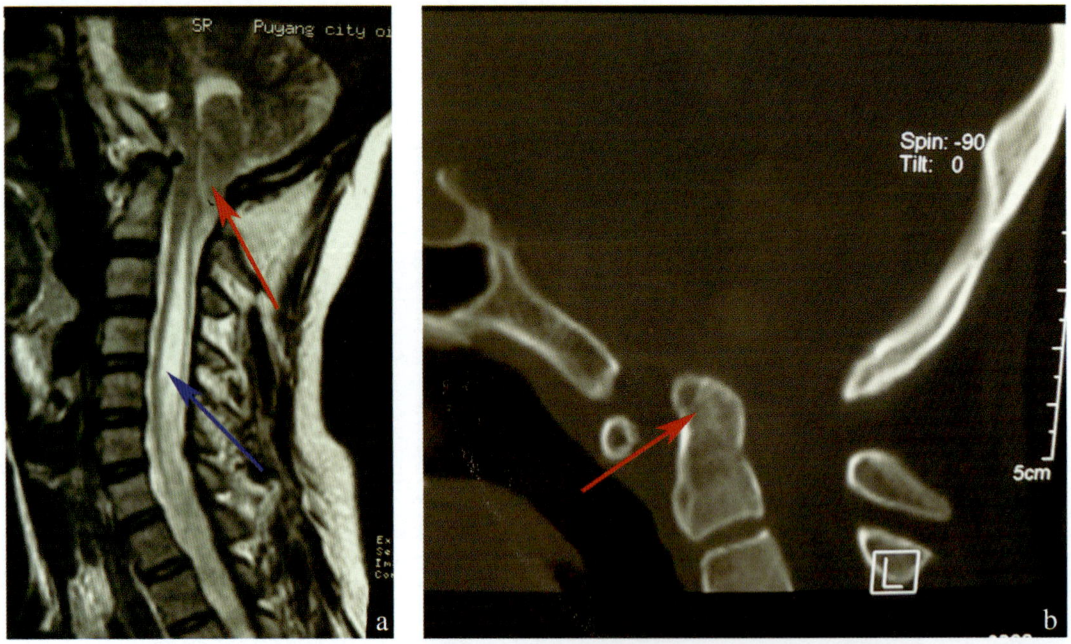

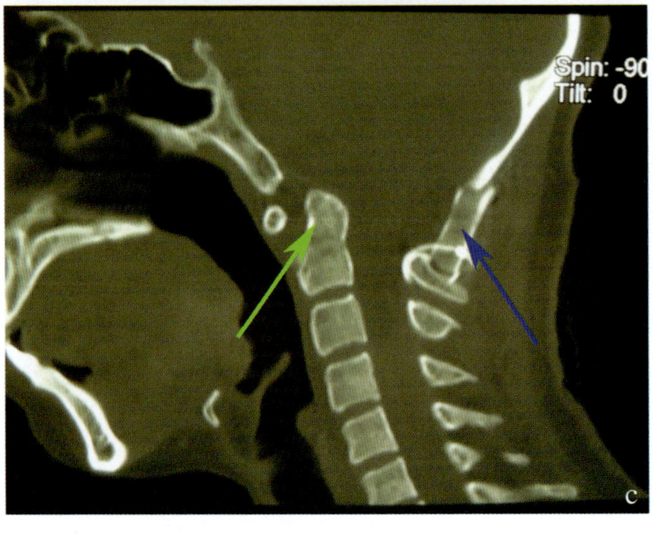

图 23-2　患者，女，35 岁，左半身麻木 20 年，左上肢疼痛 5 年。入院诊断：Chiari 畸形，齿状突脱位，颈段脊髓空洞。入院后行枕下减压，颈枕融合术。a. 术前矢状位，见小脑扁桃体下疝（红箭头），颈段脊髓空洞（蓝箭头）。b. 术前颈枕部 CT，见齿状突脱位（红箭头）。c. 术后颈枕部 CT，见融合骨及钛缆（蓝箭头），齿状突复位不明显（绿箭头）此病例给我们的提示：钛缆的牵拉力度很重要。

争议

- 寰枕部畸形的治疗是最有争议的。各个医院，甚至每个医生都有不同的治疗方式。有的医疗结构主张保守治疗，有的医疗机构主张手术治疗。在手术治疗中有的医疗结构主张大骨瓣减压，有的医疗结构主张切开蛛网膜行小脑扁桃体灼烧，有的主张行脊髓空洞引流术，有的主张行齿状突磨除术。

手术技术

步骤 1

- 对于单纯扁平颅底、小脑扁桃体下疝畸形合并脊髓空洞的病人行小骨窗后路减压。取枕下后正中直切口，上界在枕外粗隆下方，下界根据病人颈部软组织厚度适当调整。依次切开皮肤，至肌肉筋膜层时取约 2cm × 2cm 筋膜，准备减张缝合硬脊膜用。依次分开肌层，暴露枕骨鳞部和寰椎后弓。多数病例枕骨鳞部角度较大，向颅底陷入。部分病例寰枕融合，寰枕间隙消失。可于枕骨鳞部钻 1 孔或 2 孔，然后咬除枕骨鳞部及寰椎后弓，骨窗面积约 2cm × 3cm。枕部及寰枕间隙硬脊膜外软组织多增厚增生，用硬脊膜剪刀或显微剪刀剔除增生软组织。“Y”型剪开硬脊膜，尽量不剪开蛛网膜，避免血性液体渗入蛛网膜下腔及降低感染概率。取肌肉筋膜连续缝合减张缝合硬脊膜缘（图 23-3、图 23-4）。严密缝合肌层、皮下、皮肤。

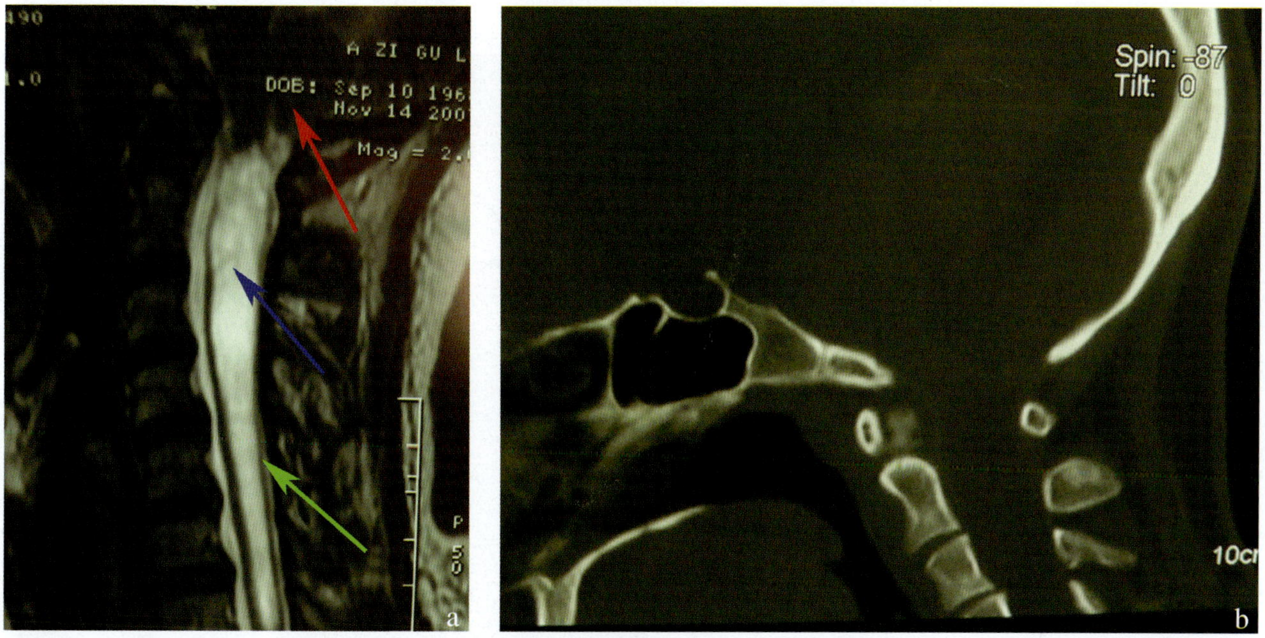

图 23-3 患者，女，39 岁，头痛 20 年，加重伴右侧肢体酸痛 1 个月。入院诊断：Chiari 畸形，颈段脊髓空洞。入院后行枕下减压术。a. 术前矢状位 T2 像，见小脑扁桃体下疝（红箭头），粗大的脊髓空洞（蓝箭头），菲薄的脊髓组织（绿箭头）。b. 术前颈枕部 CT，无寰枕融合及齿状突脱位。

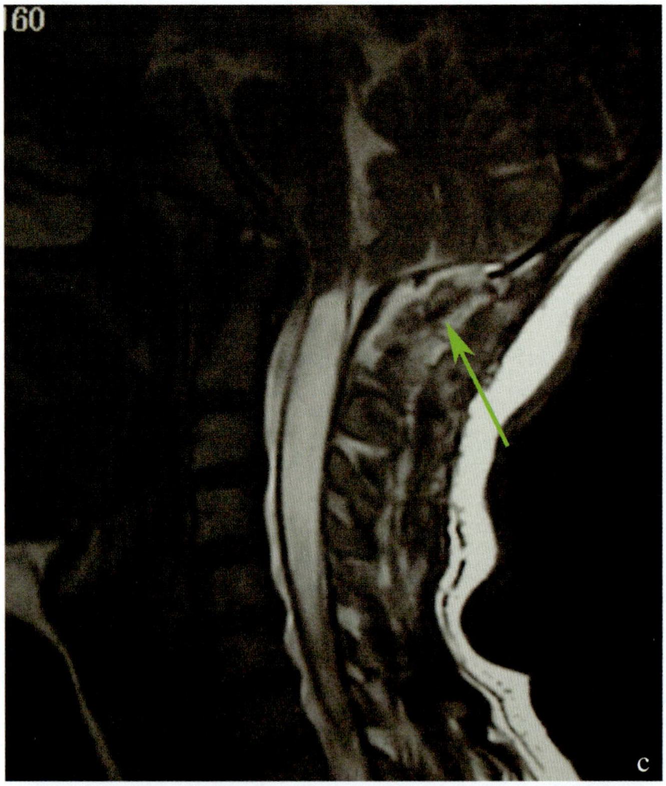

图 23-3 续　c. 行单纯枕下减压术，见术后手术痕迹（绿箭头）。

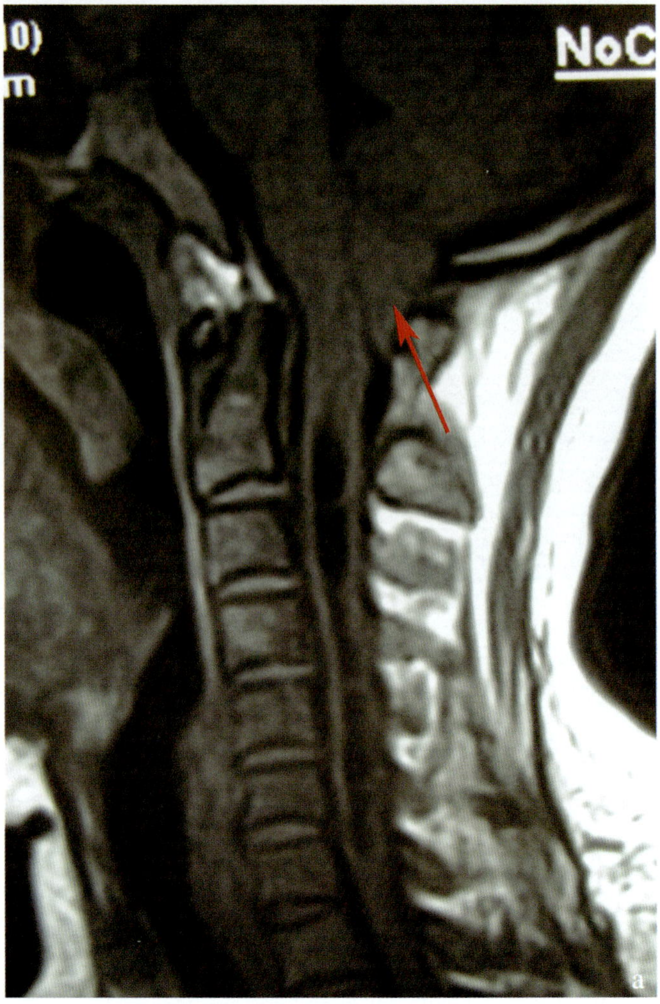

图 23-4　患者，女，47 岁，右头面部麻木 9 个月，右侧肢体麻木无力 8 个月。入院诊断：Chiari 畸形，颈段脊髓空洞。入院后行枕下减压、小脑扁桃体灼烧术。a. 术前矢状位 T1 像，见小脑扁桃体下疝至寰椎水平（红箭头）。

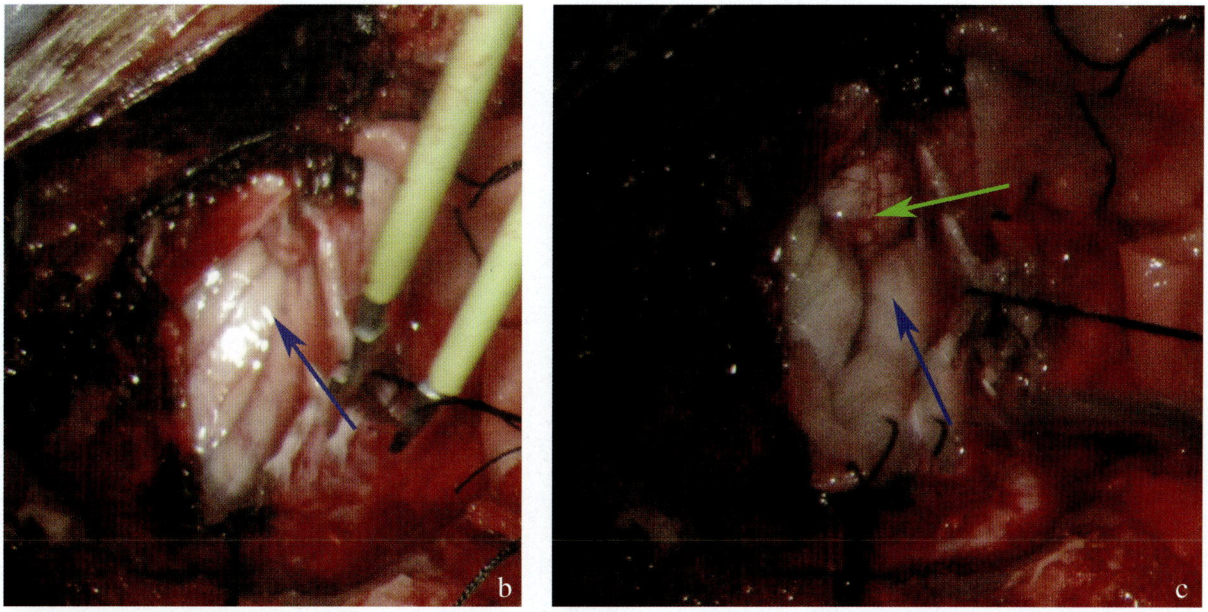

图 23-4 续 b. 术中剪开硬脊膜，见下疝的小脑扁桃体（蓝箭头），未见上段颈髓。c. 术中见灼烧后的小脑扁桃体（蓝箭头）及上段颈髓（绿箭头）。

步骤 2

- 对于合并齿状突脱位病人，病人术前锥体束征明显，可行后路减压寰枕融合术。术前取病人一侧髂骨并塑形。切开、暴露、硬脊膜减张缝合步骤同前。取已塑形髂骨置于枕骨和枢椎之间，磨除髂骨表面皮质骨，有利于骨质融合。于枕骨下缘钻 2 孔，于髂骨上打通 2 孔，取钛缆穿过枕骨、髂骨及枢椎粗大的棘突。收紧钛缆，可将枢椎向上轻轻提起，齿状突部分或全部复位。根据枕骨的形状、枢椎的形状不同，如何固定穿孔需灵活掌握。术中注意：钛缆的牵拉力很重要，若力度不够，齿状突复位可能不明显（图 23-2、图 23-5、图 23-6）。常规关闭切口。根据术者的经验与习惯对有齿状突脱位病人亦可用钉棒系统固定（图 23-7～图 23-9）。对于齿状突脱位病人，亦可选择经口齿状突磨除术。病人平卧位，头后仰。上口腔牵开器，暴露口咽后壁，悬雍垂，以尿管牵拉悬雍垂及软腭黏膜，以利多卡因加肾上腺素局麻黏膜。沿中线切开黏膜与肌肉，暴露枢椎椎体前面，放置针头于枢椎椎体水平，术中行颈侧位透视定位，确定节段。在显微镜下以微钻磨除齿状突约 1cm 后多可见韧带软组织膨出。分层缝合肌肉、黏膜（图 23-10，图 23-11）。

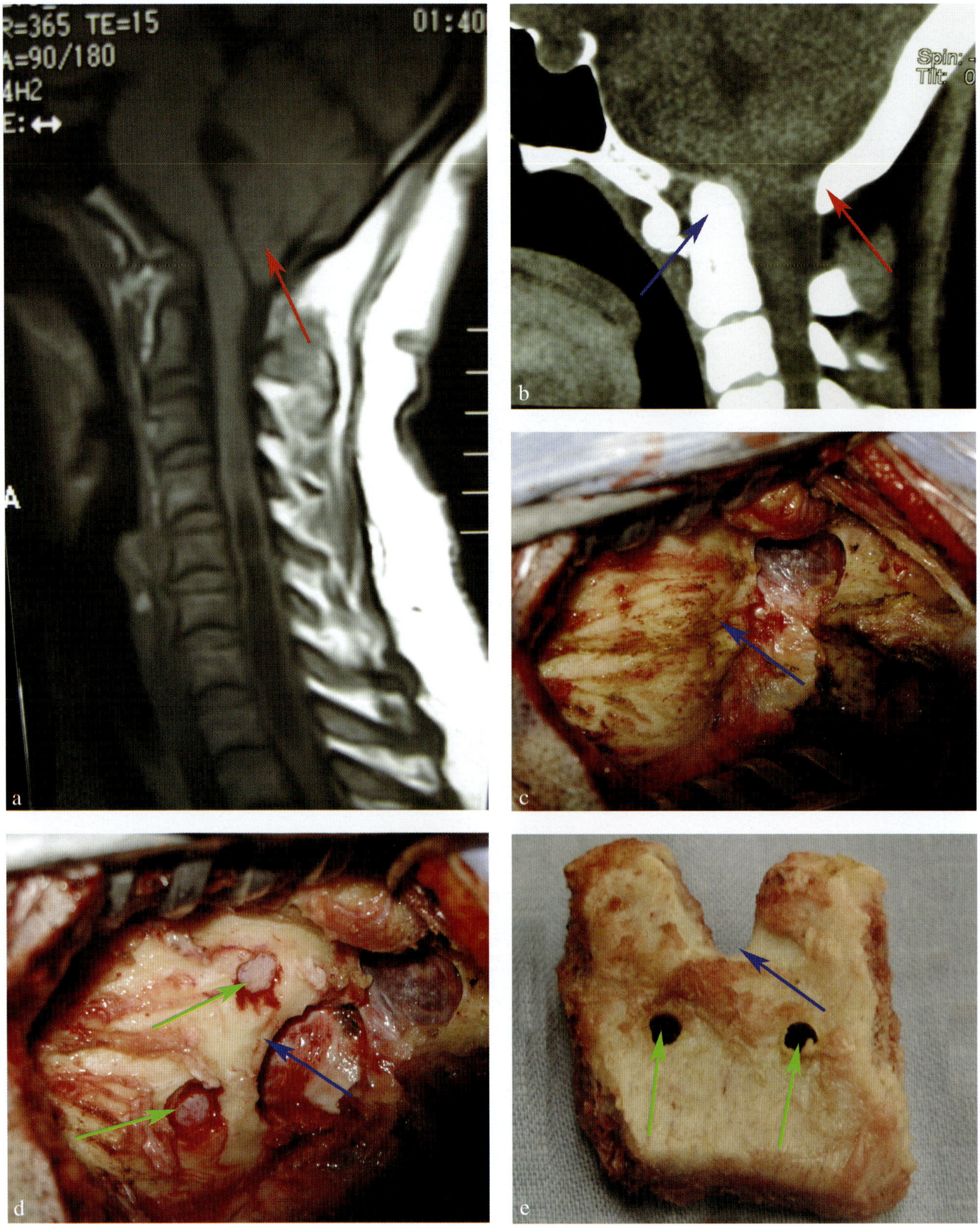

图 23-5 患者，女，38 岁，左手麻木 4 个月，右手麻木 2 个月伴颈部疼痛。入院诊断：Chiari 畸形，齿状突脱位，颈胸段脊髓空洞。入院后行枕下减压、颈枕融合术。a. 术前矢状位 T1 示：小脑扁桃体下疝畸形（红箭头）。b. 术前颈枕部 CT 示：颈枕融合（红箭头），齿状突脱位（蓝箭头）。c. 术中分离软组织后，见寰枕融合（蓝箭头）。d. 于枕骨下缘磨除部分骨皮质（蓝箭头）以利于后期骨性融合，于枕骨下方穿 2 孔（绿箭头）以备穿钛缆。e. 取病人一侧髂骨塑型，用切割钻磨除一凹槽（蓝箭头）与枢椎齿状突形状相符合，骨板中间穿 2 孔（绿箭头）与枕骨的钻孔相符合。

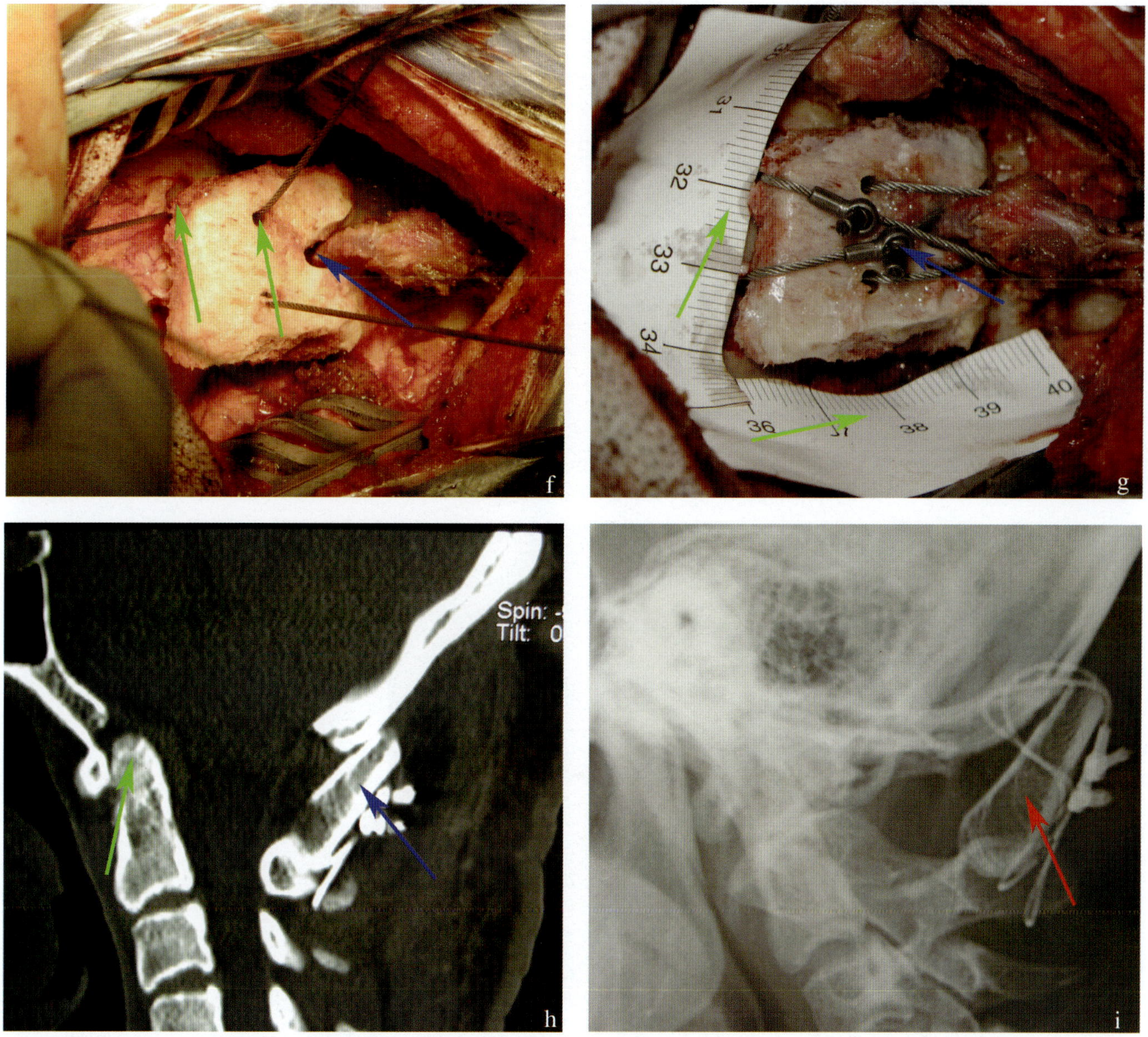

图 23-5 续 f. 将髂骨嵌顿于枢椎棘突上（蓝箭头），钛缆穿通枕骨及髂骨骨孔（绿箭头）。g. 钛缆将枕骨、髂骨、枢椎固定在一起（蓝箭头），钛缆的螺扣的紧张度可控制钛缆的牵拉力度；可见骨窗大小约为 3cm × 2.5cm（绿箭头）。h. 术后颈枕部 CT，见髂骨固定于枕骨与枢椎之间（蓝箭头），齿状突复位（绿箭头）。i. 术后侧位 X 线片，见融合的髂骨及钛缆（红箭头）。

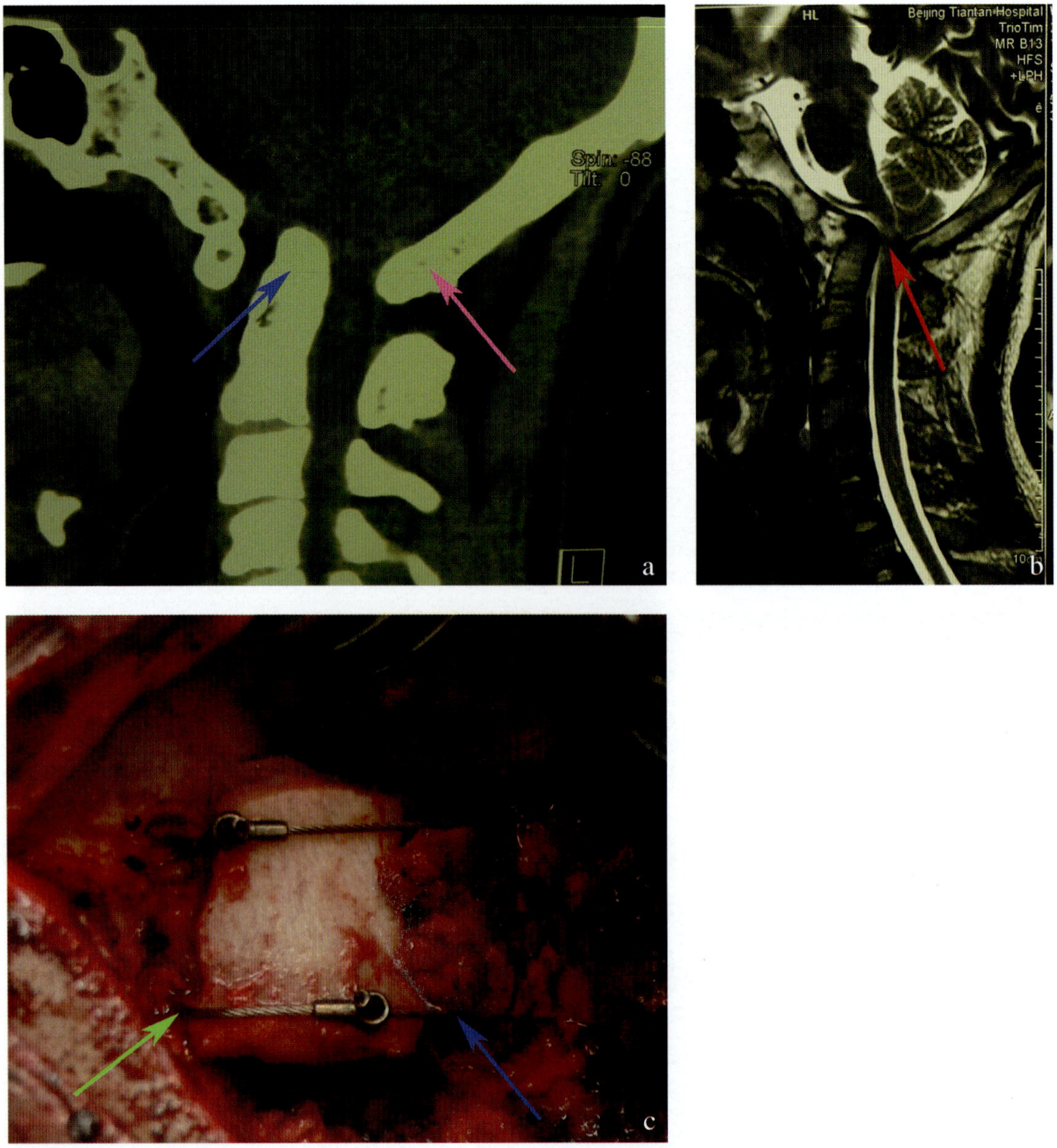

图 23-6 患者，男，33 岁，右侧肢体乏力，活动不灵 7 年，加重 3 年。入院诊断：Chiari 畸形，齿状突脱位。入院后行枕下减压、寰枕融合术。a. 术前颈枕部 CT，见寰枕融合（红箭头），齿状突脱位（蓝箭头）。b. 术前矢状位 T2 像示：上段颈髓受压明显（红箭头）。c. 术中见钛缆穿过枕骨（绿箭头）及枢椎椎板（蓝箭头）将髂骨固定。

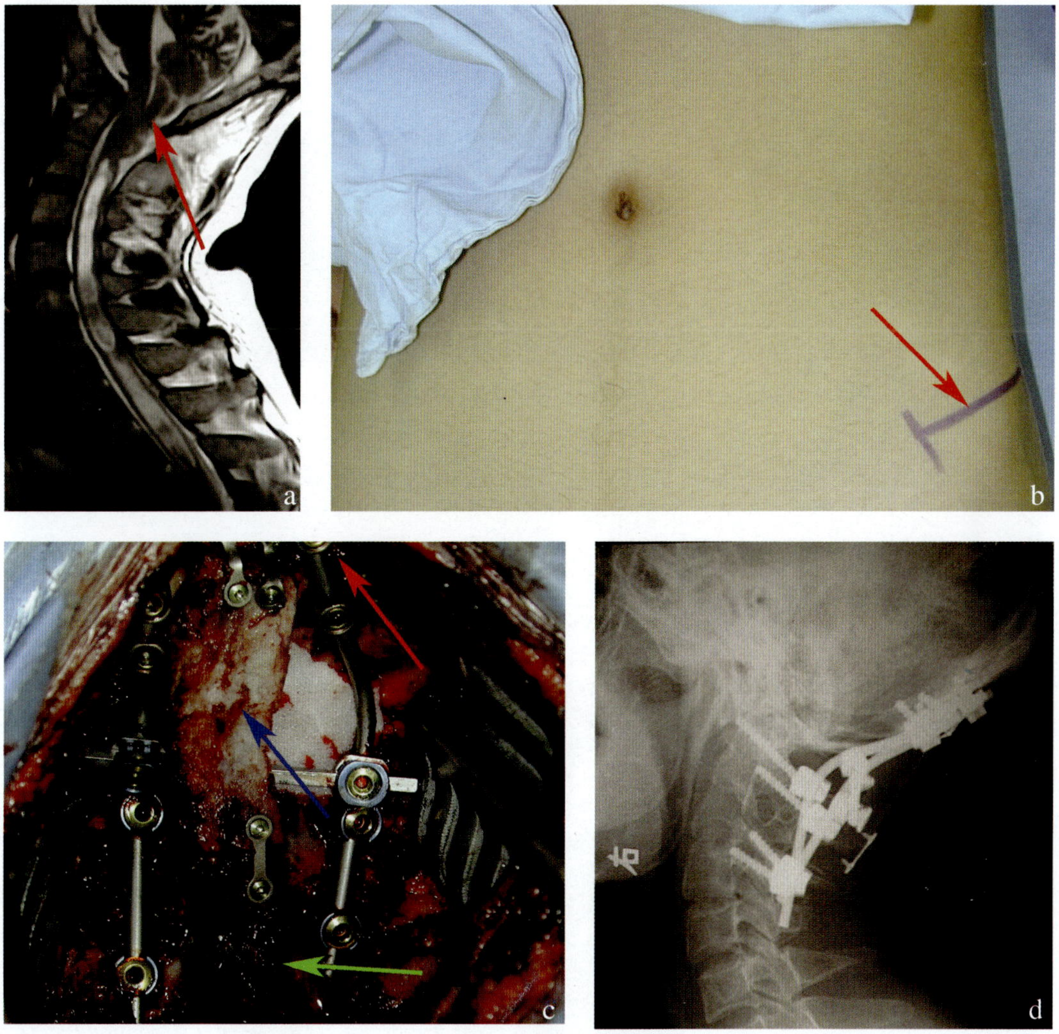

图 23-7 患者，男，31 岁，头晕 2 年，左侧肢体麻木 1.5 年。入院诊断：Chiari 畸形，颈胸段脊髓空洞。入院后行：导航下枕下减压 髂骨移植颈枕融合内固定术。 a. 术前 MRI 矢状位 T2 示：小脑扁桃体下疝（红箭头）。 b. 术中图片见左髂骨皮肤切口（红箭头）。 c. 术中钉棒系统固定后，见枕骨（红箭头）、髂骨（蓝箭头）、枢椎（绿箭头），三者被钉棒系统固定。d. 术后 X 线片。

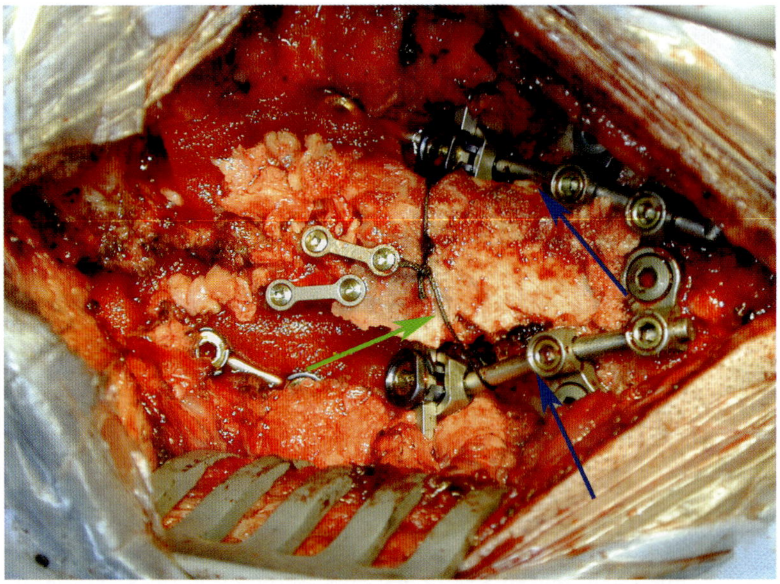

图 23-8 患者，女，40 岁。Chiari 畸形。行枕下减压 髂骨移植颈枕融合内固定术。术中固定图片：2 根钛棒之间用 1 根钛缆协助固定髂骨。 提示：根据枕骨、髂骨、枢椎不同形态，固定方式要灵活掌握。

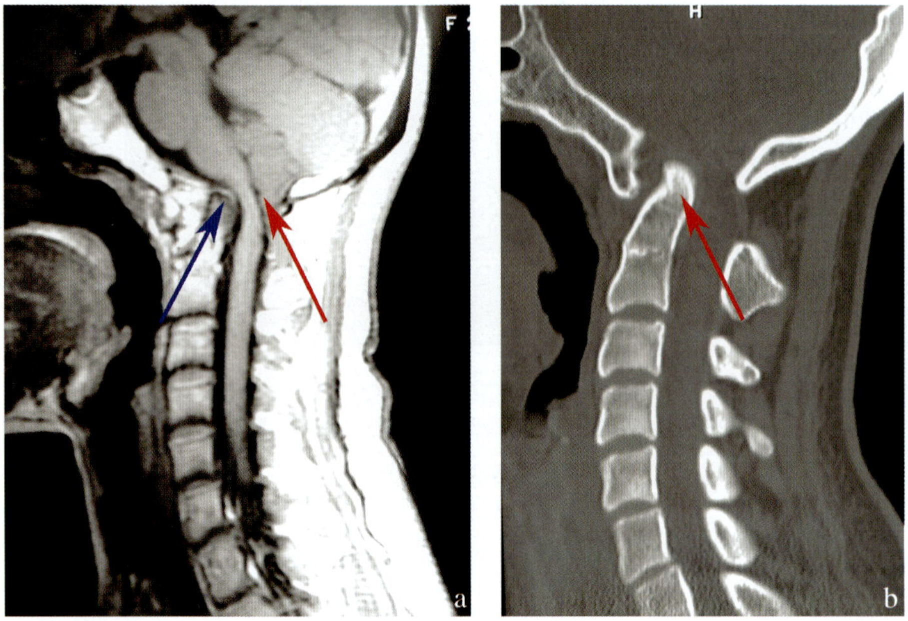

图 23-9 患者，女，25 岁。四肢麻木无力，紧缩感 2 个月，加重 1 个月，伴行走不稳。入院诊断：Chiari 畸形，齿状突脱位。入院后行：导航下枕下减压 髂骨移植颈枕融合内固定术。a. 术前 T1 矢状位示：小脑扁桃体下疝（红箭头），齿状突脱位向后方压迫上段颈髓（蓝箭头）。b. 术前颈枕部 CT 示：齿状突脱位（红箭头）。

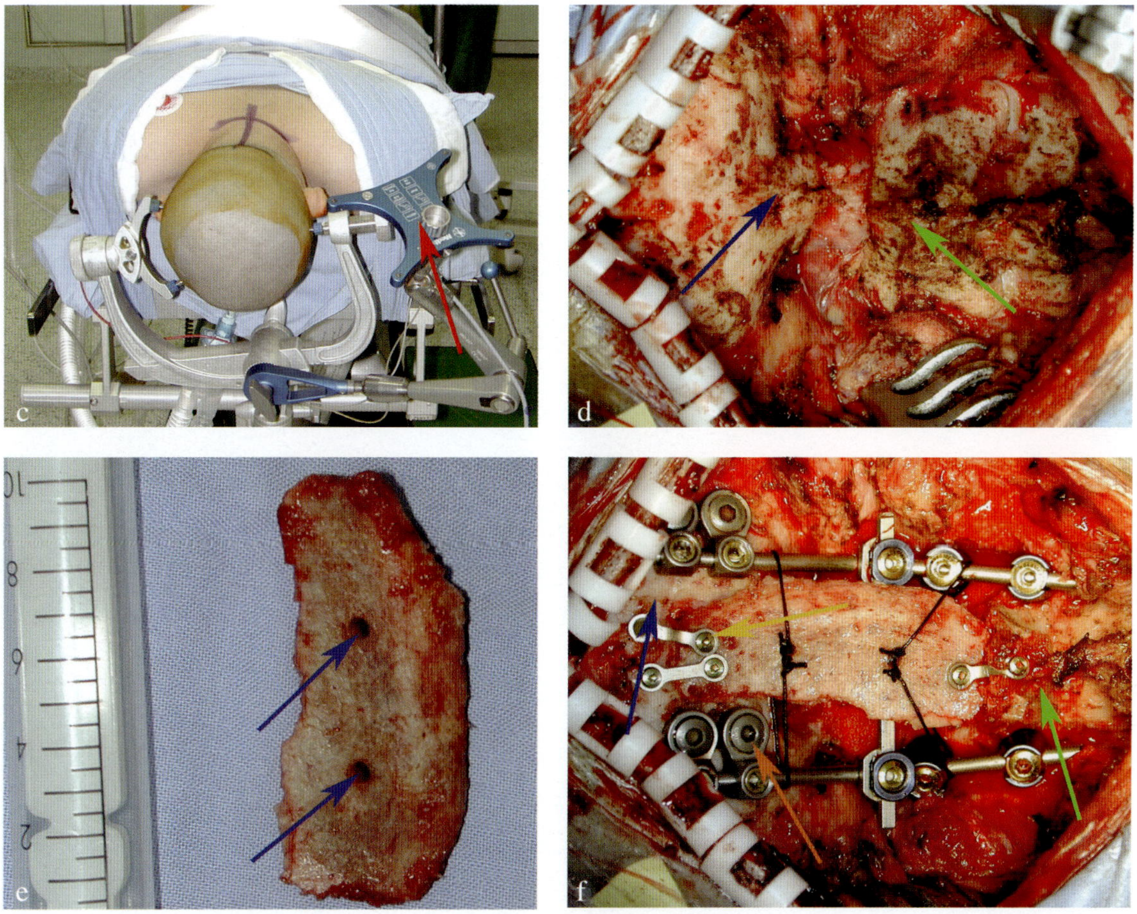

图 23-9 续 c. 术中示：俯卧位，头架固定，导航固定架与头架相连（红箭头）。d. 术中见寰枕融合（蓝箭头），枢椎椎板（绿箭头）。e. 见成形髂骨及已钻孔（蓝箭头）备固定用。f. 术中固定枕骨、髂骨、枢椎。见枕骨（蓝箭头）、枢椎（绿箭头）、螺钉（褐色箭头）固定钛棒、钛片（绿箭头）固定髂骨。

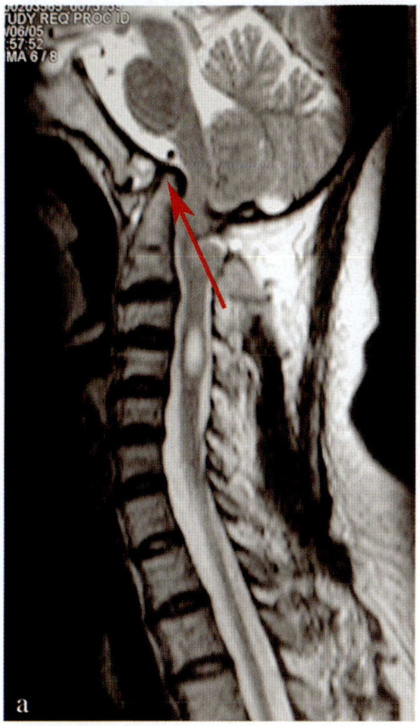

图 23-10 患者，女，33 岁。左腿乏力 1 年，左手麻木 20 天。寰枕部畸形，齿状突脱位，颈段脊髓空洞。a. 术前矢状位 T2 像示：齿状突脱位（红箭头），向后上方压迫延髓及上段脊髓。

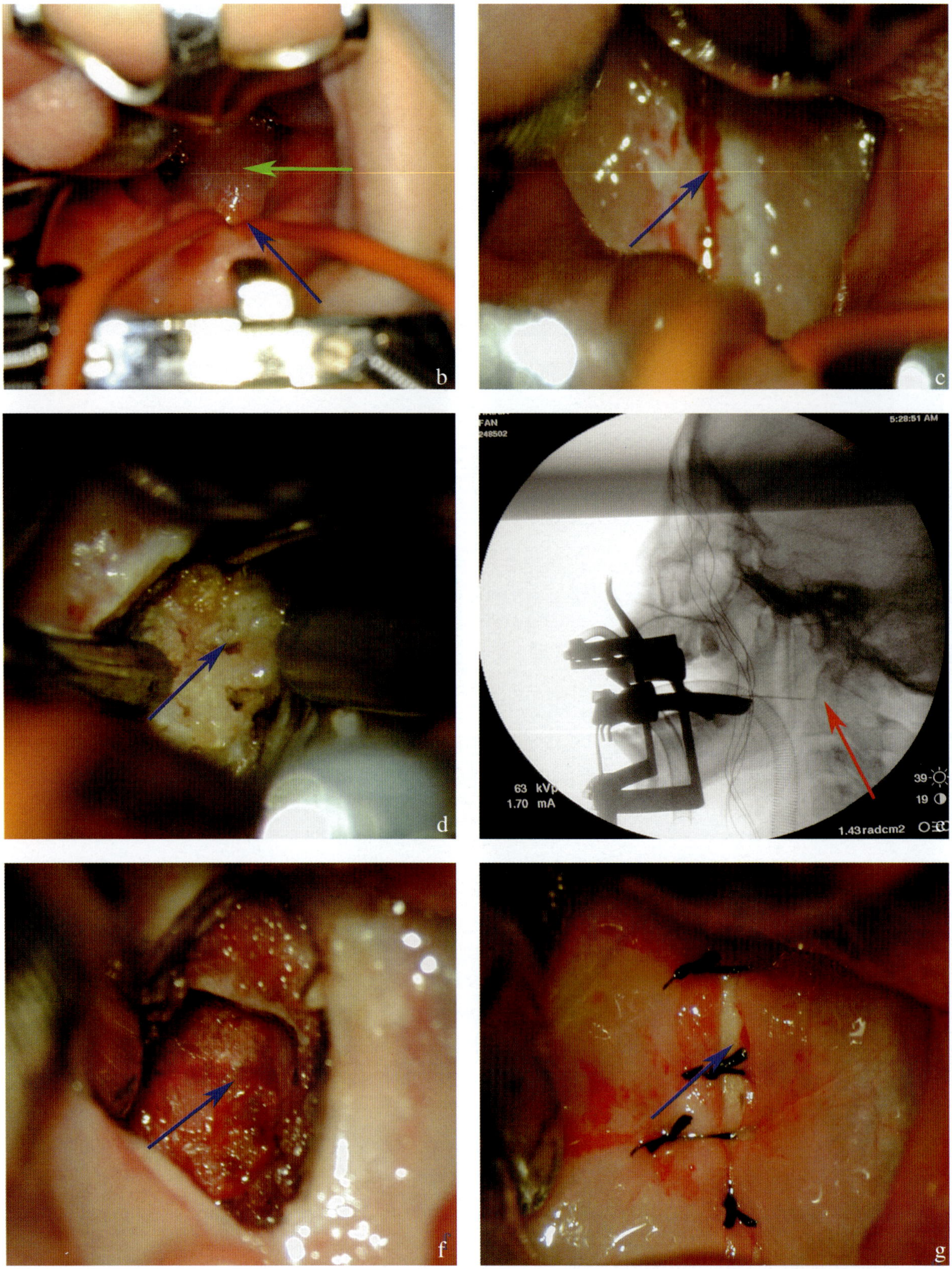

图 23-10 续 b. 术中见尿管拉开悬雍垂及软腭黏膜（蓝箭头），暴露口腔后壁黏膜（绿箭头）。c. 术中切开口腔后壁黏膜及肌层（蓝箭头）。d. 见黏膜及肌肉后方骨质（蓝箭头）。e. 细针在 C 型臂下定位，明确枢椎齿状突（红箭头）。f. 见骨质后方软组织（蓝箭头）。 g. 缝合肌层、黏膜（蓝箭头）。

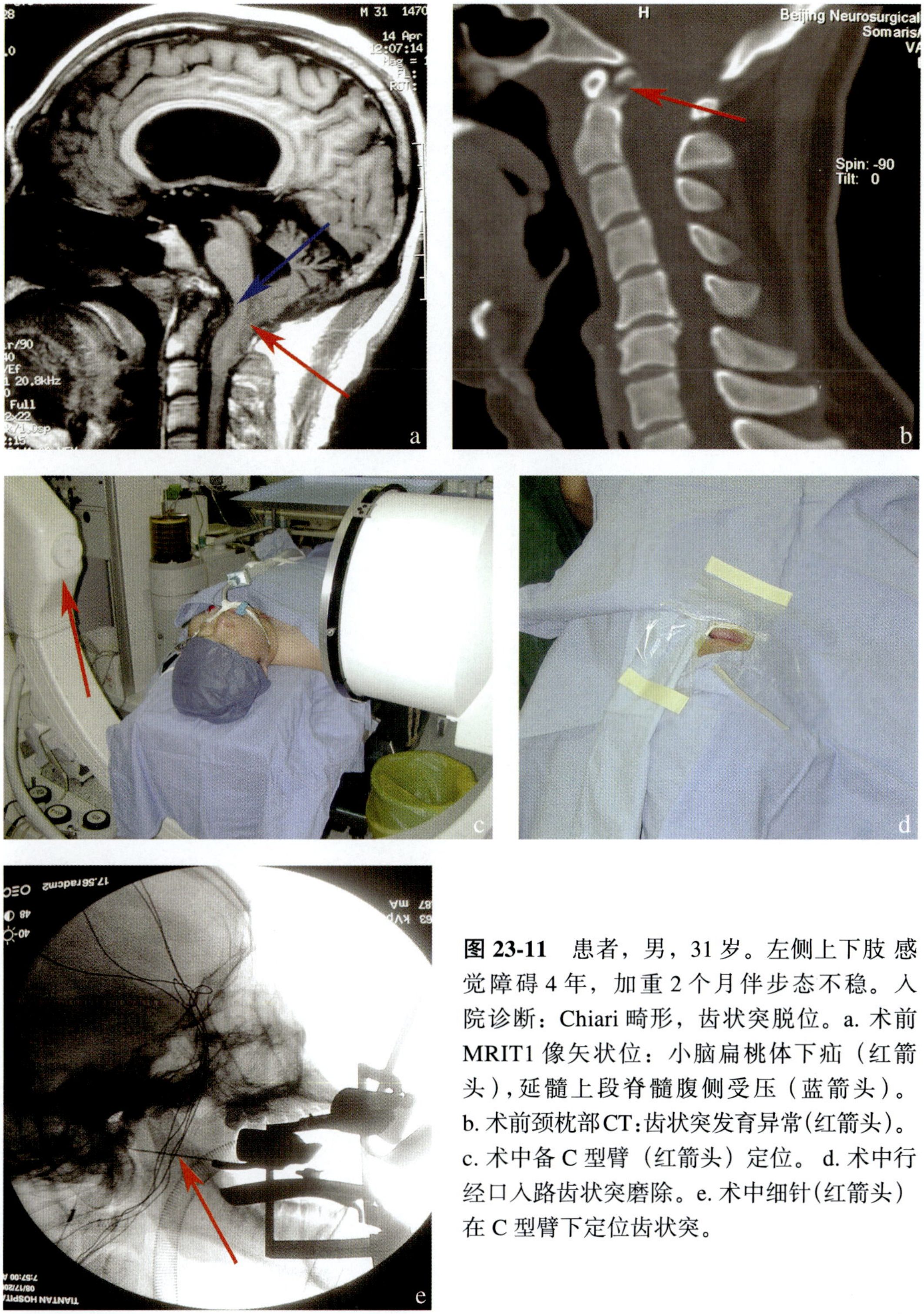

图 23-11 患者，男，31 岁。左侧上下肢 感觉障碍 4 年，加重 2 个月伴步态不稳。入院诊断：Chiari 畸形，齿状突脱位。a. 术前 MRIT1 像矢状位：小脑扁桃体下疝（红箭头），延髓上段脊髓腹侧受压（蓝箭头）。b. 术前颈枕部CT：齿状突发育异常（红箭头）。c. 术中备 C 型臂（红箭头）定位。d. 术中行经口入路齿状突磨除。e. 术中细针（红箭头）在 C 型臂下定位齿状突。

并发症

■ 少数病例寰枕部畸形单纯后路减压术后可出现严重的枢椎齿状突脱位（图 23-12）。

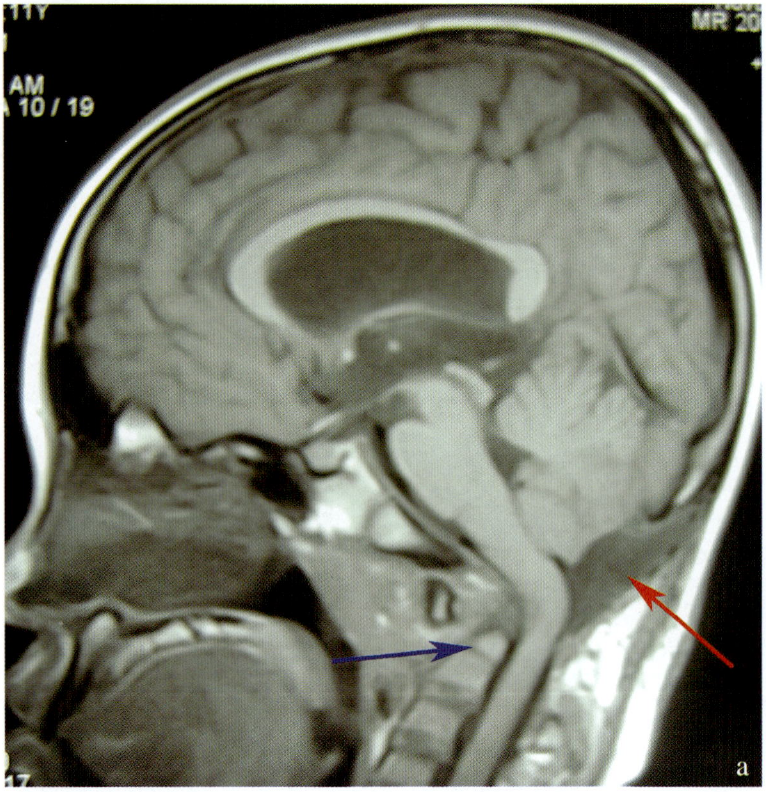

图 23-12 患者，男，11 岁，寰枕部畸形单纯枕下减压术后 8 个月。a. 术后 8 个月（红箭头）MRIT1 像示：齿状突脱位（蓝箭头）明显。